从理论走向实践
——护生临床实习指导

主　编　冯金娥

副主编　庄一渝　蒋小芳

编　者（以姓氏笔画为序）

冯金娥（浙江大学医学院附属邵逸夫医院）

庄一渝（浙江大学医学院附属邵逸夫医院）

杜建丽（浙江大学医学院附属邵逸夫医院）

杨丽黎（浙江大学医学院附属邵逸夫医院）

吴黎莉（浙江大学医学院附属邵逸夫医院）

陈　钧（浙江大学医学院附属邵逸夫医院）

陈香萍（浙江大学医学院附属邵逸夫医院）

周　燕（浙江大学医学院附属邵逸夫医院）

贺晓英（浙江大学医学院附属邵逸夫医院）

蒋小芳（浙江大学医学院附属邵逸夫医院）

谢　俊（浙江大学医学院附属邵逸夫医院）

人民卫生出版社

·北　京·

图书在版编目（CIP）数据

从理论走向实践：护生临床实习指导 / 冯金娥主编 . --
北京：人民卫生出版社，2024. 11. -- ISBN 978-7-117-
37152-0

Ⅰ. R47

中国国家版本馆 CIP 数据核字第 2024Q0C864 号

人卫智网	www.ipmph.com	医学教育、学术、考试、健康，
		购书智慧智能综合服务平台
人卫官网	www.pmph.com	人卫官方资讯发布平台

从理论走向实践——护生临床实习指导

Cong Lilun Zouxiang Shijian——Husheng Linchuang Shixi Zhidao

主　　编：冯金娥
出版发行：人民卫生出版社（中继线 010-59780011）
地　　址：北京市朝阳区潘家园南里 19 号
邮　　编：100021
E - mail：pmph @ pmph.com
购书热线：010-59787592　010-59787584　010-65264830
印　　刷：三河市尚艺印装有限公司
经　　销：新华书店
开　　本：710×1000　1/16　印张：23
字　　数：425 千字
版　　次：2024 年 11 月第 1 版
印　　次：2024 年 12 月第 1 次印刷
标准书号：ISBN 978-7-117-37152-0
定　　价：75.00 元

打击盗版举报电话：010-59787491　E-mail：WQ @ pmph.com
质量问题联系电话：010-59787234　E-mail：zhiliang @ pmph.com
数字融合服务电话：4001118166　E-mail：zengzhi @ pmph.com

前　言

　　浙江大学医学院附属邵逸夫医院在美国罗马琳达大学医学中心护理专家的帮助与指导下,自 1996 年始,将"实习周目标"应用于护生临床教学中。医院在不断地探讨与实践中形成了适合我国国情的、系统规范的临床教学运行模式和实施方案,取得了良好效果并积累了丰富经验。本书编者清楚认识到临床教学质量对每位护生未来职业发展的重要影响,深切感受到广大护理教育工作者迫切需要有一本能指导他们规范、系统、有效地进行护生临床教学工作的参考书。经过多年实践积累和 5 年撰写与反复修正,终于完成了《从理论走向实践——护生临床实习指导》的编写工作。本书不仅提供了系统的临床教学理论指导,同时每章节都提供了大量实践案例,是一本理论性、实用性和操作性都较强的指导用书。本书不仅适用于护生临床教学,也适用于在职护士临床教学。如果本书能对广大护理管理者、教育者、实践者有所帮助,我们将感到无比欣慰与快乐。

　　本书共分七章,第一章为护理临床教学概论,阐述其一般规律和原则。第二章为护理临床教学目标,重点阐述目标教学理论及临床教学目标的书写方法。第三章为护理临床教学计划,着重阐述临床实习大纲的制订与实习前准备。第四章为护理临床教学方法,从概况、预期教学结果、实施要点、实施形式对每种教学方法进行了举例阐述。第五章为护理临床教学评价,阐述了临床评价概况和临床评价方法如观察法、床边综合能力考核法等。第六章为护理临床教学实践指导,从实习生角度阐述如何开始一名"专业护士"的职业之旅,将课堂知识迁移到临床实践等,对老师和学生都有较好的启发和指导作用。第七章为临床实习大纲示例。

　　本书能够顺利完成首先要感谢罗马琳达大学林赛博士首次将实习周目标应用于护生临床教学中,更要感谢历届医院护理管理团队和教育团队的支持和不懈努力与奉献,为本书的完成积累了大量经验与实用素材。感谢曹勤利和毛霞文护士长对实习生工作的支持,感谢鲜雪梅护士长和蒋鸿杰博士对本书撰写提出的建设性意见,感谢各专科护理单元教育护士为本书实习大纲目标的编写提供原始资料,感谢杭州师范大学护理学院的支持。

由于我们经验不足、水平有限,本书如有不妥之处敬请谅解,欢迎大家提供宝贵意见。

冯金娥

2024 年 2 月

目 录

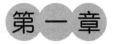

第一章
护理临床教学概论

第一节　护理临床教学指导思想与教学结果

护理是一门专业实践性学科,需要人们通过高等教育的规范化学习和实践获得特定领域的专业知识与技能,并能应用这些专业知识与技能服务于特定的社会群体。其学科的实践性不仅要求专业人员具有实践性技能和应用科技专业知识的能力,还需要具有评判性思维和解决问题的能力,以及外显于行的专业核心价值观和信念的认同。临床实习是将课堂专业理论知识转化为临床实践的重要学习历程,是跨越从理论到实践的必需阶段,是学生向专业护士角色转化的必经之路。无论是院校老师还是医院临床教学管理者、临床带教老师、学生本人,都有必要对临床教学的内涵和理念达成共识,从而能更有效地设计与实施临床教学工作。

一、护理临床教学概念

"临床"是指直接接触病人,以改善病人健康状况为目标的各种诊断、治疗、护理活动。"临床"为学生提供了应用、实践理论知识的环境与场所,使学生有机会将课堂基础理论知识应用到真实的病人诊断、治疗及护理中,在不断地实践中习得并发展能为病人提供高质量护理所需的专业知识、专业技能、专业素养、临床判断力、评判性思维能力及高科技技术的应用能力。虽然学生能通过课堂、网络、模拟实验室学习到护理相关理论知识和技能,但这些知识与技能只有到临床真正应用于照护病人中,才能体现出其价值。学生在与病人、病人家属、医务人员共同工作的交互过程中,不断地培养与发展临床决策、解决问题和评判性思维能力,同时在实践中不断体验、认同护理专业价值观和素养特征。国外学者将护理临床教学(clinical teaching)定义为"学生把基础理论知识转变为提供以病人为中心的高质量护理所必需的不同的智力技能和精神运动技能的媒介。"根据临床教学的定义,临床护理教学则是帮助护理学专业学生将课堂上所学的专业知识和技能运用到临床护理实践中,使之获得应有的专业技能、态度和行为的教学组织形式,是护理教育的重要组成部分。

二、护理临床教学指导思想

哲理（philosophy）是一个组织部门或群体的态度、价值和信仰的表述。任何学术性学科或专业实践性学科都有其共识的价值观和信念，这些信念和价值观虽没有详细描述人们要展现的具体行为，但它指导着本学科专业人员的决策思维导向和学科发展方向。教学哲理是对教学结果、教学性质、老师与学生角色作用信念的描述，是老师进行教学活动的指导思想，指导着教学方案的设计、教学内容编排和教学方法的选择。

在临床教学中，无论是护理院校的老师还是临床带教老师，都要以下列临床教学哲理为指导思想进行临床教学的计划与实践。

1. 临床教学是为学生提供经验学习的过程　学习因经验（experience）而产生，是学生主动的、个体化的经验历程。老师的角色是为学生提供经验学习的机会，而不能代替学生去经历。老师需要计划并提供能促进学生经验学习的各种临床教学活动，每个学生因其认知结构和心理状况不同，对同一个临床教学活动所获得的经验是不同的。如为一组学生提供一场手术观摩或半天消化内科病房的见习，虽然同组学生在同一时间进入手术室，观察同一台手术或见习同类病人的护理，但每个学生对于教学活动的经验会有所不同，从而习得的也会不同。为此，临床教学需要采用不同于课堂教学的方法，如为学生布置书面作业、组织临床讨论会，这样能够促使学生主动参与到学习过程中。通过讨论或完成的书面作业，学生向老师呈现在临床教学活动中体验到什么、学到什么，使老师能够掌握学生在所安排的教学活动中可以收获到什么，并基于学生状况为学生提供针对性的反馈指导。老师需要认识到只有当学生经历学习过程并进行内化时，学习才真正发生。老师与学生之间不断进行的交流反馈能促进学习的发生，在这一学习历程中，老师的责任是引导、支持、鼓励、促进学生学习的发生。

2. 临床教学要让学生认识到护理专业实践本质的不确定性　不同于临床教学，课堂教学不直接接触实际的病人，老师传授的和学生学的都是明确的课本知识。而临床实习让学生有机会接触到课本或实验室模拟教学所无法习得的护理专业实践本质。正如某些护理学者所言，那就是护士在解决临床实践性问题时，有时像是踏在"坚实的地"上，有时又像是踏在"沼泽淤泥地"上。某些实践性问题犹如"坚实的土地"，护士能很有信心地用科学循证知识与技能去加以解决；而某些实践性问题，犹如"沼泽淤泥地"，其复杂性、不稳定性、不确定性、特定性以及价值观的冲突等，无法用传统的专业知识与技能加以解决，会使护士陷入迷茫，缺乏坚定的解决问题的信心与能力，而这些问题的解决对服务对象群体又是重要的。作为一名护理学生必须去学习获取解决这两类实践性问题的能力。专业性实践源于社会并服务于社会,必然受社会大环境、科技发展需要的影响。作为一名专业护士,其专业知识和技能不应当是静态的,而需要超越当前、不断更新专业知识与技能。学校需要培养学生为他的未来实践做好准备的能力,如具有识别自身知识不足与差距的能力,具有询查、应用新讯息的能力,启始和管理"变革"的能力以及团队协作工作的能力。临床教学要提供机会让学生遇到如"沼泽淤泥地"的临床实践问题,培养学生具有为未来的护理专业实践做好准备的能力。不仅要为学生提供能从课本中容易找到答案的临床问题,而且也要让学生接触到一些没有足够病人信息的临床问题,或病人资料有矛盾冲突的或无序的、有多种解决方案的问题,以培养学生的临床应变能力和对未知、不确定问题的探索精神。

3. 临床教学是课堂教学的延伸且更为重要　护理是一门专业实践性学科,护理专业学生在临床上能"行"的要比在课堂上能"知"的更为重要。临床教学为学生提供了真实的经验与机会将课堂理论知识转化到临床实践。在临床教学中,老师可能会遇到这样的一种现象,有些课堂知识学得很好的学生,到了临床并不能有效地应用于临床,其临床实践行为或作业(performance)表现并不佳。应用知识有效地解决病人问题的能力是对一名合格护士的期望,因此在培养合格临床护士的教育中,临床教学相对于课堂教学更为重要。由于临床教学模式往往是一位老师对几名学生,甚至是一对一的教学,因而非常耗时、耗人力,而课堂教学一位老师可以对众多学生进行授课,课堂教学为学生进入临床做好知识的储备,是护士培养过程中的必要环节。

4. 临床教学中的学生首先是学习者而不是护士　临床实习是学生转化为护士的必经历程,护理领域内部传统地存在着将学生的临床教学活动与照顾病人相提并论。当然,学生确实需从参与照顾病人的各种护理工作中达到学习目标,但作为一名临床实习的学生,其首要角色是学习者而不是护士,其临床教学活动应围绕学生的学习目标而设置,而不单只是照顾病人。为此,带教老师需要选择性地安排一些能让学生达到学习目标而去照顾病人的教学活动,如此既能让学生完成一些照顾病人的临床工作,又能兼顾学生的学习需要和要达成的教学结果,而不是把学生当成护士来使用。

5. 临床教学在对学生进行总结性评价前要让其有足够的练习时间　学生进入临床,需要足够的实践练习才能达到某种教学结果,在操作技能方面尤其如此。一项操作性技能的掌握是一个反复犯错、纠错、防错的复杂习得过程,老师在最后考核学生的临床实践能力前,要让学生有足够时间学习和练习,老师要给予学生足够的反馈来促进学生的学习与进步。

6. 临床教学应当在教与学双方相互信任、尊重的氛围下进行　老师与学生之间相互尊重和信任是促进学生学习和成长的一个重要因素。带教老师应当把学生当作成人学习者去尊重他们,尊重并相信他们选择护理专业并为之努力奋斗的愿望与决心;学生必须尊重老师,尊重老师为护理教育和护理专业发展所作出的努力,相信老师会平等地对待他们。保持师生间相互尊重和信任的学习氛围是老师和学生双方的责任,但老师负有最终的责任。希望受到学生尊重之前,老师要能学会明确地、清楚地表达自己对学生的真诚愿望,希望他们能取得成功,相信学生、尊重学生。为营造这种相互信任和尊重的氛围,老师需付出一定的精力与时间,有时也会因这种信任关系的受挫而感到沮丧失望,但这种相互信任和尊重的关系能使临床教学更有效。在临床教学过程中,师生双方需努力去建立这样的学习氛围。

7. 临床教学要聚焦于护理实践的核心知识、技能与态度　护理院校的护理教育大纲一般分解为知识(knowledge)、技能(skills)和态度(attitudes)三方面的学习。某些知识、技能和态度是护士履行安全有效的临床实践必须掌握的核心内容,称之为基本核心教育大纲内容,而某些不是核心的基础内容,称之为知识扩展性教育大纲内容。因有限的临床教学时间和资源,老师在计划安排教学活动时,尽可能优先安排那些能让学生习得解决最普遍临床问题所需的护理专业知识、技能和态度。随着医疗技术不断地进步和护理知识不断地增长,护士需要学习的知识非常之多,老师要学会识别并将那些核心专业内容优先让学生学习掌握。但如果时间充裕,让学生学习那些扩展知识的内容也是必要的。通常情况下,在学生临床实习和新护士岗前培训阶段,一般优先安排学习专业实践核心内容。

8. 临床教学中的实践质量要比实践时间更为重要　因每位学生的学习方式和类型存在个体差异,当老师计划用4小时或8小时实践时间来获得某项护理技能时,这样的时间安排对某些学生可能不够,而对某些学生又可能太长。老师要注重学生所取得的学习效果,而不要过于强调实践时间的长短。用2小时能让学生学习到核心技能要比用8小时仅仅为了反复地练习某项技能动作更有价值。因此,老师需要明确临床教学最核心的教学结果,将大部分有限的教学时间用于指导学生习得这些核心教学结果。

三、护理临床教学结果

临床教学结果(outcome of clinical teaching)是学生只能在临床实践中习得,而无法在课堂习得的知识、技能、态度和价值观。

1. 知识方面　临床教学是帮助学生将课堂学到的知识迁移到真实的临床护理实践中,通过对临床实践工作的观察与参与,学生将其知识进行应用与拓展。作为临床教学要达到的结果之一,知识方面不仅只是能复述、理解"是什么的"基本知识,即关于具体事实性、信息性、概念性等陈述性基本理论知识,也包括要知"怎样行"的知识,即如何将理论知识运用于实践。知"怎样行"的知识是对基础理论知识的应用、分析、综合与评价,涉及认知技能(cognitive skill)中的问题解决、评判性思维和临床决策。

(1)基本理论知识:学生在校已经学习了各学科的理论知识,为临床实践奠定了一定的理论基础。在临床教学中,学生将这些理论知识运用于实践,并在实践中验证和巩固这些知识。同时,学生还会学习到从课堂和课本中所不能习得的知识,如各专科治疗和护理的新理论、新概念、新进展。通过临床实习,学生可充实或更新自己的知识体系。

(2)认知技能:解决临床问题需要护士能运用理论知识对实际问题进行评判性分析、判断,比较不同干预措施、作出恰当的临床决策,这与人们的认知技能有关,临床实习是学生习得这些认知技能的途径,包括问题解决的技能、评判性思维和临床决策。

1)问题解决(problem-solving):临床教学活动给学生提供了大量有待护士解决的真实问题,有的与病人的健康需求有关,有的与护士临床工作环境有关。许多临床问题具有复杂性和模糊性。获得解决这些临床问题的能力是临床教学的一个重要目标。护理程序是解决临床问题的一种思维方法,经过一定时间的实践,大部分学生能够获得解决问题的一些经验,但复杂临床问题的解决需要新的临床推理和解决方法,学生在认知上还缺乏这种思维水平去有效地解决复杂的临床问题。因此,临床教学活动应将学生置于从简单到复杂的真实问题情景中,不断提升其问题解决的能力。

2)评判性思维(critical thinking):评判性思维是护士作出正确临床决策的重要能力,获得这一能力是临床教学的另一个重要结果。评判性思维是一种思维习惯,包括了反思、推理、判断等思维智能活动,与情感态度、知识和技能的综合应用有关。临床教学要为学生提供在不断增加复杂性和不确定性的健康保健环境中观察、参与和评价护理活动的机会,从而发展学生护理专业的评判性思维能力。

3)临床决策(clinical decision-making):在护理实践中,护士往往需要作出有关病人、护理人员、临床环境等的决策。决策过程是对信息进行收集、分析、权重、评价、选择的智能活动过程,受个体价值观、信念、文化的影响。临床教学应促使学生参与到真实决策制定的过程中,以促使这一学习结果的达成。

2. 技能方面 专业技能习得是临床教学另一重要的教学结果。护士除应具备丰富、扎实的护理学专业理论知识外,还应当具备娴熟的动作技能、人际交往技能和组织管理技能,以适应在日益增长的复杂医疗服务环境状况下有效工作。通常这些技能包含知识成分,但临床教学必须针对这些技能的操作部分,即需要身体肌肉准确、快速、协调运动的技术部分,进行不断练习并给予及时有效的反馈,才能达到技能的熟练。

(1)动作技能(psycho-motor skills):动作技能通常贯穿于护理的日常工作中,可以帮助护士采取有效行为满足病人需要。一名护士动作技能上的欠缺往往会导致病人对其护理能力的质疑和批评。动作技能的习得需要反馈性地操作和练习,不断地精练技术以达到预期的结果。因此,临床教学要为学生提供大量的有反馈性的操作实践机会以促进技能的习得。

(2)人际交往技能(inter-personal skills):人际交往技能贯穿于护理程序的整个过程,包括评估病人和家属的需要、计划与实施护理、评价护理效果、记录和交接信息等,包括沟通能力、教育病人的能力、治疗性地应用自我的能力。人际交往技能需要行为学和社会学相关陈述性知识的学习,但也涉及机体肌肉的运动,例如语言性交流需要人们具有演讲、交谈、写字的能力,非语言性沟通需要人们有表达恰当的面部表情、手势、仪态、体态、触摸的能力。为促进学生发展这方面的能力,临床教学需要为学生提供多种机会,使学生有机会学习与病人建立治疗性关系,与护理人员建立协作性关系,为病人、家属提供个体化床边教育或小组集体教育,书写记录病人医疗护理信息,书写记录护理计划的制订、护理措施的执行、护理效果的评价等。

(3)组织管理技能(orgnizational management skills):在临床实践中,护士每天要面对大量的护理工作任务并要在一定时间内完成,要将这些任务按优先顺序并然有序地完成,需要具备一定的组织管理技能。因此,在临床教学中,需注重对学生组织管理技能的培养,包括工作安排的优先性、指派工作任务、时间管理、评价自己和他人工作绩效的能力以及管理自己职业发展的能力。

3. 态度、价值观方面(attitude and values)　树立正确的职业态度与价值观是对学生护理职业信念、价值观、态度、品质等专业情感素养的培养,是临床教学非常重要的培养结果。带教老师的作用就是指导学生在临床上学习护理专业的角色期望和角色行为,为护理专业素质和价值观的培养提供角色模范作用。临床实习让学生在面对责任和义务时,逐步融入护士的工作角色,临床环境为学生提供了发展、实践、验证这些专业情感价值观的机会。

护理专业融入是学生建立和发展专业归属感,习得实践知识、技能和价值观,并在护理实践中体现专业价值与行为准则的过程。专业融入发生在护理教育的各个阶段,包括基本注册护士教育,新入职护士教育,在职护士进一步的高等教育以及医疗机构内护士工作场地、实践专业领域、工作角色变化后的继续教育。尽管对专业融入过程有多种不同理论性阐述,但角色理论一直是最常使用的理论。通过与相同角色人员一起工作,让学生从中学习到角色所需的核心知识、技能和价值观。这一过程始于对角色的学习,而后观察角色人员的实际工作,再与相同角色人员共同工作来完成。学生在校学习的过程中,对护理学专业、护士角色、护理人文精神和伦理原则等已形成了初步的认识和价值取向。进入临床实习,学生有机会对此认识进行检验,并进行修正、巩固、发展,获得更明确、坚定的信念和积极的专业价值观。临床教学中的带教老师和其他临床护士为学生提供了专业的角色榜样作用,以促使学生形成正确的态度和价值观。在临床教学中,如果老师与学生之间是一种真诚、友好、开放、相互支持的关爱式关系,那么学生就更容易在他们的实践中内化从老师那里所习得的专业行为和价值观。专业融入不仅受到带教老师的影响,也会受到其他临床护士和工作人员行为的影响。因此,临床教学要尽可能地将学生置于具有良好角色模范作用的临床学习环境中。

此外,护士在护理实践中需要应用道德性的推理、价值观的澄清与探究过程来不断地认识自己与他人,不断提升专业素养与道德水准。在科技知识日渐增长的今天,护理教育也必须培养学生具有终身学习的态度,使其能不断地致力于专业的自我发展。

4. 其他　学生在参与为习得上述知识、技能等预期教学结果(intended outcome)的教学活动过程中,同时会习得某些非预期的教学结果(unintended outcome),这种结果可能是正向性的或负向性的。如通过临床实习使学生更明确自己未来的专业选择便是一种正向性非预期教学结果。当学生有机会到不同专科领域进行实习时,其对自己的专业兴趣和能力会有一定的了解,或者学生到某个专科实习的特殊经历,使其突然明确了自己的专业兴趣。如到手术室实习,学生发现自己很喜欢也很适合手术室的工作,这为该学生的就业提供了明确的专业方向。某些负向性非预期的教学结果可能是某些老师不规范地操作、对护理专业不认同的言谈举止与态度,这对学生从事护理职业会起到负面影响。因此,临床教学应重视对带教老师的选拔与素质的培养,将学生置于具有良好榜样的学习环境中。

第二节　护理临床教学程序

一、护理临床教学中的"教"与"学"

临床教学中的"教"是促进学生"学"的过程,"教"的目的是不断地促进学生去探寻知识。老师通过缜密的、组织良好的教学活动鼓励学生去探寻知识。"教"不仅是老师向学生讲授、传递信息,演示技能,同时也需要学生的主动参与。老师是促进学生学习,使其获得新知识、新技能的咨询者和提供者。

临床教学中的"学"是个体通过经验而发生改变的过程。如果单纯地把学习看作是一种由经验所带来的外在的、可测量的行为变化,那是片面的。这种观点否定了学习所能带给人们感知和洞察力的改变,即隐性知识。隐性知识不能通过传统教学方式传递,但可以通过观察、感受、实践来获得。因此,临床实践中获得新的洞察力、新想法、新的视角与习得可测量的外在行为变化的教学结果同样重要。学习结果的呈现应当包括可观察的外在行为改变和未能表现出外在行为改变的新感知和新洞察力。

临床教学中的"教"与"学"是老师与学生交互作用的过程,老师是这一过程的促进者,学生是这一过程的主动参与者,是教学过程的关键。当学生主动沉浸在自我学习中,感知到良好的师生关系时,就会正确地对待自己的学习需要,正确地看待老师将如何帮助自己提升能力。学生的主动参与也将促进学生的评判性思维,因为主动学习的学生会从不同的角度探索解决临床问题的不同方法,会主动思考并与他人讨论如何应用书本中学到的理论知识去解决临床问题。作为一个主动学习的人,他会去反思其所经历的过程,并用文字把自己的想法表达出来,从而形成新的知识和对知识的进一步理解。

尽管"教"与"学"是老师与学生交互作用的过程,但在临床上"教"与"学"可能会在非交互作用下发生着。学生在临床上的一些很有意义的学习,可能在没有任何老师的介入下,通过对临床活动的参与而发生;相反,经老师仔细计划的教学安排和教学活动并不一定能确保学生发生新的学习以及临床能力的进一步提升。因此,作为老师要意识到临床教学是为学生创设使学习发生的临床环境和教学活动,认识到每个学生从相同的临床环境和临床教学活动中获得的洞察力和学习结果会有所差异。

二、护理临床教学程序

临床教学程序是老师根据教学结果和学习需要对学生的临床教学活动进行计划,并对学生的学习和临床实践行为表现进行指导与评价的思维框架,有助于老师为学生创造良好的学习环境和机会。由于教学过程受多种因素影响,例如老师和学生的个性特点、临床环境、临床实践工作性质、病人与家属、共同照护病人的其他工作人员、临床实践的不确定性等,老师安排的同样的临床教学活动,不同的学生所达到的教学结果可能会有很大的差异。因此,教学程序是指导带教老师进行教学的框架,但程序不能保障所有的学生能达到相同的预期教学结果。

尽管如此,带教老师还是非常有必要熟悉并能应用临床教学程序来指导临床教学活动,它包括5个步骤:①确定教学结果;②评估学生学习需求;③计划临床教学活动;④指导学生学习;⑤评价学生的学习和实践能力。临床教学程序并不是一条直线状的步骤流程,而是相互交错、互为影响的。如临床评价为学生进一步学习需要提供资料,从而提示新的教学活动。而当老师与学生一起进行临床工作时,老师所观察到的学生临床实践能力会影响老师对学生学习需要的评估,从而改变老师对学生的教学活动计划。

1. 确立教学结果　临床教学的第一步是明确临床实习要达到的教学结果,预期的教学结果是对学生进行评估、临床指导、评价的基础。临床教学结果以教学目标(teaching objective)或临床能力(clinical competencies)呈现,它体现了学生在护理实践中能习得的知识、在为病人提供护理以及与他人工作过程中应当展现的价值观,以及学生需要熟练掌握的具体的动作技能和科技技能。教学医院的老师要熟悉、分析护理院校制订的不同学历项目实习大纲目标要求,结合实习医院的教学资源确定并制订可及的教学总目标、教学目标和轮转计划。各轮转科室要在医院教学目标的基础上,制订各轮转科室的临床能力清单或教学目标清单,详见第二章第二节教学目标中的"四、临床教学目标书写"。虽然不同院校、不同医院、不同科室可因专科性质的不同,临床能力或教学目标略有不同,但通常涉及下列 8 个方面范畴的学习。这 8 个方面以及每个方面实践能力的具体描述举例如下。

(1)临床实践知识、概念和理论:①将疼痛管理干预研究关联至疼痛病人的护理中;②将多元文化护理或健康促进概念应用于社区护理中等。

(2)评估、诊断、计划、实施和临床结果评价:①收集健康和患病儿童与其生长发育及年龄相适的健康资料;②根据收集的病人资料,恰当地作出护理诊断;③考量多种护理干预措施,权衡每种护理措施能达到的临床结局等。

(3)动作技能、科技技能以及其他护理干预技能:①熟练地提供伤口护理;②熟练地建立静脉留置针周围静脉通路;③展示护理体检技能;④熟练地操作床边移动式监护设备等。

(4)与病人、家属、社区和其他健康照护有关的价值观:①认识到自身价值观与护理专业价值观可能的冲突;②接受不同病人存在着文化、种族和其他方面的差异性;③尊重病人隐私;④展现"慎独"精神等。

(5)沟通技能、人际交往能力以及与他人协作技能:①协作其他医务人员对功能障碍性病人进行多科合作性医疗干预;②有效地与病人、家属、医疗工作场所中的其他员工进行沟通等。

(6)管理能力、影响力和角色行为:①有效地管理好一组病人;②展示一名具有影响力的护士的作用与行为等。

(7)学习者的责任感和担当:①接受对自己的行为和决策所要承担的责任;②提供安全的病人护理等。

(8)自我成长与不断学习:①明确自己在临床实践的学习需求;②寻求学

习机会以进一步发展临床能力等。

有些临床科室实习如内外科病房的实习,需要学生呈现上述多方面的学习,有些科室的实习可能只需涉及某些方面的学习。

临床能力可以用上述例子的宽泛目标描述来陈述,也可以用更具体的教学目标来描述如"能独立执行药物静脉注射技能"。轮转科室制订的临床能力清单要考虑到学生的预备知识、技能、临床经验,有效利用临床学习资源,安排合理的临床实践时间,以确保学生能够达到目标。各临床科室的临床能力清单要以书面的形式清楚地传递给学生,让学生知道和理解这些教学目标,在制订时需征求学生的意见,有些临床能力学生可能已经达到了,有些能力需要补充,以满足不同学生个体化的需要。总之,带教老师在进行临床教学时,先要明确学生到所在科室进行临床实习后要达到的教学目标。

而教学目标的确立可根据学生实习经历、能力的不同发生调整,这就进入程序的第二步"评估学生学习需要"。关于教学结果与教学目标的关系将在第二章做进一步阐述。

2. 评估学生学习需要   "教"始于学习者当前的水平,因此老师需要评估学生当前的知识、技能和其他可能影响临床实践目标达到的特征。

(1)首先评估学生已经具备的专业知识和技能,使后期安排的教学活动能促进学生在原有的知识和技能水平上得到进一步的提升。每个进入科室实习的学生所具有的前期知识和实践能力取决于以往的学习和实习经历。因此,老师需要认识到,来科室实习的学生的水平是有差异的。评估可帮助老师确定对学生从什么起点进行指导,而不是对学生能力好坏的判断。针对教学目标,需要安排不同的学生不同的教学活动来达到目标。

(2)评估可能影响学生学习和临床能力表现的个体化特征,如学生成长环境、文化背景、家庭状况、学习方式等。如北方学生在南方可能因文化和语言因素而影响学习,因此应综合评估学生的临床能力。

3. 计划临床教学活动   计划临床教学活动受要达到的教学结果、学生的学习需要和学生特点等因素影响。要根据科室的教学目标和学生目前的知识与能力水平,个体化地计划学生在本科室轮转的临床实习活动,通过本科室的实习,使学生的能力和知识在原有的基础上得到拓展与提升。临床教学活动形式很多,老师需要熟悉不同临床教学活动所能达到的教学结果、应用范围和局限性。根据学生个体化教学目标,设计不同的教学活动,如安排学生参与讲座授课、向学生进行床边提问、在老师的监护下独立完成床边操作实践、独立为病人进行健康教育、病历书写、临床案例书写等。

4. 指导学生学习   老师在学生经历临床学习、收获成长的教学过程中起到了指导学生学习的作用。指导学生学习是指老师引导和促进学生在临床实践中获得相关的核心知识、技能和价值素养的过程。指导不是监督,有效的临床教学需要老师对学生的临床学习活动进行指导,而不是监督他们的工作。临床指导包括直接指导和间接指导,直接指导是在临床现场向学生演示要采取的护理措施和操作技能,询问学生对病人状况的理解;间接指导是对学生的作业进行反馈,培养其他护士如何带教学生。护理教育家墨菲(Murphy)强调临床指导不仅只是对"专业内容"的学习,也包括引导学生"怎样学习和思考病人护理"的学习。墨菲在护理研究中发现,对临床实践的焦点反思、临床札记、临床后的讨论能促进学生发展临床推理能力。通过这样的学习过程,学生会逐步意识到自己的学习和思考方式,认识到自己的学习需要并逐步提高自己终身学习的能力。为有效地指导学生学习,带教老师需要具备对学生临床实践活动的观察能力和向学生提问的能力。

(1)对学生临床实践活动的观察能力:老师通过对学生临床实践活动能力的观察,从而能够识别学生的不足之处和需要进一步学习的知识盲点,识别在什么情况下需要老师的协助,这些观察到的信息为安排学生新的教学活动提供依据。但受到其自身价值观和偏见影响,在观察学生的临床实践活动能力时可能会影响自己所看到的学生正在做的事和对所做之事好坏的印象。带教老师要意识到这种影响因素,在观察学生时要注意:①检查一下自己可能有的会影响对学生观察和判断结果的价值观和偏见;②不要被第一印象左右,要对学生作进一步的观察;③经过多次观察后才能对学生的临床实践活动能力作出判断;④告诉学生某项实践操作技能老师要观察的要点和掌握某种技能的评判标准;⑤聚焦于观察学生教学结果或临床能力的达到;⑥及时向学生反馈你所观察到的学生实践能力;⑦与学生讨论你所观察到的,使他们有机会感知到自己的实践能力,当你的观察与学生的感知不一致时,愿意去修正你的判断。对学生临床实践能力的观察将在第五章"护理临床教学评价"中作进一步的阐述。

(2)向学生提问的能力:促进学生思考的提问能力是老师应当具有的能力之一。评判性思维是学生需要培养的一种能力,开放式地向学生提问有关临床问题判断过程中的想法和理由,能促进学生的评判性思维培养。向学生提问相关护理专业知识、概念和理论的理解以及如何结合病人实际状况护理病人;向学生提问有关某些临床状况可能作出的不同决策以及每种决策的理由和可能的结果;向学生提问有关某一临床问题可能的护理干预措施、循证依据和假设等。总之,老师向学生提问要鼓励学生去思考、探寻表象之外的多种可能。在向学生提问时,老师要注意提问的方式,提问是为鼓励学生从不同的角度和可能性进行思考,而不是给学生增加心理压力,让学生难堪。这样学生会更愿意、更放松地接受老师的提问。有关提问的技巧在第四章第三节的"讨论法"中将进一步地阐述。

5. 评价学生的学习和实践能力　评价是临床教学程序的最后一步,评价包括了形成性评价和总结性评价。形成性评价是为达到教学结果而进行的阶段性评价,为进一步的学习需要和临床指导提供信息,例如学生完成某项操作后的即时评价、平时对学生的提问等。它贯穿在整个教学活动的实施中,不断地评估学生的学习需要,为下一步的指导提供依据。总结性评价是出科前老师根据教学大纲要求对学生进行理论和操作考试或床边综合能力考核,以及对学生临床实习的综合成绩评定。临床教学评价如理论和操作考试、床边综合能力考核将在第五章"护理临床教学评价"进一步讨论。

第三节　护理临床教学模式和临床带教老师的素质要求

一、护理临床教学模式

护理临床教学模式与其他专业的教学模式一样受整个社会教育体系的影响。中国已进入经济全球化与教育全球化时代,为了适应医学和社会发展的需要,中国护理教育经历了改革与发展,护理人才培养逐步完成了从中专、大专到本科、研究生教育体系的转变。但无论是哪种学历教育项目,临床教学都是护理教育中重要的组成部分,各护理院校也非常重视这一环节,不断地增进与教学医院的密切合作,促进课堂理论与临床实践的结合,探索并尝试新的护理教学模式,如四川大学华西护理学院和四川大学华西医院胃肠外科共同开发的早期引入临床实践综合型教学模式(early introduction of clinical practice of integrated nursing education model, EICP)等。根据医院与护理院校教学合作程度的不同可将临床教学模式概括为传统模式、临床带教模式、伙伴性合作模式。下面就每一种模式的特点、优势与不足作进一步的阐述。

1. 传统模式　所谓传统模式(traditional model)是由院校的老师负责一组学生在临床上的现场指导与评价。这种模式目前使用在中国部分护理院校的临床课程所进行的早期临床见习中。

(1)传统模式的优势

1)院校老师能很好地帮助学生将老师在课堂上为学生布置的阅读资料中、网络学习中要求学生掌握的理论和概念应用于临床实践中。

2)老师可以更全面细致地选择学生的学习活动,这些学习活动能更好地反映学生当前正在课程中学习的理论和概念,更好地致力于贯彻实施学校所制订的护理教学理念。

3)老师能选择最好的教学活动以满足学生需要,将课程总目标和教学单元目标保持一致。

(2)传统模式的不足

1)需要更多的教师资源。临床教学不像课堂教学那样,一个老师可以同时对一大批学生进行教学。临床教学中,一个老师很难确保有足够时间对一群学生中的每个学生进行现场的临床指导;有时也因学校老师临床实践技能和科技技术应用能力不足而难于对学生进行现场指导。因此,这种临床教学模式下的护理院校需要雇佣更多的老师,某些护理院校需要聘用一些临时老师来补充教师人力,但临时老师往往缺乏对该院校护理教学大纲、课程方案和护理教育理念的充分认识和了解,从而将会影响临床教学活动的安排,不能很好地满足学生的学习需要和课程目标的达到。在这种情况下,需要院校全职老师对这些临时老师事先做有关他们的角色和需要承担的责任培训,也要让这些老师认识到自己所指导的临床课程与整个教育大纲的关系。

2)由于老师和学生都不是临床实习医院的员工,对医院的运行系统和文化不了解,因此需要学校老师不断地投入精力和时间与临床实习医院的管理者、护士长、临床护士及其他医务人员建立并维持良好的工作关系,而这种良好的工作关系对为学生提供良好的教学活动和学习工作氛围非常重要。

2. 临床带教模式　临床带教模式(preceptorship model)是学生在一定时期内跟随一位有经验的护士实习的形式。临床带教老师往往是实习医院的临床护士,除了负责病人的护理工作外,还要对分配给他们的学生进行临床实践指导,并要对学生起到专业的模范角色的作用。这是中国护理教育最常使用的院校合作模式,临床带教老师与护理院校不存在聘用关系,带教质量受所在医院护理团队临床实践、管理与教学水平以及带教老师的人员选拔、素质培养等因素影响。护理学院的老师在这一模式中充当了协调者的作用,虽然学校老师不需要对学生进行现场指导,但需要与临床带教老师不断地进行沟通,提供相关的信息,共同承担临床教学的责任。

(1)临床带教模式的优势

1)老师与学生保持着持续的一对一的关系,学生与能起模范角色作用的临床护士一起工作,有利于其从学生到护士角色的转换,促进学生护理专业角色的融入,实现从课堂到临床的跨越。

2)学生通过与有经验的护士一起工作的机会,学习新护理技术,培养自信心,增强评判性思维能力和临床决策能力。

(2)临床带教模式的不足

1)缺乏对护理理论、研究与实践的综合应用。

2)给临床带教老师带来时间和其他方面的压力。如果在护理管理上没有对带教老师作出相应的支持,带教老师一方面要完成临床护理工作,一方面要指导学生,并要承担起因学生发生错误而带来的法律责任,这对带教老师是非常大的挑战,有的老师会因压力过大而选择拒绝带教学生。

3)无法确保学生临床教学质量的同质化。如果医院缺乏对带教老师素质的统一要求,缺乏相应的制度管理和培训,每个老师就会按照自己的方式进行带教,导致相同院校前期学习素质相同的学生,在不同实习医院、素质不同的带教老师的指导下,最终该院校毕业生的素质会因后期带教质量的不同而不同,会偏离该院校培养学生的最终目标。为尽可能地减少这样的差距,各实习医院有必要制订规范的临床带教老师素质要求、带教老师培养与工作职责和带教制度等。有关带教老师培养、工作职责和带教制度相关内容将在第三章第二节更详细地阐述。

3. 伙伴合作性模式 伙伴合作性模式(partnership model)是护理管理者在寻求如何更好地让护理院校学生深入临床,努力缓解护理院校老师人力不足和医院护理人力不足的探讨过程中应运而生的一种临床教学模式,此模式由护理院校和医院共同协作完成学生的培养。

伙伴合作性模式有多种合作形式。一种合作方式是医院高级临床专科护士(APN)、有丰富专科护理知识和经验的护士长、专科护士、一线临床护士同时受聘于院校作为护理教师,承担护理院校学生临床课程的授课和临床实践指导;学校老师充当课程协调者,协助医院开展护理课题研究或作为医院护理课题研究项目的咨询者。这种合作模式下,学校与医院的老师密切协作,确保临床实践教学活动与教育培养目标相关。另一种合作模式是护理院校的一位老师配有两位临床带教老师与其一起教学,学院老师给两个班或两组学生上理论课,每位临床带教老师负责一个班或一个组的临床实践指导。这种合作方式最大化地利用了学院老师的教学资源,而在临床上,学生能够得到临床带教老师们的指导与培养。当前,在中国护理院校硕士学位培养项目中,医学院与医学院附属医院之间的合作办学基本体现了这种伙伴合作性模式的教学合作。

(1)伙伴合作性模式的优势

1)最大化地应用优秀的临床带教老师资源,院校对医院科研方面的支持能促进医院科研的提升,更好地将护理理论与实践、科研结合起来。

2)临床带教老师可加入院校的老师中,能更熟悉院校的办学宗旨和理念,使带教老师和院校老师对学生的培养目标保持一致性。

3)能很好地促进带教老师各方面能力的提升。

（2）伙伴合作性模式的不足

1）增加了临床带教老师的压力，如果得不到护理管理上的支持，临床带教老师们会感到很疲乏。

2）需要院校和医院管理层面上的更多的沟通与合作。如学校和医院之间沟通不够，会出现理论与临床实践的脱节，缺乏系统的连贯性、同质性和统一性。

选择哪种教学模式取决于护理培养项目的类别（大专、本科、研究生等）、临床课程以及学生的状况，一般学院会从下列几个方面来考虑临床教学模式的选择：①院校护理学科培养的教育理念；②院校老师的护理临床教学理念；③临床课程和临床教学活动安排的总目标和预期结果；④学生的知识层次；⑤临床环境；⑥专家型护士和其他临床护士提供临床指导的可及性；⑦医院和合作伙伴参与学生授课、临床指导和其他教育活动的意愿。

二、护理临床带教老师的素质要求

学生在临床实习期内，接触最多、关系最密切的就是临床带教老师。临床带教老师承担着学生主要的临床实践指导，他们的言行可能会激发学生的学习，也可能会妨碍学生的学习，或引起学生对临床实习的不满。因此，规范临床带教老师的管理，促进带教老师的发展对于确保有效的临床教学质量非常重要。

做好临床带教老师的选拔、培养、应用和评价是临床教学管理中的重要环节。据文献报道，临床带教老师的素质无论在医学、护理和其他实践性专业学科领域，其要求是基本相同的。每位临床带教老师对此需要有一定的认识，意识到自己的某些行为和素质会促进或阻碍学生的学习。为计划安排好恰当的临床教学活动，有效地指导学生临床学习，不仅需要临床带教老师具备丰富的专业知识和实践能力，也需要临床带教老师具备能与学生有效沟通与交往的能力，能热爱教学工作，能对学生起到良好的模范角色带头作用等。下面就临床带教老师的素质要求作进一步的阐述。

1. 丰富的专业知识 与任何实践性专科领域一样，护理临床带教老师必须是在护理专科领域具有丰富的专业知识与实践经验的护士，熟悉临床各种疾病病因、发病机制、症状体征、治疗原则、护理问题和护理措施，具有娴熟的护理实践操作技能，具备科技技术的应用能力与进行护理研究的能力，了解护理专业发展前沿知识等，从而能有效地指导学生。众多临床教学研究结果显示，学生始终认为一名优秀临床带教老师的重要素质之一是丰富的专业知识，并在实践中能与学生分享知识与经验。护理专业领域丰富的专业知识包括：①能陈述和理解与病人护理相关的理论和概念；②能应用这些理论和概念帮助学生更好地理解、分析病人的健康问题和护理措施；③能与时俱进，了解当前相关领域的护理研究成果与护理干预方法,并能应用于病人照护中,能进行循证护理实践和应用新的科技技能;④能运用临床知识帮助学生作出最好的照护决策。此外,学生认为一名优秀的临床带教老师的素质还包括能为学生营造积极的、正向的学习氛围;具有学者风度和良好的专业形象;能给予学生适当的支持等。

2. 娴熟的临床实践能力或技能　一名临床带教老师如果自己不是一名合格的、有能力的临床实践者,那么就不可能指导学生临床上的学习。因此,临床能力是进行有效临床教学的一个重要素质。合格的带教老师不仅要在专业领域中具有丰富的知识,还要具备熟练的临床专业技能,能在真实的临床情境下为病人提供恰当的护理,并能指导学生发展核心临床实践技能。因此,部分护理院校要求护理学院的老师每年要保持一定的临床工作实践时间以确保他们有能力指导学生的临床实践。

3. 恰当的临床教学能力或技能　作为一名临床带教老师,具备了丰富的专业知识和娴熟的临床实践能力还不够,还需要学习如何来教学生的教学方法和策略。恰当的临床教学方法和策略包括老师能:①评估每个学生的学习需要;②基于学生当前的知识和技能水平,计划让学生分管恰当的病人和其他临床实践性活动以促进能力的提高;③选择恰当的教学策略,如向学生提问等以帮助学生思考书本理论知识与临床病人之间的相关性,促进理论学习转化到临床实践中;④基于学生的理解水平,向学生提出能促进评判性思维的高层次认知性问题;⑤给予学生清晰的解释和指令;⑥有效地展示工作流程和临床技能;⑦充当模范作用;⑧在对学生进行临床考核评分前让学生有足够的时间发展其技能;⑨营造一种促进学生提高临床能力和当不确定时能敢于向老师询问的支持性学习氛围;⑩对学生的表现提供即时的、真诚的、建设性的反馈等。具体见表 1-1。

表 1-1　临床教学能力或技能

序号	具体能力或技能描述
1	能评估学生学习需要,承认和接受学生之间的差异性
2	能计划或安排学生的学习经历,帮助学生将理论知识转化为实践,满足学生学习需要,促进知识的获得和临床能力的发展
3	能清楚地向学生传递临床教学目标
4	在计划教学活动时,能考量学生的目标和需要
5	能从简单到复杂,组织好学生临床工作安排和教学活动
6	能清楚地解释病人护理相关概念和理论

序号	具体能力或技能描述
7	能有效地演示临床操作技能、工作流程和科技技术
8	能为学生运用操作技能、工作流程、科技技术提供实践机会,并认识到学生对某一技能的掌握,学生之间的实践操练时间存在差异性
9	能应用并发展不同教学策略,促进学生在真实临床情景下解决问题、进行决策及具有评判性思维
10	能基于复杂的临床情景和案例,向学生提问高认知水平的问题,帮助学生进行思考与分析
11	能策划不同的教学策略和教学活动,调动学生的学习兴趣,满足学生个体化需要
12	能指导学生学习以及学习资源的有效利用
13	能在学生需要时提供指导
14	能为学生起到护理专业行为的模范作用
15	能对学生的进步给予具体的、及时的、有益的反馈
16	能鼓励学生对自己的临床实践表现进行自我评价
17	能恰当地纠正学生的错误,且不伤害学生的自尊
18	能在考评上公平地对待学生

4. 师生人际交往能力或技能　对学生来说,临床实习是非常富有挑战和压力的历程。学生要面临很多在课堂教学中没有遇到过的压力,尤其在实习初期,学生感到从未有过的巨大压力,使学生感受到压力的压力源很多,包括:①各种不确定的实际临床情景;②面临照护病人时在旁束手无策;③给药时害怕差错的发生;④不断地要与不同背景的病人及家属和其他工作人员沟通交往,面临不同科室的团队文化和不同老师的带教方式;⑤病人病情的突然变化;⑥缺乏对病人状况采取针对性护理措施所需要的知识和技能;⑦护理不易相处的病人;⑧老师、病人以及家属在自己操作时的注视目光;⑨临床要完成的作业和考核;⑩面临未来工作的招聘等。有研究文献报道,临床带教老师本人及其行为可以是学生最大的压力源,因此临床带教老师与学生交往的能力,无论在与学生一对一的带教,或是一对一组的带教,都是临床带教老师的重要素质要求。一个有益于学生成长的优秀老师,其品行上需要真诚、平易近人,充分信任学生、尊重学生,关心、支持学生,鼓励学生需要时能及时提问、寻求帮助和指导。国外护理临床教学研究结果显示,学生所列出的优秀临床带教老师最重要的 10 个行为特征都源于人际关系和教学技能方面的考量。这一研究成果说明带教老师与学生的人际交往能力和教学技能对实习生来说,在

某种层面上比丰富的专业知识和娴熟的临床技能更为重要。

5. 人品特征　临床带教老师的个人品质会影响临床教学结果。正向性的个人品质包括为人热情、具有幽默感、诚实、耐心,愿意承认自己的局限性与错误,在与学生一起工作时是灵活的、可变通的、和谐友善的,为学生提供机会讨论分享病人护理的感受和顾虑。在对优秀临床带教老师个人品质特征描述的研究中发现:一名优秀带教老师的个人品质,被学生最多提到的是"平易近人",其他3个重要品质分别是"正直诚恳""坚忍不拔""无所畏惧"。在临床教学中,老师的"正直诚恳"诠释为老师在指导学生学习和评价学生工作表现的过程中,能真诚、公正地对待学生。老师的"坚忍不拔"诠释为老师愿意致力于不断地反思改进自己的临床教学水平,努力寻求更好的方法与策略去计划安排临床教学活动,指导学生学习,努力完善自己的教学能力。老师的"无所畏惧"诠释为老师在临床实践中敢于承担风险,愿意担当难以解决的问题,挑战传统观点,尝试新方法。这种"无所畏惧"勇气使老师能提出并运用新的教学思路组织临床教学活动,提出并运用新的临床指导方法,质疑已建立的临床评价体系并探寻更好的方法与策略指导和评量学生。

以上临床带教老师5方面的素质要求,其中丰富的专业知识、娴熟的临床实践能力、人际交往能力和人品特征,既是对一名合格临床护理实践者的要求,也是对医院未来临床带教老师选拔的要求,是一名合格护士在日常护理实践中不断习得、发展的能力与品格。临床带教老师的教学能力在传统上可采用经验式的学习来习得指导学生的经验和技巧,但其成长过程比较缓慢耗时,缺乏系统性和规范性。因此,针对带教老师素质中的教学能力有必要设计并实施规范的带教老师培训项目。

此外,临床带教老师担负着老师与护士的双重角色。一方面要有质量地完成临床护理工作以满足病人的护理需要,另一方面要承担起老师的角色,以满足学生的学习需要,并同时要对学生起到良好的模范角色作用。这对临床带教老师无论在知识、技能还是职业态度行为上都是新的压力与挑战,包括:①临床教学知识、技能的缺乏;②意识到自己言谈举止都在学生的注目下;③学生的不同学习需求和师生关系的建立;④如何有效地根据学生的能力分配病人和临床工作给予学生进行临床实践的机会,同时要承担学生为此可能发生差错的风险;⑤来自病人、学生、护士长、教育护士、学校老师、同事、医生的多重期望,尤其是当这些期望发生冲突时;⑥时间上冲突和紧迫感;⑦带教那些学习与工作不主动、理论知识不足和学习能力差的学生等。因此,医院护理部在临床教学管理上不但要重视对带教老师教学能力的培养,同时也要给予带教老师持续的精神鼓励与支持以促进其成长。

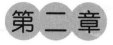

护理临床教学目标

第一节　护理教学目标体系

教学目标是教育理论与实践的一个重要主题,是临床教学工作的始点和终点。正确地理解和应用教学目标对进行有效教学非常重要,对确立教学任务和教学内容、建立相关教学制度、组织教学活动起到指导作用。教学目标以教学目的、培养目标、课程目标和教学目标等词语来表述不同层次的目标。

一、教学目的

教学目的是指社会对教育所要造就的社会个体的质量规格的总的设想与规定,是由国家根据社会的政治、经济、文化、科学技术发展的要求和受教育者身心发展的状况确定。它回答"培养什么样的人"的问题,是教育工作的出发点和总目标,制约着整体教育体制和教学过程的方向,体现了对新一代人才素质的总体要求。我国教育目的的最新表述为2021年十三届全国人大四次会议批准的《中华人民共和国国民经济和社会发展第十四个五年规划和2035年远景目标纲要》中提出的"全面贯彻党的教育方针,坚持优先发展教育事业,坚持立德树人,增强学生文明素养、社会责任意识、实践本领,培养德智体美劳全面发展的社会主义建设者和接班人"。这是国家教育的总目的,是最宽泛的目标描述,对所有的学校均具有普遍的指导意义。

二、培养目标

培养目标是指各级各类学校、各专业培养人才的具体质量规格与培养要求。护理教育的培养目标是指护理院校培养护理人才的具体质量规格和培养要求。国家提出的教学目的是各级各类学校要实现的人才培养规格的总要求,培养目标是在教育目的的指导下制定的,是教学目的下的一个目标层次。《普通高等学校本科专业类教学质量国家标准》提出了护理学专业本科的培养目标:培养适应我国社会主义现代化建设和卫生保健事业发展需要,德、智、体、美全面发展,比较系统地掌握护理学的基础理论、基本知识和基本技能,具有基本的临床护理工作能力、初步的教学能力、管理能力、科研能力和创新能力，能在各类医疗卫生、保健机构从事护理和预防保健工作的专业人才。

三、课程目标

课程（curriculum）源于拉丁文"currere"意为"跑道"，根据这一词源，课程被理解为"学习的通道"。教育家将其定义为"在学校帮助下，学习者借以获取知识和认识、习得技能、形成态度、情感和价值观的正式和非正式的内容以及过程"。由于该词的多态性，对课程的定义众说纷纭。教育家倾向于依据个人的哲学信念和重点领域定义课程，但通常包括以下要素：①预期要达到的教学结果；②精选的学习内容以及顺序；③促进学生学习的过程和经历；④使用的资源；⑤老师和学生在学习活动中的责任范畴；⑥学习的方式和地点。

课程目标（curriculum objective）指通过课程实施，学生应达到成长的预期结果。护理学课程目标的确立是基于对护理专业学生特征的理解、对社会需求和护理学科的研究而制定的。确定课程目标需要老师对学科毕业生应具有怎样的素质或特征有一个充分的认识，而这种认识受哲学思想、价值观、社会医疗环境、教育理论等诸多因素的影响。如某护理院校确定护理本科毕业生应具有的素质特征为：①是评判性思维者；②是专业知识丰富的社区资源协调者；③是有效的交流者；④是有能力的健康照护者；⑤是护理专业的角色模范；⑥是人力、设备、物质资源的责任管理者等。一项中国护理学者的研究指出了护理毕业生应达到的素质要求，包括：①实施整体护理的能力；②基础护理技术、急救护理技术、基础与专科护理技术和常用诊疗技术的配合；③具有常见病、多发病的病情观察和护理能力；④人际沟通能力、协调合作能力、评判性思维和临床决策能力、自主学习能力；⑤文献检索技能；⑥社区护理中疾病预防、健康教育等方面能力；⑦急危重症的抢救配合和护理的能力；⑧突发公共卫生事件的应急救护能力等。这一研究成果为确定护理本科人才培养要求，强调人文精神、跨学科护理实践能力、专业创新能力和自主学习能力的培养提供了依据。课程目标是培养目标下的次级目标，是对毕业生素质特征、能力的综合描述。

四、教学目标

教学目的和培养目标是通过在教学活动中达到课程目标和科目具体教学目标而达到的。教学目标是教学活动的方向，是在具体教学活动中所要达到的结果或标准，是教学双方都应共同遵循的。教学目标对老师来说是授课目标，对学生来说是学习目标。教学目标为教学设计提供了方向，是教学评价的依据。中国护理教育传统上采用"了解、理解、掌握"三个动词来进行教学目标书写,随着教学新理念、新理论的引进,目前护理教育领域更倾向于用布鲁姆目标教学理论来指导教学目标的书写与实践,有关布鲁姆目标教学理论将在下一节做进一步阐述。

由于教学目标主要是由老师制订的,所以更多地体现了老师的个人意志,与授课目标表现形式基本一致。而对学生来说,要使教学目标成为自己的学习目标,还有一个内化的过程,内化得好就可以使目标成为学生个人内心要求,否则就成了教师强加给学生的外在要求。因此,理想的教学目标应当是授课目标和学习目标的统一体。

五、教学结果与教学目标

结果(outcome)是"某种随后的东西,是一项工作项目(project)、一个培训项目(program)或一件事件(event)的结局(consequence)或结果(result)"。护理教育领域中的结果通常涉及了护理学生或护士在知识、技能、职业素养、临床实践或病人照护方面的改变。教学结果(outcome of teaching)是教学设计者在教学之前对教学结局的一种预期结果,"教学结果"在狭义上通常指教学目的(purpose)或总目标(goal),但广义上的"教学结果"包括教学目的或总目标和教学目标。

"教学结果"中的教学目的或总目标是教学活动后学员能够做"什么"或具有的某种品质特征的宽泛结局表述,在不同的文献中又称之为项目目标(program objective)或终目标(terminal objective)。例如:①通过教学目标相关定义、教学目标理论体系、教学目标书写的学习与讨论,结合工作坊练习,使学生能正确地书写教学方案中的教学目标;②通过本培训方案的实施,使新毕业护士能有效地独立胜任 N0 级护士岗位职责;③通过病人教育程序和指导回馈(teaching-back)技巧的学习,使学生能够为病人提供有效的床边教育和健康指导等。以上例子中的"使学员能正确地书写……""使新护士能有效地独立胜任……""使学生能提供……"是教学目的的书面表述,如果将表述中的"使"字删除,表述就成为"学员能正确地书写……""新护士能有效地独立胜任……""学生能提供……",这样的表述就是用可测量的行为动词表述的教学总目标,也称之为项目目标或终目标。

教学目标是具体特定的"教学结果"行为表述,反映了通过学习后为达到宽泛的教学总目标,学员在认知、动作技能和情感上所要展现的行为改变,在不同的文献中称之为子目标或使能目标(enabling objective)。如针对上述的教学总目标(通过教学目标相关定义、教学目标理论体系、教学目标书写的学习与讨论,结合工作坊练习,学生能正确地书写教学方案中的教学目标),为达到这一教学总目标,具体教学目标为:①举例说明教学目标相关定义和相关性;

②认同教学目标在整个教学方案中的作用；③举例说明教学目标分类和层次以及教学目标的组成；④举例说明教学目标与教学内容、教学时间、教学方法和工具、教学评价方法和工具的匹配性；⑤根据提供的案例练习进行教学目标的书写。

教学目标的表述反映了能力的不同层次。例如护理教育培养目的之一：使学生成长为一名有能力的合格照护者，能提供使病人的照护结局最优化的个体化护理。此处教学总目标为成长为一名有能力的合格照护者，"有能力的合格照护者"能提供个体化的护理，达到期望价值，使病人的照护结局最优化。这样的表述强调了照顾者的能力，不仅只是某种能力，还强调了这种能力对病人照护结局的直接影响。在确定能力的宽泛行为后，老师需要确立与这能力相关的知识、技能与情感态度。能力的描述要反映其在复杂性、辨别性、广度、深度、熟练度上的持续成长过程。如果将成长思想融入课程中，对上述例子："成长为一名有能力的合格照护者"作为教学结果，对此能力可做进一步具体描述，即能力的不同层级阐述：①能对所分管的病人遵护嘱执行流程。这是对进入临床实习初期学生的一个很现实的目标要求，要达到这样的能力水平，学生要能够阅读病人的照护计划以确定所分管病人的干预措施。②能修改标准护理计划以符合病人照护结局的需要。要达到这一能力水平，要求学生除能够执行护嘱中的操作工作流程外，还要能够根据收集到的评估资料修正照护计划，这样就需要学生展现出良好的决策技能，知道如何应用病人的评估资料调整计划以达到期望的病人照护结局。③能够制订反映病人个体化医疗治疗目标的照护计划。这一能力描述反映比前两个能力更高的层次，个体化的照护计划需要学生不但要"知"某一病人的大部分医疗和护理干预措施，并能结合对病人状况的了解，应用信息，制订一份能符合病人要求和照护结局的照护计划。以上例子说明学生最终实现"一名有能力的合格照护者"这一总目标，其成长要经历不同能力层级的提升，体现学生成长为"一名有能力的合格照护者"所需要的核心知识、技能、情感态度。因此教学目标是对教学结果的陈述，反映了能力的不同层次。

从上述阐述和例子说明教学结果是对教学目标的概括性表述，包括：①教学目的或教学总目标和教学目标；②项目目标和教学目标；③终目标/总目标和使能目标/助目标/子目标。教学目标通常是由可测量、可观察的行为动词来表述，因此又统称为行为目标（behavioral objective）。在临床教学中，某个教学目标的阐述在一个大的培训项目中，它是其中的某个具体教学目标，但放在一个小的培训项目，这个具体教学目标就会成为这个小项目的教学总目标，见本章第二节"三、教学终目标与助目标"的更多阐述。因此，教学总目标和子目标是相对而言，从而广义上的教学结果和狭义上的"教学结果"也是相对而言,在某种程度上教学目标即是教学结果,二者在表述上有可替代性。

教学目标是教学设计者在教学之前对教学结果的一种预期,可以用现有方法进行测量,是对教学结果评价最客观、可靠的标准,是教学活动的方向,是学生进行自我激励、自我调控、自我评价的方法和标准。

第二节 教 学 目 标

教学目标是在教学之前预期教学之后,学生将从教学活动中达到的学习结果的绩效行为,是"教"与"学"双方都应努力去实现的。教学目标对教师来说是教授目标(teaching objective),对学生来说是学习目标(learning objective)。清楚、具体、可测量的教学目标表述体现为学生在通过学习后在认知、动作技能和情感领域方面所展示的行为改变。学习历程(learning experience)为学生提供所需知识和应用知识的机会,而教学目标表述决定学生应当通过怎样的学习历程来达到这一教学结果。

一、教学目标的分类与目标层次

近50年来,世界各国的心理学家对教学目标提出了各种不同的分类法,其中影响最大的是布鲁姆(Bloom)的教学目标分类理论(taxonomy of educational objectives)。该理论从预期教学后学生在行为上可能因教学而产生的改变为取向,将学生行为的改变分为认知、动作技能、情感三大类,并用以代表三类教学目标。因为该教学目标的分类研究是以学生行为为标准的,所以也称之为行为目标。后期教育学家在布鲁姆教学目标分类的理论上,对其理论做了进一步发展,形成了当前广泛应用的、比较完整的目标分类和目标层次体系。

1. 认知领域(cognitive domain) 认知领域与不同类型知识(types of knowledge)的习得以及智慧技能(intellectual skill)学习有关。护理专业领域的知识维度包括事实性知识(factual knowledge)、概念性知识(conceptual knowledge)、程序性知识(procedural knowledge)和元认知知识(metacognitive knowledge)。前两类知识在某些文献中统称为陈述性知识。

事实性知识又称之为"事实",是学生通晓一门学科或解决其中问题必须知道的基本要素。护理专业学生通过解剖学、生理学、化学、药理学和护理学等基础课程的学习获取事实性知识,如人体各器官解剖名称术语,体温、脉搏、呼吸、血压等生理名称术语和正常范围等。事实性知识是散的、孤立的信息。

概念性知识是事实性知识的复杂形式,是相互关联的一组知识,是学科中的概念、原理和理论。如疼痛、呼吸困难、焦虑、体液不足、自理能力下降、高血压、低血压、休克、心绞痛、呼吸性或代谢性酸中毒(或代谢性碱中毒)等,概念性知识具有抽象性、组织完好的文字概括性。

程序性知识是关于怎样"行"的一套程序和步骤。如病人出入院流程、抢救流程、解决问题的流程等。程序性知识帮助学生识别在何时采取既定的标准步骤进行工作。如当护士判断某病人心跳呼吸停止为无脉性室性心动过速时,护士进一步为病人采取的抢救措施则按照无脉性室性心动过速的抢救流程继续抢救。明确在什么情况下要遵守无菌技术,什么情况下要用倾听技巧、开放性提问或闭合性提问的沟通技巧,均是护士需获取的程序性知识。程序性知识和概念性知识之间既有相关性又有差别,应用程序性知识可以获得概念性知识;概念性知识是应用程序性知识的前提条件。程序性知识回答"怎样'行'"的问题,概念性知识回答"为什么要这样'行'"的问题。

人的认知发展自然顺序是先认识外部世界,再认识自身,元认知知识就是对自身的认识,是一种最新提出的认知领域知识类别,又称反省认知、后识认知。元认知知识是个人对自己认知历程的认知,是对自身思维的认知,是个体对自己认知历程与结果的认识。具有元认知意识的个体能区分知识与对其知识进行监督、控制、调节的认知过程。具体地说,每个人经由认知思维从事求知活动时,个人自身既能明确理解他所学知识的性质与内容,且也能了解如何进一步支配知识,以解决问题。它包括元认知知识和元认知技能(metacognitive skills)。元认知知识是个人对自己所学知识的明确了解;个人不但了解自己所学知识的性质和内容,而且也知道知识中所蕴含的意义以及原理原则。求知活动能达到此一地步,就是理解,也就是求知之后得到了知识。元认知技能,是指在求知活动中个人对自己的行动适当监控的心路历程。针对不同任务、情境或环境所应采取的最有益的策略以及该策略所能达到的有效程度是元认知中的认知策略,包括在求知中的注意、编码、组织、提取中的认知策略和在问题解决与在思考中的认知策略。元认知帮助个体认识自己,策略性地进行思考,有计划地解决问题,感知不同的情境下不同策略采取的有效性,最终获得自我知识。自我知识是"知"自己的优势和弱势或"知"自己的水平。如"知"自己对某项技能操作存在着不全的知识并寻求方法和途径去纠正这一不足,就是"知"自我水平的一个例子。多数的研究显示让学生在遇到新情境和需要时,能意识到自己的思维活动并运用这种自我意识去调整自己的思维是非常重要的。

根据布鲁姆认知目标层次理论,认知领域中对知识的认知思维是一个从低到高的发展过程,即知识或记忆或识记(knowledge)、领会或理解(comprehension)、应用(application)、分析(analysis)、综合(synthesis)、评价(evaluation)6个层次,详细描述见表2-1。安德生(Anderson)等教育家在重新认识布鲁姆认知目标层次理论的基础上,将认知思维修改为记忆、领会、应用、分析、评价、创新6层次,称之为修改版的布鲁姆目标层次理论,详细描述见表2-2。通过表2-1和表2-2不同层次的对比,可以看到修改版的布鲁姆目标层次中创新层次是对知识的更综合的实际应用。

表2-1　布鲁姆认知领域的目标层次理论和举例说明

认知领域目标层次	说明	常用的行为动词	目标阐述举例
知识或记忆或识记	这是指对先前学习过的材料的记忆。它包括:具体的知识,即术语的知识和具体事实的知识;处理具体事物的方式方法的知识;学习领域中的普通原理和抽象概念的知识。这是最低水平的认知学习结果,其所要求的心理过程主要是记忆	写出、说出、阐述、描述、陈述、复述	护士能够描述(写出、说出、阐述)"疼痛"的定义
领会或理解	指理解所传授的知识和信息的能力,一般可借助转化、解释和推断三种形式来完成。转化:用自己觉得有意义的话语来组织表达所传授的内容和知识;解释:对所交流的信息进行解释和说明;推断:通过目前的知识去推测未来的状况。领会超越了单纯的记忆,代表最低水平的理解	解释、画出、指出、用自己的话描述、举例说明、区别	护士能够用自己的话解释"疼痛"的定义
应用	是指为加深对理论知识的理解以求举一反三而进行的练习性应用,能将习得的材料应用于新的具体情境,包括概念、规则、方法、规律和理论的应用。应用代表较高水平的理解	应用(采用)……原理、原则、概念、方法、流程等	护士能够比较不同病因的疼痛病人的临床表现特征
分析	把复杂的材料分解成各个组成部分,以便弄清各种观念的有关层次,或者弄清所表达的各种观念之间的关系。分析代表了比应用更高的智能水平,因为它既要理解材料的内容,又要理解其结构	识别、区别、辨别、分析、判断	根据真实病人的临床表现,护士能够识别病人"疼痛"的原因和表现特征
综合	把各种要素和组成部分组成一个整体。包括发表一篇内容独特的演说或文章,拟定一项操作计划或概括出一套抽象关系。它强调的是创造能力,需要产生新的模式或结构	制订、制作、修改、发展……计划或者方案、综述……	根据病人"疼痛"程度和病因,护士能够制订疼痛护理方案

续表

认知领域 目标层次	说明	常用的行为 动词	目标阐述 举例
评价	指对材料作价值判断的能力,包括按材料内在的标准(如组织)或外在的标准(如与目的的适用性)进行价值判断。这是最高水平的认知学习结果,因为它要求超越原先的学习内容,并需要基于明确标准的价值判断	评定、评判、比较	护士能够评价真实临床案例"疼痛"病人疼痛护理方案的有效性

表 2-2   布鲁姆认知领域的目标层次理论(修正版)和举例说明

认知领域 目标层次	说明	常用的行为 动词	目标阐述 举例
记忆	是指对先前学习过的材料的记忆。它包括:具体的知识,即术语的知识和具体事实的知识;处理具体事物的方式方法的知识;学习领域中的普通原理和抽象概念的知识。这是最低层次的认知学习结果,其所要求的心理过程主要是记忆	写出、说出、阐述、描述、陈述、复述	护士能够描述(写出、说出、阐述)"疼痛"的定义
领会	是指理解所传授的知识和信息的能力,一般可借助转化、解释和推断三种形式来完成。转化:用自己觉得有意义的话语来组织表达所传授的内容和知识;解释:对所交流的信息进行解释和说明;推断:通过目前的知识去推测未来的状况。领会超越了单纯的记忆,代表最低层次的理解	解释、画出、指出、用自己的话描述、举例说明、区别	护士能够用自己的话解释"疼痛"的定义
应用	是指为加深对理论知识的理解以求举一反三而进行的练习性应用,能将习得的材料应用于新的具体情境,包括概念、规则、方法、规律和理论的应用。应用代表较高层次的理解	应用(采用)……原理、原则、概念、方法、流程等	护士能够比较不同病因疼痛病人的临床表现特征
分析	是指把复杂的材料分解成各个组成部分,以便弄清各种观念的有关层次,或者弄清所表达的各种观念之间的关系。分析代表了比运用更高的智能层次,因为它既要理解材料的内容,又要理解其结构	识别、区别、辨别、分析、判断	护士能将病人的"疼痛"原因和表现特征综合到病人疼痛护理计划中

续表

认知领域 目标层次	说明	常用的行为 动词	目标阐述 举例
评价	是指对材料作价值判断的能力,包括按材料内在的标准或外在的标准进行价值判断。评价包括了核查和评鉴。核查是对照内在标准检查结论是否合乎逻辑或前提,假设是否有足够的证据支持;如果结合到计划和实施中,检查计划是否精准、有效,核查实施方案是否产生正向或负向结局。评鉴是对照外在标准对某种情景或产物进行正向或负向特性判断,与比较、采取不同决策有关,评鉴也包括建立的外在正向或负向标准判断自身或他人个体作业	核查、评鉴、评定、评判、评价、判断、比较、选择、权衡	护士能够评价真实临床案例疼痛护理方案的实施效果
创新	是指把各种要素和组成部分组成一个独特的或新的整体。通过前期较低认知思维产生最终产物,包括发表一篇内容独特的演说或文章,拟定一项操作与护理计划或概括出一套抽象关系,它要求超越原先的学习内容,产生新的模式或结构,包括展现问题、问题解决方案、方案实施3个阶段,是最高层次认知学习结果	制订、制作、修订、形成……计划或者方案,综述……	根据不同病人疼痛原因、程度、治疗效果,护士能够不断地修订、实施个体化疼痛护理方案

记忆层次是认知领域中最基本的学习,体现了对习得的信息能够再次阐述。学习从"'知'什么"(knowing what)到"'知'怎样'行'"(knowing how),起始于领会层次,其复杂性和娴熟性逐步向上提升为应用、分析、评价、创新层次。学习迁移(transfer of learning)体现在将以往习得的信息应用于已知的或新的情境中,是对知识应用层次的体现。将习得的知识应用到新情境、创造新意义并进行评判性的思考是需要对其概念及之间的关系进行理解与分析的,是对知识分析层次的体现。将散在的信息形成更大的知识概念涉及了对知识的综合,要求学生对信息进行评价、思考,质疑所有相关方面是否已经考虑到,是对知识评价层次的体现。所有这些认知过程将产出一个完整的画面,即后来所应用到的一个词语,即"创新",创新层次是认知学习的尖峰,使所有前期较低层次的学习收获成"有意义学习",尤其在实践中,在为病人提供直接、即时的照护中,所有相关习得的知识在此时都被提取并应用。

老师在学生学习的过程中发挥着促进学习的作用,临床带教老师更是如此。事实性知识、概念性知识、程序性知识和元认知知识,如果不能置于情境下加以应用,即为病人提供护理,那么这些知识都毫无意义。老师帮助学生建立起来的认知结构,其最终目的是让学生在实践需要时能对知识进行回忆并迁移。带教老师的技巧性提问能帮助学生聚焦于"'知'怎样'行'",从而使学生将知识从理论向实践迁移。

智慧技能(intellectual skill)主要指内隐的思维操作,具有概念性、内隐性和简缩性等特点,多在头脑中进行,是对外部活动内化为知觉、表象和概念水平的结果。智慧技能操作的对象往往是概念、规则或原理。由于概念、规则或原理被看成是广义的知识,智慧技能的形成体现了对知识的掌握,因此,智慧技能是对知识应用、分析、综合、评价、创新高层次认知过程的思维基础和表现方式。它的核心心理成分是思维,因此,培养学生良好的思维方法和思维品质是促进智慧技能形成的重要措施。护理老师要重视对学生思维的训练,培养学生思维的独立性与评判性、敏捷性与灵活性、流畅性与逻辑性等良好品质。在临床上,评判性思维、问题解决和临床决策是重要的智慧技能。

布鲁姆认知目标层次理论较好地解决了测量与评价目标由简单到复杂的层次分类,但它并非那么完美,如前3个层次的信度、效度较高,但后3个层次信度、效度均不明显。中国教育学者较多地将传统教学大纲中的"了解、熟悉、掌握"3个层次目标转化为"知识目标、理解目标、应用目标和分析综合目标"4个层次,也就是将布鲁姆认知目标层次理论中的后3个层次信度、效度不明显的分析、综合、评价整合为分析综合目标层次。

布鲁姆的认知目标分类层次理论进一步说明临床实习的重要性,护理学生只有在临床实践过程中才能将课堂所学的理论知识转化成为病人提供高质量护理所必需的护理能力。临床老师的角色是为学生提供促进知识迁移的学习机会和环境,老师在考查学生时,既要考查学生对基本知识及概念的掌握,又要考查学生分析问题、解决问题的能力,同时激发学生对某个问题的评价判断及创造性。对学生来说不仅需要掌握大量的专业知识,还需要有能力把每个散在的信息进行分析整合,更好地应用到每个病人的病情分析和问题解决中。

2. 动作技能领域(psychomotor domain)   有的文献称之为"心理运动技能领域"或"技能领域"。动作技能领域与获得动作技能(motor skill)的学习有关,聚焦于为执行任务时所需的精细动作运动和大肌肉运动能力,此种能力以肌肉活动时所显示的迅速、准确、平衡等表现为特征。它的学习包括了"知"和"行"的层面,从认知心理学观点而言,"知"的层面是程序性知识的语文部分;"行"的层面是非语文部分的操作部分。先由语文学习到"知",而后由动作学习到"行"。知识阶段的学习需要理解,操作阶段学习也需要理解,只是操作学习阶段的理解是伴随操作而发生的。操作必须进行实地练习,练习中的每一步骤与每一动作,都必须按程序进行;进行时,由老师示范,学生操练,直到熟练为止。举凡程序性操作活动,无论是打针、输液、更换引流袋、心肺复苏等,一旦熟练之后,就会达到自动化处理的地步。在动作技能的能力成长过程,布鲁姆本人并没有编写出此领域的目标层次。但辛普森(Simpson)在《动作技能领域教育目标分类》一书中,将动作技能教育目标分为知觉、定势、指导下的反应、机械动作、复杂的外显反应、适应、创新7个层次。详见表2-3。

表 2-3　辛普森动作技能领域目标层次与举例说明

动作技能领域目标层次	说明	常用行为动词	目标阐述举例
知觉	个体能运用感官获取所需动作技能的线索,对某种技能具有感知认识,通过感官辨认物品,是操作的基础	说出、阐述、描述、写出等,等同于认知领域知识水平	学生能够说出留置针静脉置管输液治疗操作的目的、血管选择、用物准备、操作步骤、操作相关并发症的防范和注意事项
定势	为操作行动作好预备,包括心理的、情感的、生理的预备	自身状态的准备(在实验室演示某操作)、物品的准备	学生能够做好留置针静脉置管输液治疗操作的物品及自身的准备(如能在示教室演示留置针静脉置管输液治疗操作步骤)
指导下的反应	在他人的指导下对操作相关动作进行模仿和试错	在老师指导下,演示(展示、做、执行)某操作治疗	学生在老师的指导下,床边做(执行)留置针静脉置管输液治疗操作
机械动作	能按程序步骤完成操作动作,不需要指导。操作变得熟练、习惯和独立	在没有老师的指导下,正确地演示(展示、做、执行)某操作治疗	学生能够独立正确地床边做(执行)留置针静脉置管输液治疗操作
复杂的外显反应	能够熟练完成全套操作动作,熟练性以迅速、连贯、精确和轻松为标志	独立地、熟练地、正确地(展示、做、执行)某操作治疗	学生能够独立熟练地床边做(执行)留置针静脉置管输液治疗操作
适应	动作技能达到高度发展,具有应变性,以适应具体环境、条件及要求等方面的变化	结合病人情况,个体化地执行某操作治疗	护士能快速地为急诊病人做(执行)留置针静脉置管输液治疗操作
创新	创造新的动作模式以满足具体环境、条件等的需要	结合病人情况,个体化地执行某操作治疗	护士能经颈外静脉做(执行)留置针静脉置管输液治疗操作

　　动作技能领域的目标层次为老师如何教授及评价学生动作技能的掌握状况提供了指导。对于动作技能领域的学习，老师采用的最主要教学方法为：第一，讲解示范操作步骤或学生观看操作视频，使学生对某一技能达到感知觉，形成动作映像；第二，让学生根据老师示范演示操作步骤；第三，让学生在示教室或临床上不断地反复练习，老师给予必要的指导和反馈，通过一定量反复地练习才能达到操作的快速、准确、连贯。在临床情境中，不仅要求能操作某项动作技能，更需要熟练运用，以应对复杂的临床环境。动作技能要达到娴熟水平需要长期的实践，技能的保持需要大量练习，但一旦达到娴熟阶段，就不易遗忘。因此，临床教学要尽可能地为学生提供实践动作技能的机会，也需要学生主动积极寻求机会实践动作技能。

　　3. 情感领域（affective domain）　在某些文献中称之为"情意"领域。情感领域的学习与专业素养品质的学习有关，包括专业情感、态度、价值观，体现护理职业要认同并遵循的专业态度、专业精神、伦理原则、价值观、专业行为。

　　情感领域目标分类是按"内化（internalization）"的原则进行的。"内化"是一种心理过程，是指"把某些东西结合进心理或身体中去，把另一个人的或社会的观念、实际做法、标准或价值观作为自己的观念、实际做法、标准或价值观"的过程。随着内化的发展，学生开始注意某种现象，对它作出反应，作出价值评价，并使它概念化成为一种价值，且将这种价值融入原有价值结构中，形成新的价值复合体，并开始指导他的生活方式。以克拉斯沃尔为首的教育心理学家们从学生心理"内化"概念角度达成共识，将情感领域的行为目标由低到高分为接受、反应、形成价值观念、组织价值观念系统、价值体系个性化5个层次，详见表2-4。

　　情感领域的学习是对一个人价值观、态度、行为的更新，与提高个体对生活的鉴赏能力有关。价值观、态度、行为的更新是一个需要时间成长的过程。如护士"慎独"精神的培养，通过课堂学习仅仅让学生说出"慎独"的定义和重要性是远远不够的，更重要的是要让学生到临床实践中去体验和内化这种价值观。老师在实践中遵循"慎独"精神对学生起着示范作用，如果学生能够从老师的临床实践中观察到、体验到这些价值以及在护理工作中的重要意义，那么他们就会去模仿、学习、内化这种价值观。在以"慎独"精神为护理专业团队重要行为价值的团队文化和工作氛围的进一步影响下，学生逐步将"慎独"内化成一种品格，成为坚守这种价值观的内外思想和行为一致的人。这是一个需要时间成长的"内化"的过程。因此，对学生情感领域方面的培养中除了提供相关价值观和伦理道德原则知识外，也需要在教学活动的设计中，让学生到实践中去体验、去反思、去分享经验，这样更能促进情感领域高层次目标的达到。观察学生在临床实践中所展现的情、意、行是对情感领域目标是否达到的评价方法之一。

表 2-4　情感领域目标层次和举例说明

情感领域目标层次	说明	行为动词	目标阐述举例
接受	情感领域的最低层次,行为表现为对某种情境和状况的意识	阐述、说出、概述、讨论……重要性(价值、意义等),等同于认知领域的知识水平	病人认同吸烟对身体健康的危害
反应	对情境作出主动反应,行为表现为依从、征询、调整这些提示主动参与到情境中的行为	主动参与……活动如课堂上课、小组活动和讨论	病人主动阅读或参与戒烟讲座或活动
形成价值观念	能反映价值观或信念的行为,行为表现为支持、反对、防备、接受一种价值观和信念	遵从、遵守展现(展示)某种态度和素养的某种行为	病人坚持履行戒烟计划
组织价值观念系统	将整合的、系统的信念或价值观结合到情境或经历中,行为表现为将价值观融入一致的个体价值系统中	形成一种固定的行为模式如:每天跑步 45min	病人保持在各种环境下不吸烟
价值体系个性化	完全内化一种价值观或信念,在做事方式上行为表现与价值观、信念相一致	成为个体的一部分(有别于他人的部分品格特性或某种个性特点)	病人形成了不吸烟的生活习惯并成为他的个人特征

4. 认知、动作技能和情感领域教学目标三者关系　布鲁姆目标教学理论虽作了 3 个教学领域的划分,但认知、情感、动作技能领域的学习既相互依赖又相互独立。布鲁姆派认为,几乎所有的认知目标都含有情感成分,这种成分只是蕴含在认知目标里并没有被具体说明,而每个情感目标很可能也伴随着一个知识目标。认知领域和情感领域基本上是从较低层次到较高层次一一对应的。认知过程是产生情感的前提和基础,情感总是伴随着认知过程的产生和发展,同时又反过来作用于认知过程。在实施目标教学过程中,情感目标无时无处不在,认知目标、动作技能目标都隐含着情感目标,但并不包括全部的情感目标,动作技能目标同样隐含着认知成分。

事实上,护士执行的大部分护理实践工作都会涉及 3 个领域中的知识技能,而且认知领域的记忆层次目标的获得是更高层次目标学习的基础,这一原则同样适用于动作技能领域、情感领域的学习。例如为病人执行静脉输液治疗这项临床工作任务,护士要了解静脉输液治疗的目的、药物名称、药物作用、药物不良反应、药物使用注意事项、有效病人教育技巧、评判性地选择合适的注射部位和时间等,这是认知领域的学习;准备药物、选择穿刺部分、穿刺部位的消毒准备、置入留置针以及注射后帮助病人取舒适体位,治疗后在护理记录单上记录注射的药物,在哪记录、以怎样的格式记录等,这是动作技能领域的学习;理解病人对静脉输液的感受、应用恰当的语言和非语言沟通技巧缓解病人的焦虑和紧张,在操作过程中关注病人的疼痛与不适,有意识地尊重病人的价值观和态度,这是情感领域的学习。三者的关系可用图 2-1 表示。

由此可见,认知、动作技能和情感领域学习的发生是相互依赖、紧密相连的,既有相同性又有差异性,在护理专业的初期学习中,它们之间的边界比较清晰,而在临床实践中往往需要被整体统合地应用。

5. 教学目标在护理临床教学中的统合应用   护理是一门实践性学科,学校习得的事实性知识、概念性知识和程序性知识只有应用到临床实践中,才能体现出知识的价值和对知识的真正掌握。因此,临床教学的目标层次不能只停留在记忆水平,而最终要在临床实践活动中展现对知识的理解、应用和分析。临床上大部分实践性护理活动是对认知、动作技能和情感领域知识技能的综合应用,因此,新近的教学目标分类趋向于将认知、动作技能和情感三方面的教学目标作统合性处理。编者根据布鲁姆目标教学理论应用于护理临床教学和护理专业发展教学实践多年的体会和遇到的困惑,结合大量的文献检索和探讨性实践,建议在护理临床教学中将布鲁姆目标教学理论与米勒(Miller)能力发展金字塔模型(图 2-2)进行统合应用,这样的统合对临床教学目标的制订和实践更具指导性和操作性,见表 2-5。

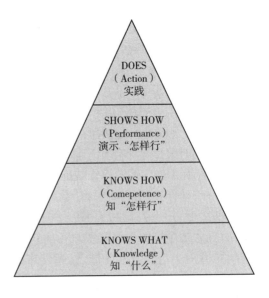

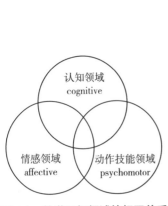

图 2-1   教学目标领域的相互关系   图 2-2   米勒(Miller)能力发展金字塔模型

表 2-5 教学目标与米勒(Miller)能力发展金字塔模型统合应用举例

能力层次	目标陈述	教学方法	教学评价
第一层次:"'知'什么"	说出、阐述、列出、描述、陈述、写出某某基本事实、概念、原理、原则、工作制度和流程等	授课法、材料自学法,观看视听材料等	口头提问法、简答题、填空题、选择题等理论知识书面性考核
第二层次:"'知'怎样'行'"	解释、举例说明、识别、讨论、比较或分析某某概念、理论、疾病、治疗、护理等相同性和差异性,是对"知"什么基本知识与实践进行关联的进一步认识与理解。	案例分析、床边带教,参与案例讨论,护理查房等	有床边提问、针对案例设计的问答题、论述题、选择题等书面笔试等
第三层次:"演示或展示'行'"	展示、演示等,体现初期的"行",是从"知"到"行"的转换	演示和回演示,角色扮演、情景模拟操作、床旁操作演示、床边带教、老师模范角色作用等	实验室操作考核、床边操作考核/观察,模拟情景考核、标准化病人考核、床边综合考核、临床工作观察等
第四层次:"实践'行'"	制订某某病人的个体化护理计划,如根治性胰十二指肠切除术(Whipple 手术)后第一天、急性冠脉综合征急性期等;独立护理病人 5 例,如急性脑梗死等;独立正确执行某某护理操作或活动 5 次,如静脉输液、入院病人护理、出院病人教育等;展现某某价值观、态度,如团队合作、慎独精神等	在老师的指导下或监护下独立进行各种病人护理活动	临床作业表现观察、同事和病人的反馈,临床工作作业考核

米勒(Miller)能力发展金字塔模型是对临床实践者专业能力从低到高的层次成长过程的概括。第一层次是"知'什么'"(KNOWS WHAT)的水平,是实践能力的基础,它对应于认知领域、动作技能领域、情感领域的低层次目标。第二层次是"知'怎样行'"(KNOWS HOW)水平,是对第一层次知识的进一步理解。第三层次是"演示或展示'怎样行'"(SHOWS HOW)的水平,知识不仅只是"知",更重要的是"行",从肢体语言和行动中展现出来,可发生在实验室模拟情景环境下,是"行"的尝试。第四层次是"实践"(DOES)的能力水平,即真实的临床实践,是具体临床实践的作业表现,是真实的"行",是从"知""情""意"综合到实践中的"行"。这一能力模型与教学目标层次理论的观点一致,能力成长是从低到高层次的发展过程,不同层次用不同的行为动词表述,行为动词提示了达到该目标要经过的教学活动以及如何评价目

标的达到。这对老师如何设计教学活动和学生如何学习都具有很好的指导作用。

二、教学目标的组成

一个完整的教学目标一般由五部分组成,即目标的主体、行为陈述、行为内容、行为标准、行为条件。

1. 目标主体　指教学对象或群体,根据确定的群体,用"学员""学生""护士""病人"等进行描述。

2. 行为陈述　是目标的核心,是具体、特定的绩效行为或行动表述,如教学目标"根据医院的操作流程,在老师的指导下正确执行静脉输液治疗",这一目标中的行为陈述是"执行"。

3. 行为内容　行为陈述针对的方向或宾语,如目标"根据医院的操作流程,在老师的指导下正确执行静脉输液治疗"中"静脉输液治疗"即是行为内容。

4. 行为标准　描述行为可接受标准,如目标"根据医院的操作流程,在老师的指导下正确执行静脉输液治疗"中"根据医院的操作流程"和"正确",如果没有特别写出,一般指通常情况下的共识。

5. 行为条件　行为呈现时,需要的环境因素、设备或帮助,如目标"根据医院的操作流程,在老师的指导下正确执行静脉输液治疗"中"在老师的指导下"是行为条件,如果没有特别注明,一般指通常情况下的共识。

由于教学目标的主体往往对教学双方都比较明确,在书写教学目标时,经常被省略。关于教学目标组成更多的例子见表 2-6。

表 2-6　教学目标的不同组成部分举例

行为陈述	行为内容	行为条件	行为标准
制订	护理计划	没有带教老师的协助下	根据提供的临床案例
执行	气管切开病人的气管内吸痰	独立地在病人床边	根据医院护理操作规程或操作考核清单
完成	ICU 转入病人的评估记录	病人到达病房 10min 内	根据病人转入评估单的项目
实施	一堂理论授课	在规定的时间里	遵照护理教育部授课要求
展示	自我注射胰岛素	在责任护士指导下	根据胰岛素注射流程

在书写教学目标时,行为陈述是教学目标的核心,选择行为陈述时要遵循以下 2 个原则。原则一:用简单明了、可观察、可测量的行为动词,尽量避免

使用如"了解""理解""掌握""熟悉"等不可观察、不可测量的非行为动词。行为动词和非行为动词的特征和常用动词见表2-7。如教学目标"阐述低血糖的定义和临床表现；识别本护理单元低血糖的高危因素和低血糖病人；根据低血糖处理规范正确处置低血糖病人；根据医院的操作流程，在老师的指导下正确执行静脉输液治疗；根据有效的护患沟通原则与病人做有效的沟通"等。以上这些教学目标中的动词"阐述""识别""处置""执行""做"都是可测量、可观察的行为动词。原则二：教学目标的制订要尽可能地接近临床实际工作状态。对临床一线的护士，如果将目标设置在"能描述低血糖临床表现"层次水平是不够的，临床护士不能仅停留在知识的描述阶段，而必须能够在临床中识别或判断发生低血糖的病人，因此更恰当的行为目标描述应当为"能识别低血糖病人"，这一目标的阐述比第一个目标层次更高，且可测量、可观察，更接近临床实际工作。

表 2-7　教学目标常用行为动词与非行为动词的特征和举例

动词分类	教学目标特征	动词举例
行为动词	1. 目标陈述描述了他人可观察、可测量的绩效或作业，即目标达到时，学员具体能"做"什么 2. 目标陈述提示为达到教学目标所要采用的教学方法以及评价目标达到的评价方法	写出、说出、阐述、描述、陈述、复述、解释、画出、指出、用自己的话描述、举例说明、识别、区别、辨别、分析、判断、制定、评定、评判、比较、讨论、演示、展现、执行、做、认同、参与、遵从、遵守
非行为动词	1. 目标陈述描述了头脑中发生的事，他人不能观察到的，含义广，模糊且不明确，可以有各种解释 2. 目标陈述不能提示为达到教学目标所要采用的教学方法以及评价目标达到的评价方法	知道、记住、认识、思考、感觉、意识、增强认识、学习、了解、理解、喜欢、感激、增强兴趣、掌握

　　学习是一个从简单到复杂、从低层次到高层次、循环提升的过程。不同的行为动词体现不同目标层次，为教学方法选择和评价提供了方向。如目标动词为说出、阐述、列出、描述、陈述、写出、画出等，这些目标动词反映了认知领域知识的记忆层次目标，教学经历可以采用自学和授课，课前提问、书面测试等考核知识记忆的评价方法来评价目标的达到。如果目标动词为应用、解释、举例说明、识别、分析、讨论，或比较某某概念、理论、疾病治疗与护理等与某某概念、理论、疾病治疗与护理的相同点和不同点等，这些目标动词反映了知识的理解和应用层次，学生在通过自学、参与老师的授课达到记忆层次基础上，

需要进一步结合临床案例分析、讨论、护理查房、床边指导等将理论与实践结合的参与式的教学方法来达到。评价的方法可以采用床边案例提问、床边查房、案例分析讨论和书面试卷(但这种书面试卷的题目设计必须能评价应用及以上层次的提问)。如果目标定位于"在操作室演示某种护理操作或护理活动"或"在床边演示或老师指导下执行某某护理操作或护理活动",这些目标反映了学员将知识展现在具体操作活动中,需要在对相关知识记忆和理解的基础上,进一步采用演示和回演示,如角色扮演、情景模拟操作、床边操作演示、床边带教等教学方法来达到目标,评价的方法则为操作室操作考核、床边操作考核或观察、床边综合考核。当教学目标定位于"为制订某种疾病病人的护理计划或独立分管某种疾病的病人"时,这样的目标反映了知识的应用、分析、综合层次,教学方法需要在达到以上阐述的目标的基础上,进一步为学员提供独立进行临床实践的机会,例如在监护下独立管理病人等教学活动,而评价目标是否达到在于临床的观察和临床实际工作作业表现。因此,在书写教学目标时,目标动词的选择决定了目标层次、教学方法和教学评价方法的选择。

三、教学终目标与助目标

教学终目标与助目标阐述了教学过程中的两个不同层次目标点。教学终目标(terminal objective)又称之为总目标,陈述了一项教学活动的最终结果,反映了一个独立的行为,这一独立的行为通常应用在日常的工作中,特指一项工作任务或一项技能。教学助目标又称之为子目标或使能目标,是为达到终目标需达到的低层次水平的知识或技能。如前面提到的:学生能制订某某疾病病人的护理计划;在老师的监护下,学生能独立分管某某疾病的病人;根据医院的操作流程,学生能独立正确完成静脉输液治疗等。这些都是一项临床实践性工作任务或一项护理实践活动,一名学生能够独立完成这样的实践性工作任务即达到教学的终目标前,需要具备完成这一工作任务的前备知识和技能,如某某疾病的病因、发病机制、临床表现、诊断性检查、治疗原则、护理问题和护理要点,与静脉治疗相关并发症防治知识、操作流程知识并能独立地演示静脉穿刺的操作技能。这些前备知识和技能如果以目标的形式列出来,即助目标:①能阐述某某疾病病因、发病机制、临床表现;②能解释某某疾病诊断性检查目的、方法和结果;③能解释某某疾病的治疗原则;④根据某某疾病病人的临床资料,能制订病人的个体化护理计划;⑤能按照医院的操作规程,正确演示静脉输液治疗操作;⑥能向病人解释静脉治疗过程中的配合和注意事项;⑦能概述静脉治疗相关并发症的名称和防治措施。更多的小项目和大项目的终目标和助目标示例可见表2-8和表2-9。

表 2-8　小项目终目标与助目标书写举例

终目标	子/助目标
通过本模块学习并结合临床操作实践,能独立正确执行胰岛素笔注射治疗	认同规范的胰岛素笔注射和病人教育的重要性
	正确解释胰岛素注射部位和深度选择的原则
	正确概括胰岛素笔注射技术要点和注意事项
	按照胰岛素笔注射流程,正确演示胰岛素笔注射
用格拉斯哥昏迷评分(Glasgow coma score,GCS)正确评估病人的意识状态	识别评价格拉斯哥昏迷评分的 3 种反应
	100% 准确地评价病人意识状态
制订一份颅内高压病人的护理计划	定义颅内高压
	描述颅内高压的 3 种机体代偿方法
	说出颅内压对意识、瞳孔散大、生命体征的影响
	解释用于预防颅内压增高的 4 种护理措施的理由

表 2-9　大项目(皮肤管理能力项目)终目标与助目标的书写举例

终目标	助目标
1. 正确运用布雷登压疮危险因素预测量表(Braden scale for predicting pressure sore risk)为临床病人进行压力性损伤危险因素的评估	对所管病人布雷登压疮危险因素预测量表各项打分正确
	对布雷登压疮危险因素预测量表<18 分的压力性损伤风险病人能及时地填表上报
2. 对存在高危压力性损伤风险病人采取正确的预防措施并进行健康教育	正确指导或协助病人进行平卧位、侧卧位的翻身,体位摆放正确,减压工具使用正确
	根据病人情况对病人及家属进行正确的健康教育
	采取措施预防器械相关性压力性损伤的发生
3. 能识别不同分期的压力性损伤	正确鉴别压力性损伤的分期
	正确进行压力性损伤的记录
	正确填写压力性损伤意外事件报表
4. 在伤口造口小组成员的指导下对不同分期的压力性损伤病人采取治疗护理措施	熟练处理 1 期、2 期压力性损伤
	在伤口造口专科护士的指导下,对 1 期、2 期以上的压力性损伤伤口采取有效的护理措施
	熟练操作伤口透明贴换药、水胶体敷料换药、干纱布换药、湿到干换药法
5. 对存在皮肤管理问题的病人,能进行正确的、个体化的健康教育	向病人及家属解释引起压力性损伤的原因
	对压力性损伤高危病人进行健康教育
	对大小便失禁的病人进行正确的皮肤管理健康教育

制订教学目标时,先写终目标,终目标一般定位于高层次的目标,可用行为动词如识别、应用、执行、制定、展现、独立做或执行或完成某某工作任务或操作等来表述;然后再写为达到终目标而制订的助目标,可用行为动词如阐述、解释、列出、说出、举例说明、在老师的指导下演示某种操作等来表述。

在进行培训项目设计时,终目标和助目标是相对而言的,如表2-8的案例中终目标:①用格拉斯哥昏迷评分正确评估病人的意识状态;②制订一份颅内高压病人的护理计划。如果把这2个终目标放在新护士的"脑外伤病人护理能力"培训项目中,它们则是终目标"新护士能为脑外伤病人提供个体化整体护理"中的2个助目标。同理在表2-9举例中终目标是:①正确运用布雷登压疮危险因素预测量表为临床病人进行压力性损伤危险因素的评估;②对存在高危压力性损伤风险的病人采取正确的预防措施并进行健康教育;③能识别不同分期的压力性损伤;④在伤口造口小组成员的指导下对不同分期的压力性损伤病人采取治疗护理措施;⑤对存在皮肤管理问题的病人,能进行正确的、个体化的健康教育。把这5个终目标放在新护士的"皮肤管理能力"这一大的培训项目中,则是对这一大培训项目总目标"新护士能正确、有效、个体化地护理病人的皮肤问题"中的5个助目标。

四、临床教学目标书写

书写教学目标时,通常将条件放在目标的首位,其次是行为,标准放在最后,一般用不同从句组成的一个句子来陈述,如果句子太长,标准可用另一个单句来描述。为使教学目标尽可能精确,书写目标尽量趋向用单句或单个行为动词来描述。因课堂教学和临床教学状况、各院校和医院书写要求不同,教学目标书写格式可以有所不同,但重要的是能够清楚地描述教学要达到的预期教学结果,并清楚地传递给学生。浙江大学医学院附属邵逸夫医院于1996年率先将临床实习周目标应用于临床带教工作,但因临床教学条件和对临床实习目标内涵认识的不同,临床实习目标的书写格式经历了初期、中期、后期的演变过程。

1. 初期书写格式 浙江大学医学院附属邵逸夫医院于1996年第一次将临床实习目标清单概念引进临床带教中(表2-10)。这一目标清单是基于国外临床护理教育体系,即由学校老师全程负责学生理论授课和临床实践,因此学生的临床实习是在同一护理院校理论课程授课老师指导下完成的。目标清单罗列了学生完成某一专业课程后应当具有的临床实践能力,又称之为技能清单(skill checklist),无论老师和学生都非常清楚专业课程理论和临床实践完成后应当要达到的能力要求。同时,目标清单也记录了学生针对某一技能条目从"知"到"行"其技能发展过程。但这样的教学目标清单在当时国内的临床带教状况下相对很难实施。为此,根据当时医院在全程内、外科实习阶段配备一名全脱产临床护士担任带教老师,在一对 4~5 名大专学生的带教模式下,制订了第一份适合当时临床带教模式下的以"周"为单位的"实习目标",简称为"周目标",在此列举根据当时医院临床床位开放情况所制订的 4 周基础护理实习周目标、4 周内科病房实习周目标、4 周外科病房实习周目标、2 周急诊室实习周目标和 4 周手术室实习周目标(见表 2-11~ 表 2-15)。这份实习周目标从认知领域、动作技能领域、情感领域和技能观察(skill observation)4 个方面列出目标条目。每个目标条目包括了目标完成的主体,即学生;目标完成的时间,即到 ×× 周末;目标行为陈述及行为内容。这份实习周目标清楚地传递了实习期内临床老师的带教目标和学生的学习目标,是需要老师和学生共同努力来达到的,是老师和学生之间的教学契约。书写的格式充分体现了教学目标的指导性、可测量性、可及性,体现个体学生循序渐进的成长过程。对第一周目标条目,老师对其目标的完成情况在第一周内进行评价签名。第二周目标要在第一周目标完成的基础上进一步提升,有的学生第一周没有完成目标,要在第二周继续直至完成,以此类推。

表 2-10　急诊室轮转实习技能清单(skill checklist)

注解：1 = instruction received 已上课

　　　2 = observation 已观察

　　　3 = performance 已操作

　　　4 = nurse educators/managers initial if approved for performance 独立操作通过后教育护士或护士长签名同意执行该操作

实习目标条目	1	2	3	4	备注
心血管系统					
确定 / 定位 / 评估					
颈动脉搏动					
桡动脉搏动					
股动脉搏动					
腘动脉搏动					
评估毛细血管充盈度					
评估四肢末梢颜色 / 温度 / 出汗					
做艾伦试验					
做 12 导联心电图					
心律失常解读					
除颤 / 电复律					

续表

实习目标条目	1	2	3	4	备注
心电监护仪的使用					
心肺复苏（CPR）					
体外心脏起搏					
心脏停搏复苏					
辅助做桡动脉置管测压					
急性冠脉综合征病人的护理					
慢性心力衰竭的护理					
心源性休克和低血容量性休克的护理					
下列药物的使用与管理					
阿托品					
地高辛					
普萘洛尔					
异丙肾上腺素					
利多卡因					
硝酸甘油					
肾上腺素					
呼吸系统					
听肺部呼吸音					
前胸壁					
后胸壁					
识别呼吸音的性质					
清晰					
降低					
啰音					
消失					
评估呼吸深度、频率、节律、对称度					
识别呼吸困难的症状与体征					
频率加快					
频率减慢					
不对称					
呼吸辅助肌肉应用					

续表

实习目标条目	1	2	3	4	备注
评估肺水肿的发生					
评估皮下气肿的发生					
气囊辅助呼吸技术					
胸腔引流管护理					
指测血氧饱和度					
协助胸腔穿刺					
不同类型的给氧方式：鼻导管、面罩					
协助气管插管／拔管					
血气分析采集					
血气分析结果解读					
慢性阻塞性肺疾病（COPD）病人护理					
急性呼吸窘迫综合征（ARDS）病人护理					
哮喘病人护理					
胸腔塌陷病人护理					
氨茶碱的使用和管理					
神经系统					
GCS 评分					
识别病人意识的变化					
评估下列反射					
眨眼反射					
角膜反射					
咳嗽反射					
吞咽反射					
膝跳反射					
握持反射					
评估肢体肌力：上肢、下肢					
评估肢体活动：上肢、下肢					
评估运动协调性					
描述去皮层僵直姿势					
识别意识丧失并有堵塞气道风险病人					
评估瞳孔大小、反应					

续表

实习目标条目	1	2	3	4	备注
描述吗啡类药物和其他镇静药物对中枢神经的影响					
抽搐预防					
抽搐病人的护理					
药物中毒病人护理					
脊髓损伤病人的护理					
神经性外伤病人的护理					
下列药物的使用和管理					
地塞米松					
苯妥英钠					
地西泮					
甘露醇					
苯巴比妥					
麻醉药物					
血管系统					
不同体位状态生命体征测量					
协助静脉切开					
开通静脉					
肝素帽更换					
正常血清相关实验室检查指标范围					
留取静脉血标本					
输血和血制品输入					
输液泵					
胃肠道系统					
鼻胃管（NG）置管					
消化道出血护理					
腹腔灌洗					
肝炎护理					
泌尿系统					
导尿管置入					
妇科					
阴道出血					

续表

实习目标条目	1	2	3	4	备注
阴道后穹隆穿刺					
骨骼系统					
夹板固定护理					
颈椎固定护理					
创伤病人护理					
其他					
药物试验					
鼻腔填塞					
血培养					
皮试结果解读					
敷料包扎					
耳道灌洗					
协助伤口缝合与拆线					
精神心理评估					
病人约束					
预检分诊					
隔离技术					
院内感染标准预防措施					
灾难					
儿科					
心电监护					
婴儿和儿童 CPR					
吸痰					
氧气使用					
哮喘病人护理					
慢性心力衰竭病人护理					
会厌炎病人护理					
额外技能					
额外需要和建议					

表 2-11　4 周基础护理实习目标与评价记录单

到本周末,学生将能:

(若学生达到某条目标,请在学生姓名下对应目标条目栏内打"√")

实习目标条目	学生姓名			
	×××	×××	×××	……
认知领域				
描述所在病房早班(7:00—15:30)的工作内容				
解释晨间护理的目的				
说出病人评估资料收集的方法				
说出 T、P、R、BP 的正常值				
动作技能领域(在带教老师的监护下)				
正确地测量 T、P、R、BP				
与病人交流每天至少 1h				
做晨间护理至少 5 次				
做口腔护理至少 3 次				
完成入院评估至少 1 次				
做持续评估至少 10 次				
取放灭火器				
取放抢救车				
铺备用床至少 2 次				
卧床病人铺床至少 6 次				
在恰当的护理记录单上记录				
情感领域				
表示受到鼓励,愿去做至少 10 个护理操作				
表示能更放松地与病房里的其他护士和医生相处				
技能观察				
护士口头交接				
给口服药至少 6 次				
入院评估至少 3 次				
到第二周末,除了第一周的学习外,学生将能够				
认知领域				
说出评估的定义				
用中英文说出护理程序的 5 个步骤				
解释所在病房至少 1 个疾病的生理病理变化				

续表

实习目标条目	学生姓名			
	×××	×××	×××	……
解释什么是整体护理				
说出抢救车每个抽屉内物品的名称				
动作技能领域（在带教老师的监护下）				
写 1 份较短的护理计划				
收新病人至少 1 位				
给口服药至少 2 位病人				
鼻导管给氧至少 2 位病人				
面罩给氧至少 2 位病人				
听呼吸音至少 5 位病人				
听心音至少 5 位病人				
发放病人饮食至少 5 次				
展示正确的身体用力原则				
正确地移动卧床病人				
为病人做被动运动（ROM）				
接触病人前后洗手				
为病人放置正确的体位（坐位、半坐位、仰卧位、俯卧位、侧卧位）				
情感领域				
较少协助下完成周目标				
较轻松地与病人交流				
技能观察				
病人出院				
胸部叩击				
皮下、肌内、静脉注射				
转送病人				
到第三周末，除了以上学习外，学生将能够				
认知领域				
解释整体护理				
陈述所在病房至少 2 种疾病的生理病理				
说出至少 10 种药物的名称、作用、不良反应				

续表

实习目标条目	学生姓名			
	×　×　×	×　×　×	×　×　×	……
动作技能领域(在带教老师的监护下)				
配制静脉输液药物至少 10 次				
执行胸部叩击至少 5 次				
书写完整的 1 份护理计划				
完成病人出院				
情感领域				
有礼貌地回复电话				
上班时衣着整洁清洁				
学习积极,主动工作				
技能观察				
静脉穿刺				
气管切开护理				
血气分析标本采集				
静脉血标本采集				
血氧饱和度监测仪使用				
疼痛评估				
到第四周末,除了以上学习外,学生将能够				
认知领域				
说出血常规化验(CBC)的正常值包括红细胞(RBC)、白细胞(WBC)、血红蛋白(Hb)、血小板(PLT)、凝血酶原时间(PT)、出血时间(BT)、凝血时间(CT)				
说出肾功能检查项目的正常值				
陈述所在病房至少 2 种疾病的生理病理				
动作技能领域(在带教老师的监护下)				
正确地抽血				
正确评估疼痛				
应用 GCS 评分法评估病人				
静脉置管至少 1 次				
对所管的病人进行口头交接报告				
情感领域				
遵循操作规程进行护理操作				
热情学习护理新技术				
利用有效的资源进行临床实践				

表 2-12　4 周内科实习目标与评价记录单

到本周末,学生将能:				
学生姓名: 学生 1 = ×××　如果该生达到某条目标,请在下列对应"1"目标条目栏上打√ 学生 2 = ×××　如果该生达到某条目标,请在下列对应"2"目标条目栏上打√ 学生 3 = ×××　如果该生达到某条目标,请在下列对应"3"目标条目栏上打√ ……				
实习目标条目	1	2	3	……
内科实习———呼吸消化内科病房 1 周目标				
认知领域				
陈述纤维支气管镜检查目的、适应证和禁忌证				
陈述经内镜逆行胰胆管造影术(ERCP)的目的、适应证和禁忌证				
陈述内镜下十二指肠乳头括约肌切开术(EST)的目的、适应证和禁忌证				
解释上消化道出血的病理生理				
陈述胃肠减压的目的和适应证				
概述胃肠减压病人的护理				
概述呕血病人的急救处理				
动作技能领域(在带教老师的监护下)				
执行胰岛素注射至少 3 位病人				
用血糖仪检查血糖至少 2 位病人				
实施糖尿病病人家属教育				
护理纤维支气管镜检查前和检查后的病人				
护理 ERCP 检查前和检查后的病人				
护理 EST 检查前和检查后的病人				
正确留置鼻胃管				
执行胃肠道出血病人的系统评估				
情感领域				
尽力完成操作表中所列的项目				
利用各种机会学习				

续表

实习目标条目	1	2	3	……
内科实习二——心血管内科病房1周目标				
认知领域				
陈述心力衰竭的生理病理变化				
描述心导管检查术前、术后护理要点				
描述心脏起搏器安装术前、术后护理				
陈述急性心肌梗死的生理病理变化				
融整体护理概念于病人护理中				
动作技能领域（在带教老师的监护下）				
护理心导管检查术前、术后的病人				
执行急性冠脉综合征病人家属的健康教育				
执行心衰病人家属的健康教育				
执行心衰病人的系统评估				
护理安装心脏起搏器的病人				
执行安装心脏起搏器病人家属的健康教育				
及时修正护理计划				
情感领域				
努力观察和讨论复杂的操作				
尝试观察病人的心电图				
内科实习三——肿瘤内科病房（1）1周目标				
认知领域				
比较肿瘤病人与其他内科病人需要的不同点				
讨论肿瘤病房护士的角色作用				
解释癌症7大危险信号				
解释白血病的症状与体征				
阐述化疗药物溢出的预防与处理				
动作技能领域（在带教老师的监护下）				
每日评估病人并记录病情变化				
书写肿瘤病人护理计划				

续表

实习目标条目	1	2	3	……
展现关爱行为以提供精神护理				
确定病人的心理需要并协助病人				
治疗性地与病人和家属交流				
参与化疗 / 放疗的病人及家属的健康教育				
情感领域				
在与病人及家属交谈中展现对他们的关爱				
技能观察				
病人自控镇痛（PCA）泵的临床使用				
化疗执行过程				
内科实习四——肿瘤内科病房(2)1周目标				
认知领域				
解释化疗药物的主要不良反应				
解释放射治疗的主要不良反应				
描述如何预防放化疗病人的感染				
评价化疗过程中止吐药物的治疗效果				
阐述乳腺癌高危因素				
动作技能领域(在带教老师的监护下)				
示范乳房自检				
指导病人或家属进行乳房自检				
如有可能使用输液泵				
每日评估化疗病人的口腔情况				
协助护士为病人进行化疗				
协助护士尸体护理				
情感领域				
主动解决问题				
技能观察				
本护理单元专科护理新技术				

表 2-13　4 周外科病房实习目标与评价记录单

到本周末,学生将能:

学生姓名
学生 1＝×××　　如果该生达到某条目标,请在下列对应"1"目标条目栏上打√
学生 2＝×××　　如果该生达到某条目标,请在下列对应"2"目标条目栏上打√
学生 3＝×××　　如果该生达到某条目标,请在下列对应"3"目标条目栏上打√
⋯⋯

实习目标条目	1	2	3	⋯⋯
外科病房一——普外科病房 1 周目标				
认知领域				
解释急性胰腺炎的病理生理				
列出急腹症的症状和体征				
陈述灌肠的程序和注意事项				
概述胰腺切除术和胆囊切除术护理的不同				
概述甲状腺切除术和胃切除术护理的不同				
动作技能领域(在带教老师的监护下)				
执行灌肠至少 1 位病人				
护理危重病人至少 2 位病人				
及时修正所经管病人的护理计划				
情感领域				
自信地护理危重病人				
合理安排工作时间				
按时完成病人的所有护理				
外科病房二——头颈肿瘤外科病房 1 周目标				
认知领域				
陈述碘治疗后甲状腺功能亢进症病人的手术指征				
陈述甲状腺切除手术病人术后相关并发症名称与评估要点				
解释甲状腺切除术后床边备气管切开包的原因				
陈述早期诊断乳腺癌的方法				
列出导致输液不畅的可能原因				
解释解决输液不畅的方法				

实习目标条目	1	2	3	……
陈述导致输血反应的原因				
解释如何预防输血反应				
动作技能领域(在带教老师的监护下)				
测定病人基础代谢率				
甲状腺切除术病人床边抢救物品准备				
碘治疗病人健康教育				
指导乳房切除术病人术侧肢体运动				
至少护理 1 位乳腺切除手术病人				
至少护理 1 位甲状腺切除手术病人				
情感领域				
主动关注病人的需要				
主动参与病人的各项护理中				
外科病房三——骨科病房 1 周目标				
认知领域				
解释胫骨、股骨、髋骨骨折的不同临床表现				
阐述牵引的种类和适应证				
概述颈椎骨折的护理要点				
比较截瘫和偏瘫的病因及表现特征				
动作技能领域(在带教老师的监护下)				
骨科术前护理至少 4 位病人				
骨科术后护理至少 2 位病人				
为病人提供被动功能锻炼				
为病人提供恰当的 ROM(关节活动)				
执行病人转运技术				
执行病人抬举技术				
护理牵引病人至少 2 例				
护理石膏病人至少 2 例				
情感领域				
有疑问时主动查询相关手册				

续表

实习目标条目	1	2	3	......
需要时,能向护士 / 教育护士咨询				
完成分管病人的护理计划				
技能观察				
伤口护理				
压力性损伤护理				
外科病房四—脑外科病房 1 周目标				
认知领域				
画出脑脊膜的解剖图				
解释如何做 GCS 评分				
阐述脑外科病人术后护理原则				
描述昏迷病人的护理				
描述颅底骨折病人的症状和体征				
解释脑脊液漏病人的护理				
陈述硬膜外血肿的病生理变化				
动作技能领域(在带教老师的监护下)				
协助气管切开病人的护理				
执行 GCS 评分至少 4 次				
护理颅骨骨折病人至少 1 例				
护理硬膜外血肿病人至少 1 例				
观察并操作口咽吸痰法				
观察并操作鼻咽吸痰法				
护理术前病人 2 例				
护理术后病人 2 例				
情感领域				
主动积极参与病人的各种基础护理				
采用非语言沟通途径为病人、家属提供心理支持				

表 2-14 2 周急诊室实习目标及评价记录单

到本周末,学生将能:				
学生姓名: 学生 1 = ×××　如果该生达到某条目标,请在下列对应"1"目标条目栏上打√ 学生 2 = ×××　如果该生达到某条目标,请在下列对应"2"目标条目栏上打√ 学生 3 = ×××　如果该生达到某条目标,请在下列对应"3"目标条目栏上打√ ……				
实习目标条目	**1**	**2**	**3**	**……**
认知领域				
解释医院急诊早班护士工作内容				
解释急诊室各种标本采集的流程				
解释各种输液反应及处理				
讨论转科交接的程序				
动作技能领域(在带教老师的监护下)				
取放急诊室各种抢救设施				
执行皮试及判读结果至少 10 次				
消毒使用后的设备				
完成起始评估至少 5 次				
作为评估的一部分完成体检至少 5 次				
预检分诊病人至少 10 次				
陪同病人转科				
100% 准确向接班护士交班				
准确地为病人静脉输液至少 10 次				
观察心电(EKG)监护仪使用				
协助缝合病人伤口				
协助恰当地处理骨折病人				
情感领域				
主动进行以技能目标清单为导向的学习				
热情接待新病人、主动协助老师完成各项工作				
在护理程序中融入整体护理的概念				
除了以上学习外,到第二周末,学生将能够				
认知领域				
讨论成人与小儿心肺复苏的不同点				
陈述 10 种急诊室常用的药物名称、剂量和应用				

续表

实习目标条目	1	2	3	……
动作技能领域（在带教老师监护下）				
协助 CPR 至少 2 次				
协助为需要洗胃的病人洗胃				
执行急诊技能清单上的其他操作				
情感领域				
有自信地执行基础护理操作				
对新获得的技能表示感激				

表 2-15　4 周手术室实习目标及评价记录单

到本周末，学生将能：

学生姓名：

学生 1 = ×××　　如果该生达到某条目标，请在下列对应"1"目标条目栏上打√

学生 2 = ×××　　如果该生达到某条目标，请在下列对应"2"目标条目栏上打√

学生 3 = ×××　　如果该生达到某条目标，请在下列对应"3"目标条目栏上打√

……

实习目标条目	1	2	3	……
认知领域				
阐述手术室和其他护理单元工作的不同				
定位各种设备与物品				
阐述一名手术室护士的角色作用				
阐述在手术室无菌技术的重要性				
说出手术室基础设备的名称和用途				
陈述手术室护理程序的应用				
动作技能领域（在带教老师的监护下）				
演示基础设备的使用				
正确记录手术室护理记录单				
在带教老师的帮助下，正确地操作器械递送				
情感领域				
主动进行以技能目标清单为导向的学习				
自然地与手术室工作人员交流				
遵守手术室的规章制度				

续表

实习目标条目	1	2	3	……
到第二周末,学生将能够				
认知领域				
说出消毒器械和物品的有效日期				
说出导尿和皮肤准备的物品				
说出手术体位的目的				
定位常见手术的解剖结构				
动作技能领域(在带教老师监护下)				
演示铺无菌台和器械台				
搬运和移动病人到恰当的位置				
核查器械失效日期				
准备导尿和皮肤准备的物品				
正确放置手术病人于仰卧位				
与手术室护士共同履行某些手术案例的洗手护士工作				
转运 / 搬移病人到手术台				
清洗和保管手术器械				
情感领域				
主动练习各种允许操作的技术				
热切学习新技术				
利用各种资源练习				
到第 3 周末,学生将能够				
认知领域				
识别不同种类的缝线、敷料和引流管				
列出在手术室使用的药物				
讨论不同设备和器械消毒流程				
根据手术部位分类手术案例				
动作技能领域(在带教老师监护下)				
根据手术案例的需要准备缝线、敷料和引流管				
当需要时能快速拿到常用的药物				
清理房间				
消毒器械,正确浸泡				

续表

实习目标条目	1	2	3	……
作为洗手护士上台小手术案例至少 5 次				
在护士的帮助下履行巡回护士工作				
情感领域				
经常提问,热切学习更多的手术案例				
当有可能的话,参与设备的操作 / 管理				
到第 4 周末,学生将能够				
认知领域				
陈述洗手护士 / 巡回护士的角色作用				
陈述手术标本操作的重要性				
100% 准确通过书面考试				
描述手术室紧急情况下的应急预案				
100% 准确地通过操作考试				
动作技能领域(在带教老师监护下)				
在老师很少的指导下,作为洗手护士上一台简单的手术				
100% 准确进行手术室的巡回工作				
100% 准确将标本送至病理实验室				
与带教老师共同参与急诊案例手术				
情感领域				
有效地在手术室开展工作				
在手术室有自信地进行工作				
愿意参与更多手术案例				
热切参与急诊案例以训练应急能力				
恰当地提问				

　　2. 中期书写格式　随着医院临床教学模式的改变,带教老师无法完全脱产带教,必须承担一定数量病人的护理工作,同时兼顾带教学生,这种模式是大部分医院实施的比较经济的临床教学模式。同时,学生人数的不断增加和学历层次的改变以及医院发展后收治专科疾病病房的增加,初次制订的实施目标模式不再能够适应新的临床实习要求,为更高效地传递教学目标的信息,在正确认识临床教学目标基础上,对周目标的书写格式全院不作统一规定,可根据护理单元专科特点,以便捷记录和传递教学目标信息为准进行制订。见表 2-16~ 表 2-17。

表 2-16　第一轮内、外科病房 4 周实习目标
——以呼吸内科病房为例

周次	情感领域	认知领域	动作技能领域
第一周	1. 遵守学校和医院制订的学生行为规范 2. 遵从老师的工作安排 3. 主动学习，不懂的地方及时与老师沟通 4. 展现对病人和家属的同情心、爱心 5. 工作积极主动，积极应对呼叫铃 6. 主动巡视病房 7. 主动采用语言和非语言交流技巧与病人言交流技巧与病人 8. 建立良好的护患关系	基础护理 1. 描述病房的环境分布区域 2. 复述意外针刺伤的处理流程 3. 说出三查七对内容和标准化核对流程 4. 解释垃圾分类原则 5. 说出 T、P、R、BP 的正常值和测量注意事项 6. 阐述口腔护理操作要点和注意事项 7. 阐述会阴护理操作要点和注意事项 专科护理 1. 正确计算给氧浓度 2. 描述常用的氧疗方法、适应证及注意事项 3. 阐述血糖的正常值、指测血糖的正常要点和注意事项 4. 解释低血糖反应的临床表现及处理要点	基础护理 1. 正确取放病房护理设施与物品 2. 测量 T、P、R、BP 10 次以上 3. 完成病人晨间护理 3 次以上 4. 铺备用床 5 次以上 5. 独立使用电子标准化核对 (EDA) 接静脉液体 10 次以上 6. 执行口腔护理 3 次以上 7. 执行会阴护理 3 次以上 专科护理 1. 独立执行吸氧 5 次以上 2. 独立为病人指测血糖 10 次以上 3. 独立指导病人浆液收集 5 次以上
第二周	同上	1. 描述缩唇呼吸、腹式呼吸、有效咳嗽方法要点 2. 解释常见 COPD 的氧疗原则和机制 3. 解释沙丁胺醇、乙丙托溴铵、布地奈德的作用及副作用	1. 巩固上一周的内容 2. 独立录入病人生命体征 10 次以上 3. 独立使用 EDA 发放口服药 10 次以上 4. 独立指导病人大、小便收集 5 次以上 5. 独立皮下注射 3 次 专科护理 1. 巩固上一周的内容 2. 能独立行静脉封管 (中心及外周) 各 5 次 3. 独立操作雾化吸入 5 次以上 4. 独立操作微泵 5 次以上 5. 独立教会病人缩唇呼吸、腹式呼吸、有效咳嗽方法各 2 次以上

续表

周次	情感领域	认知领域		动作技能领域	
第三周	同上	1. 描述冰袋物理降温的部位和注意事项 2. 说出抽血标本的试管选择如全血细胞计数(CBC)、血糖(BG)、血生化7项(CX7)、凝血酶原时间(PT)、活化部分凝血活酶时间(APTT)、红细胞沉降率(ESR)、术前免疫等操作结果 3. 正确判读 CBC、CX7、PT、ERS等实验结果 4. 阐述肌内注射的解剖部位、操作要点和注意事项	1. 解释肾上腺皮质激素的主要作用及副作用 2. 解释不同型呼吸衰竭类型临床判断标准 3. 说出胰岛素笔注射的部位及正确的保存方法 4. 解释低钾的症状及处理要点	1. 巩固以上的内容 2. 正确采集静脉血标本5次 3. 独立为病人执行入院宣教3次以上 4. 独立执行物理降温2次 5. 独立肌内注射1次 6. 独立静脉注射1次	1. 巩固以上的内容 2. 能独立演示药物吸入器的宣教 3. 在老师指导下执行结核菌素试验(PPD试验) 4. 在老师指导下书写病人护理记录5份以上 5. 独立胰岛素笔注射3次以上
第四周	同上	1. 解释压力性损伤的预防要点 2. 描述静脉维护(中心和外周)操作的操作要点和注意事项 3. 解释影响血气结果的因素 4. 复述无菌盘、各种无菌溶液的有效期	1. 解释茶碱类药物给药的护理要点 2. 描述大咯血的紧急处理要点 3. 说出 PPD 的评判要点及意义 4. 描述体位引流的方法要点 5. 解读血气化验报告结果	1. 巩固以上的内容 2. 采集动脉血标本2次 3. 在老师指导下接待新病人 4. 在老师指导下完成静脉留置导管操作2次以上 5. 独立完成铺无菌盘，无菌操作静脉输液药物配制2次以上 6. 正确记录尿量、出入量	1. 巩固以上的内容 2. 在带教老师指导下完成系统护理评估5次以上 3. 在带教老师指导下完成中心静脉置管护理操作1次，包括经外周静脉置入中心静脉导管(PICC)或中心静脉置管(CVC) 4. 夜班交班1次 5. 在带教老师指导下完成出院宣教3次以上

表 2-17　ICU 4 周实习目标与评价记录单

> 各位同学：你们好！欢迎来到监护室实习！为了帮助你顺利地完成 ICU 的实习，请上班时携带此清单(checklist)，下班前与床边带教老师一起回顾当班内完成的实习任务，请注明日期并请老师签字，谢谢！
>
> 符号标注：
> ★：独立完成；●：指导下完成；▲：口头阐述；◆：协助老师一起完成；机会：如在班内遇到时完成。
>
> 学生姓名
床边带教老师姓名

内容条目	第一周	第二周	第三周	第四周	带教老师签名
一、规章制度的阅读					
1. 监护室护士工作要求	★				
2. 各班工作职责	★				
3. 交接班制度	★				
二、护理表格书写					
1. 入院评估单	▲	●	●		
2. 治疗单	▲	●	★		
3. 重症记录单	▲	●	★		
4. 体温单	▲	●	★		
5. 系统评估单	▲	●	★		
6. 血糖记录单	▲	●	★		
7. 压力性损伤治疗记录单	▲	（机会）			
三、工作程序					
1. 接收新病人　急诊病人、病房转入、手术室转入		▲	◆	◆	
2. 病人转科		▲	◆	◆	
3. 协助完成下列诊疗					
(1)CT 检查		▲	◆	◆	
(2)床边胸部 X 线检查		▲	◆	◆	
(3)床边 B 超检查		▲	◆	◆	
4. 如何寻求帮助	★				
5. 如何联系医生	★				

续表

内容条目	第一周	第二周	第三周	第四周	带教老师签名
四、仪器设备					
1. 监护仪:床边	★				
2. 电动病床	★				
3. 微泵	★				
4. 血糖仪	★				
5. 墙式负压吸引设备	★				
6. 化验申请、结果查询打印	★				
7. 鼻饲泵		▲	(机会)		
8. 心电监护仪		●	★		
9. 除颤仪			▲		
10. 体温调节毯		▲(机会)			
11. 升温仪		(机会)			
12. 临时起搏器		▲(机会)			
13. 脉搏指示连续心排血量监测(PICCO)		▲(机会)			
五、临床评估与护理操作					
1. 心血管系统					
(1)评估					
心律:窦性心律、窦性心动过缓、窦性心动过速、房性期前收缩、心房颤动、室性期前收缩	●	★			
室上性心动过速、心室颤动、室性心动过速、房室传导阻滞、心电机械分离(PEA)、心脏停搏	▲	(机会)			
动脉搏动:颈动脉、肱动脉、桡动脉、股动脉、足背动脉	★				
肢体末梢温度、色泽	★				
毛细血管充盈	★				
颈静脉怒张		▲	(机会)		

续表

内容条目		第一周	第二周	第三周	第四周	带教老师签名
(2)技能						
协助穿刺：动脉测压管			▲	（机会）		
深静脉置管			▲	（机会）		
准备测压装置			▲	（机会）		
连接测压管道		▲	★			
调零		▲	★			
换能器水平放置		▲	★			
A-Line 动脉血气采样		▲	●	★		
方波试验		▲	★			
如何保证监测数值的正确性		▲	★			
测压管道的拔除			▲	（机会）		
穿刺处换药：深静脉、PICC、A-line		▲	●	★		
无创血压的测量		★				
2. 呼吸系统						
(1)评估						
呼吸音听诊方法		★				
识别异常呼吸音：减弱、消失、哮鸣音、喘鸣音、啰音		▲	★			
与氧合有关的皮肤色泽		▲	★			
呼吸道分泌物性状		★				
呼吸困难的症状和体征：呼吸频率、深度、节律			▲	★		
氧饱和度监测及准确性判断		▲	★			
评估皮下气肿		●（机会）				
(2)技能						
给氧	1)鼻导管、普通面罩	★				
	2)储氧面罩、气切面罩		▲	●		
T 管护理		●（机会）				

续表

内容条目			第一周	第二周	第三周	第四周	带教老师签名
口腔内分泌物吸引(要理解其重要性)			★				
吸痰	1)经口鼻		★				
	2)呼吸机使用下经人工气道		●	★			
气囊辅助呼吸				▲	◆	◆	
口咽通气管放置				▲	◆	◆	
协助气管插管				▲	◆	◆	
协助气管切开				▲	◆	◆	
气管切开护理			●	★			
气管插管护理				▲	◆	◆	
气管插管意外脱出的处理			▲(机会)				
气切套管意外脱出的处理			▲(机会)				
呼吸机	1)了解主要通气模式	A/C		▲			
		SIMV		▲			
		CPAP		▲			
	2)报警的识别和处理	高压报警		▲			
		低压报警		▲			
		窒息报警		▲			
	3)PEEP 对生理的影响			▲			
	4)机械通气相关性并发症			▲			
	5)呼吸机故障的紧急处理			▲			
胸腔闭式引流管护理	1)准备引流装置		▲(机会)				
	2)引流负压调节		▲(机会)				
	3)识别漏气与气胸		▲(机会)				
	4)观察记录引流量		▲(机会)				
	5)观察是否通畅		▲(机会)				
	6)意外脱出处理		▲(机会)				
	7)协助拔管		▲(机会)				

续表

内容条目		第一周	第二周	第三周	第四周	带教老师签名
协助胸部穿刺			▲（机会）			
胸部叩击	方法	★				
	禁忌证	★				
指导病人呼吸功能锻炼	1）深呼吸		▲		（机会）	
	2）腹式呼吸		▲		（机会）	
	3）缩唇呼吸		▲		（机会）	
3. 神经系统						
（1）评估						
意识（A、A+O、AS、P、D、D+O、R、R+O、NR）		★				
瞳孔		★				
肌力		★				
肌张力		★				
颅内压增高的表现			▲		（机会）	
镇静评分（RASS）		★				
麻醉评分（PAR 评分）			▲（机会）			
（2）技能						
GCS 评分		★				
安全约束		★				
降低颅内压的护理			▲（机会）			
亚低温治疗			▲（机会）			
脑室引流装置	1）观察是否通畅		▲（机会）			
	2）正确对准零点		▲（机会）			
	3）护理常规		▲（机会）			
抽搐的紧急处理			▲（机会）			
协助腰穿			▲（机会）			
4. 胃肠道 / 泌尿系统						
（1）评估						
肠鸣音		★				
胃液性状		★				

续表

内容条目		第一周	第二周	第三周	第四周	带教老师签名
大便性状		★				
尿液性状		★				
尿量减少及意义			▲	★		
尿量增多及意义			▲	★		
尿崩			▲(机会)			
肝功能		★				
肾功能		★				
(2)技能						
血液透析的护理配合			▲(机会)			
插胃管			●(机会)			
留置导尿			●(机会)			
鼻饲	1)检查残余量	★				
	2)防止反流的方法	★				
	3)相关并发症识别与处理	★				
胃肠减压	1)压力值	▲	★			
	2)保持通畅	▲	★			
特殊胃管护理			▲(机会)			
三腔二囊管的护理	1)各腔囊充气量		▲(机会)			
	2)窒息的预防与处理		▲(机会)			
	3)拔管的护理配合		▲(机会)			
T管护理				▲(机会)		
造瘘口护理			▲(机会)			
协助腹穿			▲	(机会)		
5. 皮肤						
(1)评估						
水肿		●	★			
布雷登压疮危险因素预测量表评分		★				

内容条目	第一周	第二周	第三周	第四周	带教老师签名
口腔黏膜	★				
引流管口	▲	★			
切口	▲	★			
外伤伤口	▲	★			
压力性损伤		▲	●	●	
(2)技能					
压力性损伤预防方法：水枕、气垫床、翻身	★				
压力性损伤的处理(1、2、3期)		▲	◆	◆	
压力性损伤处理流程		▲			
肛周皮肤糜烂的预防和处理		▲	★		
外科切口渗出的处理		▲(机会)			
静脉炎的观察和处理		▲(机会)			
六、临床化验					
1. 结果判断　趋势、准确性及处理					
CBC		▲	●	★	
血电解质生化检查(CX3)		▲	●	★	
血脂及肝脏、肾脏功能生化检查(CX4)		▲	●	★	
血气分析		▲	●	★	
痰培养(肺炎克雷伯菌、耐药金黄色葡萄球菌等)		▲	●	★	
PT、APTT		▲	●	★	
DIC 全套		▲	(机会)		
2. 标本采集					
大、小便		▲	(机会)		
痰液		▲			
血：血常规、血电解质、血生化、PT、APTT、DIC 全套、交叉配血试验		●(机会)			

内容条目		第一周	第二周	第三周	第四周	带教老师签名
血气分析			●（机会）			
血培养			●（机会）			
引流液			●（机会）			
七、给药						
1. 血管收缩药物的作用及使用注意事项　如肾上腺素、去甲肾上腺素、多巴胺、垂体后叶素等			▲	●（机会）		
2. 抗心律失常药物作用及使用注意事项　胺碘酮、地尔硫草、维拉帕米、利多卡因、阿托品等			▲	●（机会）		
3. 抗高血压药作用及使用注意事项　乌拉地尔、尼卡地平、硝酸异山梨酯、单硝酸异山梨酯、硝酸甘油、硝普钠等			▲	●（机会）		
4. 下列药物的使用注意事项						
静脉注射 10% 氯化钾			▲	●（机会）		
全程肠道外营养（TPN）			▲	●（机会）		
前列地尔注射剂			▲	★		
咪达唑仑注射剂			▲	★		
生长抑素注射剂			▲	★		
丙泊酚注射剂			▲	★		
胰岛素微泵维持			▲	（机会）		
5. 皮试						
抗生素		（机会）		（机会）		
碘			●（机会）			
PPD			●（机会）			
6. 输血						
(1) 不同血制品的输注目的	血浆		▲			
	血小板		▲			
	红细胞悬液		▲			
	白蛋白	▲		★		

内容条目		第一周	第二周	第三周	第四周	带教老师签名
(2)核对		▲（机会）				
(3)输注顺序		▲（机会）				
(4)观察输血反应		▲（机会）				
八、院内感染及安全						
1. 针头刺伤的处理		★				
2. 洗手(七步洗手法)		★				
3. 隔离知识(接触隔离、保护性隔离、血液/体液隔离)		▲				
4. 垃圾分类		★				
5. 非静脉通路及用药标签的识别		★				
6. 安全约束		★				
九、其他						
1. 心理社会	入院宣教	▲	★			
	探视宣教	▲	★			
	语言障碍病人的交流	▲	★			
	临终护理	▲	◆	◆	◆	
2. 疼痛管理	清醒病人评估	★				
	昏迷病人评估		▲	★		
	止痛药的副作用		★			
	镇痛泵的管理		▲（机会）			
3. 火灾知识	熟悉科室消防设施	★				
	熟悉监护室火灾预案	★				

续表

护理过的病人诊断	
周数	诊断
第一周	
第二周	
第三周	
第四周	

科室总带教

评估日期

3. 后期书写格式　随着对布鲁姆目标教学理论的进一步认识,部分临床实践活动很难明确地划分为认知领域、动作技能领域或情感领域。事实上临床护士所执行的任何一项护理实践活动,如:给病人打针、发药、观察和记录病情,配合医生抢救病人,给病人家属提供健康教育等,都有可能涉及布鲁姆目标教学理论中认知、技能领域和情感相关技能在临床上的综合应用。在初期、中期阶段目标书写中存在着同样的问题,如表 2-12 教学目标实施糖尿病病人家属教育,护理纤维支气管镜检查前和检查后的病人,护理 ERCP 检查前和检查后的病人,护理 EST 检查前和检查后的病人,执行胃肠道出血病人的系统评估等;表 2-16 表中护士独立教会病人缩唇呼吸、腹式呼吸、有效咳嗽方法各2 次以上。严格来说这些临床护理实践活动不能完全归纳到技能领域中,它们也可归纳到认知领域中,体现认知领域知识的高层次目标。所有的动作技能目标在独立示范和操作前需要熟悉相关知识,即使熟练了操作,对护士来说还需要掌握该动作技能相关的知识。如何解决这一问题一直困扰着临床带教老师,影响其对教学目标深入广泛的应用。最近几年,作者所在医院尝试将米勒(Miller)能力发展金字塔理论与布鲁姆教学目标层次理论结合并指导临床实践进行探索。米勒能力发展金字塔理论阐述了实践者能力成长从低到高层次的发展(详见第二节"教学目标"),这一理论的核心思想与布鲁姆教学目标层次理论不谋而合。为此,我们探索出临床实习目标按情感目标、知识目标和实践目标分类的方法指导临床实习教学目标的编写与实践的方法,见表 2-18 和第七章第一节"教学医院临床实习大纲示例"这样不仅解决了前期临床实习教学目标编写中的困惑,更重要的是用可测量、可观察的行为动词呈现目标的不同层次,体现出布鲁姆目标教学理论的核心思想,这一核心思想就是行为动词的选择体现不同目标层次,从而指导目标达到所要采用的教学方法和工具以及评价目标达到所需的评价方法和工具。

(1)情感目标:与培养学生护理职业信念、价值观、态度、品质等专业情感素养有关,这一领域目标的达到将展现在学生的日常工作、学习态度,工作和思维习惯,专业形象、仪态和言谈举止中。它的学习与培养贯穿在整个护理课堂教学与临床实习中,贯穿在认知领域和技能领域的学习过程中。因此,在护理临床教学中,部分的情感目标描述在学校或医院对护士和学生所制定的专业学术道德规范、学生守则、职责要求、实习纪律要求、组织机构价值观认同的学习中;部分的情感目标编写根据学生不同时期成长需要,结合专科护理特性编写在专科护理单元的具体情感目标中。医院为学生提供的情感目标达到的教学途径包括护理部和实习护理单元开展的岗前培训,观察或模仿临床带教老师的角色行为,自学相关资料,参与不同层面老师组织的授课、案例讨论,反思自我的临床实践,书写临床反思日记等。对情感目标达到的评价方法包括学生自我评价如周记、各种反思作业、老师对学生的阶段性出科实习表现评价。

表 2-18   第一轮内、外病房 4 周实习目标与评价记录单
——以心内科监护病房（CCU）为例

情感目标：学生能
1. 适应从在校学生到临床实习生的角色转换。
2. 展现对临床实习的兴趣。
3. 建立标准化核对工作习惯。
4. 建立院内感染和自我安全防范意识。
5. 有效地与病人家属沟通，建立良好的护患关系。
6. 有效地与医生、护理人员和其他工作人员沟通，寻求他们的支持和帮助。
7. 尝试理论与实际工作的结合。
8. 开始有自信地从事临床基础护理工作。
9. 开始养成良好的护理职业工作习惯。
……

周次	类别	知识目标条目 （"知"什么与"知" 怎样"行"） 学生能：(如有可能,结合 临床情景或案例)	实践目标条目 （演示"行"与实际"行"） 在老师监护下,学生独立能： 注：下面那些目标陈述中没有表述 条件的是"独立执行"的条目	评价	
				学生 自评	老师 评价
第一周	通用基础护理实习目标	说出 CCU 常见收治的疾病种类中、英文名称和心脏介入治疗缩写名称			
		说出 CCU 病房环境分布和物品摆放	正确定位病房环境并获取物品		
			展示呼叫铃、病床、护理移动车、手指信息录入设备（enterprise digital assistant，EDA）的正确使用		
		阐述 CCU 各班次护士工作流程和角色作用	跟随并协助不同班次的老师上班		
		阐述垃圾分类处理原则	对病房各种垃圾进行分类处理		
		结合临床情景阐述标准化核对流程要点	100% 准确执行标准化核对流程		
		陈述意外针刺伤的预防及处理流程	展示正确的意外针刺伤防范方法		

周次	类别	知识目标条目 （"知"什么与"知" 怎样"行"） 学生能:(如有可能,结合 临床情景或案例)	实践目标条目 （演示"行"与实际"行"） 在老师监护下,学生独立能: 注:下面那些目标陈述中没有表述 条件的是"独立执行"的条目	评价	
				学生 自评	老师 评价
第一周	通用基础护理实习目标	阐述所在护理单元无菌概念应用原则和院内感染防范措施	正确佩戴口罩、帽子、手套		
			正确执行洗手标准		
			正确执行 CCU 物品消毒灭菌、有效期核对原则		
		1. 阐述血糖正常值、指测血糖流程及注意事项 2. 解释低血糖发生原因、临床表现和处理原则	执行指测血糖至少 5 次并记录		
			协助老师观察并处理可能发生的低血糖反应		
	专科护理实习目标	解释心血管疾病的常见症状和体征	在老师指导下评估心血管疾病的常见症状及体征:胸痛、呼吸困难、水肿、心悸、晕厥各 2 例		
		借助模型解释心脏各结构及电传导系统			
		解释 12 导联心电图仪的操作流程和保养	执行床边 12 导联心电图操作 2 次		
		解释床边监护仪使用要点和注意事项	在老师指导下为病人正确连接床边监护仪 2 次		
		解释正常心电图特点	判读正常窦性心电图		
第二周	通用基础护理实习目标	阐述 CCU 晨间护理的内容	执行晨间护理至少 10 次,包括病人床单位整理、卧床病人更换床单、病人一般清洁		
		解释病人不同卧位的目的和注意事项	为病人放置正确舒适的卧位至少 10 次		
		解释生命体征测量的关键点、注意事项和正常值	正确测量、判断、记录病人生命体征至少 50 次		
		解释 CCU 医嘱处理流程	在老师指导下展示各类医嘱处理流程		

周次	类别	知识目标条目（"知"什么与"知"怎样"行"）学生能:(如有可能,结合临床情景或案例)	实践目标条目（演示"行"与实际"行"）在老师监护下,学生独立能:注:下面那些目标陈述中没有表述条件的是"独立执行"的条目	评价	
				学生自评	老师评价
第二周	通用基础护理实习目标	1. 阐述皮下注射的操作流程、注意事项 2. 解释皮下注射药物的作用及注意事项	在老师指导下执行胰岛素皮下注射医嘱 1 次		
			在老师指导下执行低分子肝素钠注射液皮下注射 1 次		
		1. 阐述皮试的操作流程、注意事项 2. 解释皮试药物名称、浓度、结果判断 3. 解释过敏性休克的发生机制、临床表现和处理要点	在老师指导下执行皮试医嘱 1 次并进行皮试判定		
		解释口服药物的发放流程	在老师指导下发放口服药至少 5 次		
	专科护理实习目标	举例解释抗高血压药常见分类及副作用	执行口服抗高血压药医嘱 5 次		
		解释服用华法林的病人宣教要点	执行华法林口服药物医嘱 2 次		
		1. 解释下列心电图图谱表现特征:室性期前收缩、房性期前收缩、室上性心动过速、心房颤动、一度 / 二度 / 三度房室传导阻滞 2. 解释四种致命心律失常心电图表现及处理	判读常见典型的心律失常心电图图谱		
			在老师指导下分析心电节律 10 次		
		解释循环系统病人的饮食管理要点	为循环系统病人提供饮食指导 2 次		
		解释急性心肌梗死的病理生理、临床表现、诊断性检查和化验结果解读、治疗原则和护理要点	分析急性心肌梗死病人化验报告结果 5 次 在老师指导下制订急性心肌梗死病人的护理计划 1 例		
		能阐述中央监护仪不同报警处理的原则	完成中央监护仪报警回顾 5 次		

周次	类别	知识目标条目（"知"什么与"知"怎样"行"）学生能:(如有可能,结合临床情景或案例)	实践目标条目（演示"行"与实际"行"）在老师监护下,学生独立能:注:下面那些目标陈述中没有表述条件的是"独立执行"的条目	评价 学生自评	评价 老师评价
第三周	通用基础护理实习目标	1. 解释静脉通路选择原则 2. 阐述建立和维护周围静脉通路操作流程 3. 解释深静脉通路维护要点和注意事项	按照标准化核对流程更换静脉滴注液体 5 次		
			在老师指导下执行周围静脉留置操作 1 次		
			准备生理盐水 / 肝素封管液 5 次		
			执行周围静脉留置针封管 5 次		
			执行深静脉留置针封管 1 次		
			在老师指导下识别并处理静脉通路治疗操作相关性并发症,包括周围静脉和深静脉通路		
		解释血 CBC、CX3、CX4、凝血功能标本采集操作流程、注意事项及报告结果解读	执行静脉采血 2 次并判读化验报告		
		解释痰液常规、大便常规和小便常规标本采集流程和注意事项以及检验报告结果解读的临床意义	执行痰常规、大便常规和小便常规标本采集至少 2 次并解读报告结果		
		阐述口腔护理的目的、流程和注意事项	执行口腔护理至少 2 次		
		阐述会阴护理的目的、流程和注意事项	执行会阴护理至少 2 次		
		从护理程序角度解释护理电子病历组成系统	在老师指导下记录下列护理记录单至少 5 次:每日系统评估单、体温单、血糖监测单、重症护理记录单、病人教育实施记录单		
		解释胸部 X 线检查、CT 检查、B 超检查、磁共振检查等检查流程和注意事项	执行辅助检查医嘱和检查前后教育 5 次		

周次	类别	知识目标条目 ("知"什么与"知" 怎样"行") 学生能:(如有可能,结合 临床情景或案例)	实践目标条目 (演示"行"与实际"行") 在老师监护下,学生独立能: 注:下面那些目标陈述中没有表述 条件的是"独立执行"的条目	评价	
				学生 自评	老师 评价
第三周	专科护理实习目标	解释下列检查的临床意义及注意事项: 24h 动态心电图,心肌核素显像,心脏冠状动脉 CT、经食管心脏彩超(TEE)	执行辅助检查医嘱和检查前后教育 5 次		
		解释心血管病人维持水、电解质平衡的重要性	指导病人 / 家属 24h 出入量的测量与记录 2 次		
		解释高血钾和低血钾定义、临床表现及处理要点	在老师指导下执行低血钾 / 高血钾病人的处理措施		
		解释冠脉造影术前和术后护理	在老师指导下实施冠脉造影术前术后护理 1 次		
		解释心房颤动病人临床表现及体征、处理原则	完成心房颤动病人体征评估 1 例		
		解释胸腔穿刺术、心包穿刺术的目的及注意事项	观察老师协助医生进行胸腔穿刺术、心包穿刺术操作		
第四周	通用基础护理实习目标	解释门诊 / 急诊病人入院流程	在老师指导下完成新病人入院至少 5 次		
			在老师指导下完成新入院病人宣教至少 2 次		
			在老师指导下执行新病人入院系统评估 1 次		
		列出跌倒高危病人和静脉血栓栓塞症(VTE)中危、高危病人的评分值	执行病人跌倒宣教至少 5 次		
			执行病人 VIE 宣教至少 5 次		
		解释病人出院流程	在老师指导下完成病人出院医嘱至少 5 次		
			在老师指导下完成病人出院宣教至少 2 次		
		解释病人交接班要点	观察老师病人交接汇报至少 5 次		

续表

周次	类别	知识目标条目 ("知"什么与"知"怎样"行") 学生能:(如有可能,结合临床情景或案例)	实践目标条目 (演示"行"与实际"行") 在老师监护下,学生独立能: 注:下面那些目标陈述中没有表述条件的是"独立执行"的条目	评价	
				学生自评	老师评价
第四周	专科护理实习目标	解释慢性心力衰竭的发病机制,病人的临床表现和护理要点	在老师指导下完成慢性心力衰竭病人系统评估1次		
			在老师指导下完成慢性心力衰竭病人健康指导1次		
		解释急性左心衰竭的临床表现及护理要点	观察并在老师指导下进行急性左心衰竭病人的处理		
			在老师指导下进行湿啰音评估1次		
		解释心脏介入治疗的类型、目的、术前术后护理要点及并发症	在老师指导下对心脏介入治疗病人执行系统评估和护理计划制订、术后并发症观察和出院指导1例		
		解释除颤仪作用原理及使用指征	病人抢救时,观察老师进行心脏复苏和除颤		

(2)知识目标:知识目标在这里指陈述性知识和程序性知识,根据米勒能力发展金字塔理论,指的是"'知'什么"和"'知'怎样'行'"的知识,涉及认知领域、操作技能领域和情感领域中对知识的记忆、理解、概括。达到这些知识目标,医院可为学生提供的教学途径包括全院护理教育层面组织的岗前培训、大讲课、小讲课,科室层面组织的岗前培训、科室小讲课、带教老师围绕目标对学生进行床边指导讲解、案例讨论、向学生的提问。学生可围绕目标进行自学,自学教学资源包括学校的教科书、护理部提供的自学材料如实习生手册、为学生设计制定的自学包、医院线上教学平台有声 PPT 小讲课和上传的操作视频等、科室提供的各种学习资料如科室实习生必读、老师布置的学习内容,完成各种书面作业等。对知识目标达到的评价方法包括学生的自我评价,临床实践中带教老师对学生进行提问,护理部层面对学生组织实习生中期书面理论考核和招聘前的书面理论考核,各实习护理单元对学生进行出科书面理论考试。

(3)实践目标:实践目标在这里指需要肌肉迅速、准确、平衡活动的操作性实践活动,以及对知识进行应用、分析、综合、判断评价的智能性实践活动。根据米勒能力发展金字塔理论,是关于"展示或演示'行'"和"实际'行'"的层次。实践性目标从低到高能力的发展见图 2-3 所示,这里的"行"是指执行某种护理实践活动。这些实践目标的达到会因人而异,需要带教老师在评估学生相关知识目标是否达到和前期实践操作能力基础上做必要的个体化修正。达到目标的教学途径为在临床中直接观察老师执行相关护理实践活动,在老师的指导下演示或执行相关护理实践活动,在老师的监护下独立执行相关护理实践活动。评价方法包括学生的自我评价,老师对学生临床实践的观察与即时反馈,出科操作考试、出科整体护理考试、相关作业的完成、阶段性出科实习综合表现评价。

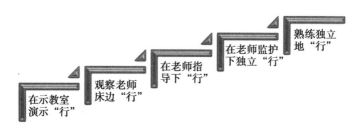

图 2-3　实践性目标从低到高发展层次

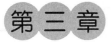

第三章

护理临床教学计划

第一节　以教学结果为导向的临床实习计划

临床实习计划又名实习大纲,首先要确定临床实习目的,即实习总目标,然后围绕总目标对实习内容、实习方法和实习考核方法进行计划。中国护理教育模式是学生前期在各护理院校进行理论基础知识的学习,最后一年将学生派送到各个教学医院进行临床实习,同一护理院校的学生会在不同医院完成临床实习,同一医院也会接收来自不同院校的学生。因此,带教老师和学生有必要了解院校实习大纲,并在此基础上制订教学医院临床实习大纲。

一、护理院校临床实习大纲

各护理院校根据国家本科生等各层次护理教育培养目标,结合各个护理院校教学理念和专业特长的不同,制订本院校实习总目标以及各临床专科的总目标和子目标。它们往往以实习教学大纲的形式呈现给学生和带教老师,也是实习生进行临床实践的依据。第七章第二节列举了某护理院校本科生实习教学大纲。虽然每个院校的实习大纲在书写格式上有所不同,但大纲总体都包括了实习总目的、实习期间的组织纪律和学校医院在管理上的合作要求、实习成绩考评内容和方法、实习医院专科轮转时间和实习总目标以及认知领域、技能领域的学习目标和实习内容。

二、教学医院临床实习大纲

医院实习大纲的制订需要遵循下列原则:①符合护理院校实习大纲核心知识、技能和素质要求;②符合实习医院护理实践专业特点、护理技术水平、临床带教能力水平;③符合国家对该学历护理毕业生的素质要求;④核心专科领域实习轮转时间即成人内科护理、外科护理、儿科护理、急诊护理、危重症护理、手术室护理、妇产科护理、社区护理、精神科护理应该保持与院校实习大纲的一致性;⑤确定医院实习结束后要达到的教育结果;⑥护理部与各轮转科室的实习目标和内容要保持一致、相互促进。

1. 明确学生实习结束后要达到的教学结果　实习医院必须对临床教学实习结果有一个清晰的、现实的期望,什么样的知识、技能、价值观只能通过临床实践而不是课堂所能习得的。而这些结果需要重新以能力或具体的教学目标来进行操作性定义与陈述从而指导临床教学活动的实施与评价。

教学结果是期望实习生展现的特征或素质。医院招聘新员工时,往往会在本院实习学生中挑选。从这个角度出发,作为一名医院未来新员工应具有的素质或特征便是老师期望学生在实习结束后想要达到的教学结果。如某大学附属医院护士在护理实践中凝练并展现出的文化特征是以正直真诚、关爱尊重、凝聚合作、整合成长、卓越创新为核心价值观,以护理评估与干预能力、评判性思维能力、教育能力、沟通能力、人际交往能力、管理能力、领导能力、知识综合能力为基本核心能力要求。因此,学生作为未来医院护理人员的培养也应当围绕这样的素质要求进行,以便毕业后能更快地融入护理团队,成为一名合格的专业护士。在这样的指导思想下,制订的实习生培养教学总目标应具有下列特征:①能展现医院护理核心价值观并将人文关怀理念应用到日常工作中的人;②能展现综合应用护理专业知识、技能、态度和价值观的专业照顾者;③能应用护理程序的方法有效解决临床问题的评判性思维者;④能与病人、家属、工作同伴进行有效沟通的交流者;⑤能为住院病人、家属提供有效的健康教育指导的教育者;⑥能展现具有自我提高、学习、成长能力的终身学习者。

2. 确定实习后的能力要求　根据学生毕业后应当具有的特征,确定实习生的能力要求。通过实习后,学生能:①适应从学生到临床实习生的角色转换;②认同和实践医院护理核心价值观;③真诚地与人相处,在不同的临床护理情景中融入"关怀"的理念;④在与病人、家属及其他医务人员的交往中进行有效的沟通;⑤应用病人教育程序为病人提供有效的教育和健康指导;⑥在老师的指导下,按照医院的操作流程独立完成要求掌握的护理技能;⑦参与到带教老师经管病人的照护决策过程中,评判性地分析病人的资料、作出决策、解决病人的问题、评价病人的结果;⑧达到各轮转科室所制订的专业知识与实践目标要求;⑨实习后期,在带教老师的指导下,独立管理1~2位内、外科病房住院病人,应用护理程序对分管病人进行系统的护理评估、计划制订、干预措施实施、效果评价;⑩明确自己的就业选择和自我发展方向,具有自学能力。

围绕要达到的能力制订本科生临床实习总方案,在护理部制订的总方案基础上制订具体的轮转实习科室实习方案,详细方案见第七章第一节。

第二节 护理临床实习前的准备

一、确立临床实习组织管理和实习生守则

中国的护理临床教学模式决定了学生的临床实习教学工作需要学校和实习医院共同管理,因此,学校和实习医院都有必要构建针对实习生临床教学实施的组织架构和相应的管理制度,确保临床教学工作的顺利进行。

1. 护理院校组织管理 根据学校管理组织架构,在校长的领导下,由教务处、护理学院或护理系、学生处全面负责临床实习工作的实施。具体职责为:①按教学大纲要求,制订临床实习大纲;②组织学生进行实习前的动员教育,并做好实习学生下临床和返校的组织工作;③成立后期临床教学管理领导小组,定期组织院领导、后期管理负责人、专业教师及辅导员检查临床带教情况及学生实习情况,召开临床带教老师和学生座谈会,听取师生对临床教学工作的意见和建议;④指定教师每月到实习医院了解学生实习情况,及时反馈信息,由学院和实习医院共同解决学生实习中存在的问题;⑤学院年级辅导员负责学生整个实习过程中的思想动态,了解就业和党团活动开展情况;⑥护理学院或护理系定期开展对临床带教老师的培训,不断提高临床教师的带教能力;⑦护理学院或护理系定期召开临床带教工作会议,听取实习医院对临床护理教学工作的意见和建议,及时总结经验,提高临床教学质量。

2. 教学医院组织管理 根据医院的组织框架,在医院分管副院长领导下,成立由科教科、护理部、医院总带教老师、护士长和带教老师组成的临床教学管理工作小组。

(1)护理部职责为:①护理部要把临床护理教学工作作为日常工作来抓,在各种场合及护士长会议上强调临床护理教学工作的重要性,并提出具体要求;②负责临床护理带教工作的具体实施,制订临床护理带教各项规章制度,组织落实各科临床带教任务;③加强带教管理,督促检查带教计划的落实,定期进行教学评价;④负责管理实习学生的劳动纪律,做好实习学生的思想工作,不断提高职业道德修养;⑤建立教学检查制度,定期召开师生座谈会,深入病区检查带教情况,开展实习生评教,实习结束时及时进行总结;⑥管理各种临床带教档案。

(2)医院总带教老师或教学工作专门负责人工作职责为:①负责落实临床带教工作的具体实施,制订实习学生轮转表,向各科室布置带教任务,说明实习目的、要求,督促检查教学大纲及带教计划的落实情况;②做好实习学生的

教育引导工作,培养其良好的职业道德修养,教育学生热爱护理事业,牢固树立全心全意为人民服务的思想,培养奉献敬业精神;③组织全院性护理教学查房和针对实习学生的小讲课、专题讲座等;④加强实习学生临床决策能力、评判性思维能力的培养,强化临床护理技术操作能力的训练,培养学生独立工作的能力、解决问题的能力以及初步的护理管理和护理科研能力;⑤负责管理实习学生的生活和劳动纪律;⑥定期召开师生座谈会,及时总结临床带教工作经验,收集学生、教师对临床带教工作的意见和建议;⑦定期抽查学生实习情况,考核带教老师的工作。

(3)实习科室护士长和病房带教老师工作职责为:①向刚进病房的实习学生介绍本科室的环境、工作特点、实习重点和难点以及相关的规章制度;②带教老师应具有良好的职业道德和职业素质,严格要求自己,以身作则,为人师表;③带教老师应热爱护理专业,热爱带教工作,服从护士长的带教安排;④重视对实习学生的职业道德教育;⑤带教老师要熟悉实习大纲内容,严格执行带教要求,有计划地做好带教工作;⑥重视和加强对实习学生的能力培养,运用多种教学形式,定期开展小讲课、护理查房等教学活动,随时解答实习学生的疑问;⑦指导实习学生进行各项护理操作,运用护理程序对病人进行整体护理,并完成护理病历的书写;⑧要求实习学生严格遵守医院各项规章制度,教育实习学生严格执行"三查七对"制度和无菌操作原则,防止差错事故的发生;⑨服从护理部、医院总带教老师的带教安排,配合护理部对实习学生进行始业教育、全院性护理教学查房、专题讲座等;⑩关心和爱护学生,一视同仁,公平公正地评价每一位学生。

3. 实习小组管理　实习生以学校为单位组成实习小组,一般设大组长1名,小组长1~3名。实习组长职责:①负责与所在实习医院、有关科室和带教老师的联系;②全面掌握本组实习同学的思想、学习和生活情况,定期向学院和医院实习管理负责人汇报;③负责检查、督促本组的实习计划完成情况;④定期将组内同学实习资料上交医院带教老师批阅;⑤完成学校和医院安排的其他工作任务。

4. 实习生守则和纪律要求　每个学校的要求会有所不同。各教学医院根据医院的实际情况,在不违背学校总原则的基础上,酌情制订所在实习医院的实习守则和纪律要求,见第七章第一节。

二、实施临床带教老师培训项目

临床实习期间,带教老师是学生接触最密切的关键人员,老师有可能激发学生学习,也可能阻碍其学习或造成学生对临床教学的不满。因此,规范带教老师的培养与管理包括老师的选拔、能力培训、角色功能职责和工作评价对临床教学非常重要。教学医院每年在实习生来院前,有必要对综合素质良好的临床护士进行临床带教能力的培训,培训内容包括带教老师的角色功能和重要性、临床"教"与"学"理论和指导思想、临床带教指导技巧、规范临床护理操作、实习周目标与相关评价考核要求等。可采用护理部和科室相结合的模式营造全院重视实习生带教工作的氛围,规范教学工作流程、统一实习目标要求与考核,确保临床带教工作有序、安全、有效地实施,发挥好带教老师的角色模范作用。下文为带教老师培训方案范例,表 3-1 和表 3-2 是对带教老师角色作用的评价表。

方案示例

临床带教老师培训方案

一、背景(教学需要评估)

护理部每年要接收 200~300 名来自各大院校的实习生,如何让这些护理实习生能够迅速成长为一名合格的护士,带教老师对他们的成长影响很大,有必要对医院带教老师进行规范的带教方法和技巧的培训,使临床护士能够更好地胜任实习生临床带教工作角色。

二、课程介绍

通过学习带教老师的职能、职责要求、带教老师的不同角色作用、"教"与"学"原则、成人教学原则和目标教学等,使带教老师能够遵从带教老师的工作要求和原则,有效地履行实习生带教工作。

三、教学总目标

临床护士能够遵从带教老师的工作要求和原则,有效地履行学生带教工作。

四、教学目标

1. 讨论带教老师的职能、挑战和能力要求。
2. 列出带教老师的 3 个角色作用。
3. 讨论带教老师模范作用的概念和实践活动。
4. 列出至少 3 条成人教学原则并举例说明如何应用。
5. 举例说明不同领域的教学目标、不同的教学方法和评价。
6. 举例说明促进被带教对象评判性思维的策略。
7. 讨论带教老师评价者的作用并举例说明教学评价的具体应用。
8. 讨论带教老师引导者作用的概念并举例说明。
9. 解释带教老师对学生"应当做"和"不应当做"的原则至少 3 条

以维护良好的师生关系。

五、教学方法和评价

本培训项目分 3 个部分的学习,第一部分:自学相关的书面资料,思考、列出迷惑的问题;第二部分:集中授课,老师集中讲解相关的要点和重点,组织小组讨论,答疑解惑;第三部分:学员完成相应的作业并进行分享。

（一）课前思考的问题

1. 你期望想要达到的教学目标是什么?

2. 带教老师和单纯的临床护士有什么不同?

3. 你在工作中,如何起到好的模范带头作用?

4. 回忆一下你作为学生时的感受,你有什么样的建议、能够做什么来促进学生融入你的护理团队和对护理专业的认同性?

5. 思考成人教学的原则如何应用到带教学生中?

6. 在你所在科室你常用的教学方法有哪些,用于什么情景下?

7. 你如何来教学生达到认知、动作技能、情感领域的目标?

8. 思考一下你是如何对学生临床实践作业的表现作出反馈的?

9. 举例说明如何对学生作出建设性反馈、正性积极反馈和负性反馈? 它们之间有什么差别?

10. 为维护带教老师与学生和谐的工作关系,哪些你应当做,哪些你不应当做?

11. 思考你在带教过程遇到的问题学生,你是如何处理的? 有什么建议?

12. 在以往的带教中遇到什么样的困难? 你有何建议?

（二）集中授课一天内容

教与学原则、成人教学原则、临床带教老师职责要求、模范角色、促进者、教育者的角色和实践,学习方法测量和不同学习方法的优势与缺点、目标教学在临床带教中的实践应用、促进评判性思维的策略、临床带教中困难情境的处理。

六、项目培训后评价

（一）课后作业与分享

1. 通过整个课程的学习,请举例说明你会将学习到的哪些理念和方法应用到学生的带教工作中? （不少于 600 字）

2. 回答下列问题

(1)举例说明 3 条成人教学原则的应用。

(2)举例说明不同领域的教学目标、不同的教学方法和评价。

（3）举例说明如何对学生临床实践能力进行有效评价反馈。

（4）举例说明带教老师作为促进者的策略。

（5）举例说明你是如何引导学生运用评判性思维。

（6）为维持良好的师生关系,解释带教老师对学生"应当做"和"不应当做"的原则至少2条。

（二）学生对临床带教老师的评价（见表 3-1）

（三）临床带教老师工作绩效评价（见表 3-2）。

表 3-1　学生对带教老师的评价

带教老师姓名：　　　　　　　实习科室：　　　　　　　评定等级:1 分:差　2:一般　3 分:较好　4 分:好				
评价内容条目	1	2	3	4
专科知识及技能				
1. 专科领域知识丰富扎实				
2. 周到、细致、全面地提供病人照顾				
3. 及时地识别或判断临床常见的应急情况并进行有效处理				
4. 专科操作娴熟、规范				
5. 仪器、设备操作熟练				
6. 护理病历书写整洁、规范				
专业态度				
1. 热爱护理事业,具有良好的专业形象				
2. 正直真诚,关爱尊重病人、家属、同事、学生,具有良好的团队合作精神和一定的创新精神				
3. 热爱带教工作,成熟、耐心、值得信赖,有一定的幽默感				
带教行为				
1. 全面地评估学生学习需求				
2. 结合周目标对学生进行带教,每日评价并反馈				
3. 教学方法灵活多样				
4. 运用多种方法鼓励学生进行评判性思考				
5. 关注学生的心理动态,及时给予积极的引导				
6. 指导学生进行职业规划				
7. 对学生起到良好的角色模范作用				

续表

学生认为老师存在的问题与建议：

表 3-2　带教老师工作绩效考评表

带教老师姓名：　　　　　　　实习科室：
评定等级　4分：优秀　3分：称职　2：基本称职　1分：不称职

类别	评价内容条目	1	2	3	4
态度	1. 热爱护理工作,态度积极、正向,具有良好的专业职业形象				
	2. 对教学工作感兴趣,工作严谨,对学生起到积极引导作用				
	3. 认同护理部核心价值观并用实际行动影响学生				
	4. 自觉合作、乐于助人,能促进护理队伍的团队精神				
	5. 关心、爱护学生,待人真诚、耐心				
	6. 对学生行为起良好的角色模范带头作用				
	7. 遇事冷静、沉着、情绪稳定				
知识	1. 专科领域知识丰富扎实				
	2. 规范、专业、严谨地书写各种护理病历				
	3. 按照最新的临床实践标准提供合格的病人照顾				
	4. 系统地评估、判断、处理本专科领域各种临床应急情景				
	5. 有预见性地进行并发症的观察和宣教				
	6. 本专科领域工作流程熟悉规范				
技能与带教行为	1. 常用操作与专科操作技能规范、娴熟				
	2. 专科仪器、设备操作规范、熟练				
	3. 能在示范操作前作好充分准备				
	4. 示范操作正确、娴熟、标准化				
	5. 提供尽可能多的机会让学生进行操作				

续表

类别	评价内容条目	1	2	3	4
技能与带教行为	6. 当学生在操作时,能认真检查,及时发现问题并加以解决				
	7. 能指导学生进行较复杂的操作而非包办				
	8. 能有效管理工作时间,平衡教学工作与病人护理工作				
	9. 熟练运用 Teach-Back 的方式进行病人教育				
	10. 具备良好的交流沟通能力				
	11. 与病人、家属保持良好的护患关系				
	12. 与本专科领域的其他医务人员保持良好的协作关系				
	13. 理论知识和临床具体病例相结合				
	14. 灵活多样地运用临床教学方法实施床边带教				
	15. 使用能促进学生评判性思维形成的带教方法				
教学管理	1. 能够引领学生融入科室物理的和人文的工作环境				
	2. 全面评估学生的学习需求				
	3. 结合周目标进行带教,每日评价并给予建设性的反馈和指导				
	4. 引导学生自我学习				
	5. 培养学生养成良好的工作习惯				
	6. 关注学生的心理、生理状况,并根据情况进行干预(如发生意外事件时的引导)				
	7. 有效地引导学生进行职业规划				
	8. 注重学生综合能力的培养				
	9. 及时与科室教育护士交流与反馈				
	10. 对科室带教存在的问题提出建设性意见				

三、制订实习生轮转计划

根据学校实习大纲的总实习时间和各专科实习时间要求,一般内、外科病房实习时间至少各 8 周,手术室 4 周、急诊室 4 周、儿科 4 周、妇产科 4 周、ICU

4周,有的院校学生安排到精神科、社区护理、护理管理各2周等,以确保所有实习生有机会到不同专科护理领域学习,达到护理专业人才培养的临床实习要求。

教学医院通常会接收来自不同院校的学生,为便于实习科室教学工作有序实施,综合性医院一般统一4周为1轮次,以4周1轮次进行护理单元之间轮转交换。综合性医院一般安排8周成人内科病房,8周成人外科病房、手术室4周、急诊室4周、ICU 4周。被安排实习的综合性医院在没有足够床位的产科和儿科护理病房情况下,4周妇产科和4周儿科护理实习会安排到院校指定的专科医院进行。对实习生临床实习的最佳安排是遵循从简单到复杂的学习原则,但教学医院往往同时接收各院校的学生,无法做到让每个实习生完成内、外科病房实习后过渡到相对病情复杂的急诊、危重医学科。因此有些学生的轮转安排从成人内、外科病房实习再到其他专科病房实习,而有些学生从医院的手术室或急诊室或外院的儿科、妇产科开始再到成人内、外科病房的实习。但在安排ICU实习前,实习生最好已经经历了2轮成人内科病房或成人外科病房或1轮内科病房和1轮外科病房的实习。所有学生的轮转安排制订完成后发给学校审查、定稿,确定后统一发给参与实习带教的每个护理单元病房和每位实习生,为实习的正式开始做好准备。

四、制订实习手册

虽然每个学生都有一份学校制订的实习生记录手册,但每个学校设计的实习生手册都有所差别,为此,为了确保在同一个医院实习生的同质化带教和管理,医院有必要基于学校的基本要求制订本院实习生手册。该手册包括需要学生和老师知晓的实习总目标、医院介绍和组织文化、实习生行为规范、纪律要求、请假制度、岗前培训和教学活动安排、考核评价内容要求与相关范例、通科护理教学目标记录清单、基础护理操作流程和考核要求等。具体内容部分包括了医院所制订的实习大纲(第七章第一节)。实习生报到后每人一册,使学生明确实习目标和实习要求,指引学生更好地完成实习任务。

五、实施实习生岗前教育

1. 护理院校实习前教育   在实习前1~2周,安排全体实习生集中进行实习教育,其内容突出以下几方面:①强调实习的目的、意义以及重要性;②学习护理专业实习计划、实习大纲以及各专科实习目标要求;③强调实习生管理制度和规定,并要求遵守;④专业思想教育和护士职业道德教育;⑤加强基础护理操作的训练。

2. 实习医院岗前培训   当所有的实习生报到后,护理部需要安排1~2

天的实习生岗前培训,内容包括了医院概况和医院环境的熟悉,职业素质和专业思想培训教育如人文关怀、如何进行有效的交流,法律法规与医疗安全教育如差错的防范和标准化核对流程,院内感染和职业防范意识的教学如预防院内感染的原则、垃圾分类处置、洗手的重要性、意外针刺伤的防范与处理,实习生手册的使用说明和实习相关制度与要求的说明,常用护理操作的培训等。下框所列是某医院护理实习生岗前培训具体方案范例。通过岗前培训,使每个学生明确在医院实习的责任和义务,主动与老师配合完成实习目标。

方案示例

实习生岗前培训项目方案

一、背景描述

    本年度共有 24 所院校 213 名护理本科学生,有些学生已入科 1 月余,大部分进入临床 10 天左右。通过微信平台、信件评估学生的需求,学生都要求能通过各种形式的培训尽快融入团队,消除陌生感,思考如何成为一名合格的实习护士。

二、总目标

    1. 准确定位医院各医疗区域、护理单元的环境设施。

    2. 建立归属感与进行初步社会化。

    3. 发展职业防护和病人安全意识。

    4. 成为一名合格 / 出色的实习护士。

三、方案

    实习生岗前培训项目方案见表 3-3。

表 3-3　实习生岗前培训项目方案

教学目标	教学方法与工具		教学评价方法与工具
	老师	学生	
准确定位医院各医疗区域、护理单元的环境设施	1. 制订报到引导单,将实习相关要求提前发给学生 2. 安排志愿者引导学生到各科室报到 3. 在志愿者引导下参观医院各医疗区域分布	1. 阅读实习生手册 2. 浏览院内、外网医院介绍的内容与护理单元介绍,浏览院内网护理网页 3. 实践中反思	在第一轮实习科室结束前完成书面作业:描述所在实习医院的护理人文工作环境和优势

续表

教学目标	教学方法与工具		教学评价方法与工具
	老师	学生	
建立归属感与进行初步社会化	1. 建立和完善医院线上教学平台实习生学习圈的内容，包括各护理单元介绍、各专业授课有声PPT、操作视频等，学生报到后帮助其进入学习圈 2. 安排与实习生的见面会并向学生表达老师的祝福、期望及要求 3. 医院护理价值观诠释	1. 做好自我介绍 2. 进入学习圈平台浏览学习 3. 实践中反思	在第一轮实习科室结束前完成书面作业：比较自身价值观与所在医院护理价值观的异同
发展职业防护和病人安全意识	1. 集中理论授课：院内感染防范、意外针刺伤预防与处理、标准化病人身份核对、实习生意外差错事件防范 2. 按照实习医院临床操作标准向学生演示8项基本护理操作，包括测量生命体征、皮内注射、皮下注射、肌内注射、血标本采集、口腔护理、会阴部护理、指测血糖	1. 参与集中授课1d 2. 进入学习圈平台浏览每项操作演示视频 3. 每人在老师现场指导下进行操作回演示练习1d 4. 实践中反思	1. 临床观察 2. 笔试、操作考核 3. 出科评价
成为一名合格/出色的实习护士	1. 实习生礼仪规范视频展示与授课 2. 安排新入职护士分享如何成为一名合格的实习生	1. 参与授课与讨论 2. 实践中反思	在第一轮实习科室结束前完成书面作业：如何成为一名合格的实习生

六、轮转实习科室制订周目标

各临床科室的实习是临床教学的核心学习经历，护理部层面所制订的临床实习大纲中的实践部分是通过临床科室层面的实习来达到的，因此科室层面临床实习方案实际上包括通用基础护理目标和轮转科室专科护理目标

（表2-16）来指导学生轮转科室的实习。因情感领域专业素质和素养的培养体现在护理实践的日常工作态度、行为和习惯上，从认识其重要性到内化成一种内在的价值和习惯需要一个过程，很难具体地去测量，因此对于这一领域的培养目标在每个专科护理单元中可以不具体地描述出来。事实上这方面的培养已经从医院针对实习生制订的行为要求、人文关怀和价值观的培训，作业要求，对实习生出科评价和纪律要求等宽泛的描述中体现出这一领域的培养目标。如果要写到具体的专科实习目标中，可以以下列态度行为描述作为情感领域目标列出：展现学习护理专业技术的兴趣；主动提问，学习主动；利用各种资源主动练习各项护理操作；愿意做基础护理工作；展现对病人的关怀行为；有自信地与病人交流；遵守护理制度和操作程序进行临床工作；有自信地与科室同事相处；主动巡视病房，为病人解决问题等。

内、外科病房16~20周的临床实习是实习生临床实习的重要部分，许多护理的专业知识、专业技能、专业价值观和行为习惯都是通过内、外科病房的轮转实习达到的。实习安排一般4周为一个科室的轮转，同一科室将会接受不同临床实习背景的学生，从第1轮到第8轮不等，学生进入科室时的临床能力水平有比较大的差异性。例如进入科室的第1轮学生和第4轮学生显然基于临床实习所获得的能力不同，老师对这两组学生的周目标完成的要求会不同，第1轮目标的制订将更聚焦于通用基础护理知识和技能，第8轮将更聚焦于专科护理知识和技能。临床科室需根据医院通用基础护理目标结合专科护理特点和教学资源重新制订不同实习阶段学生的实习周目标，详见表3-4和表3-5。

对实习生来说固定的一对一临床带教模式是最好的安排，但临床带教老师的带教模式还取决于临床工作实践模式，有的科室会将学生安排给不同班次的老师来进行带教，如果是这种带教模式，科室就需要制订在不同班次要完成的实习目标。

临床周目标的制订为学生和老师提供了教育、学习的目标和方向。但周目标在具体实施过程中并非固定不变，需要带教老师在学生临床实习经历与能力、科室教学资源和带教老师工作模式评估的基础上，对科室制订的周目标进行适当的添加或删除，努力为学生提供个体化的临床学习经历，使学生的知识、技能能够逐步地从简单到复杂，从不熟练到熟练，从感知到内化，逐渐成长，不断丰富熟练专业知识、专业技能以及专业素养，最终达到预期的教学总目标。

表 3-4　肝病感染内科病房 4 周实习目标与评价记录单
（聚焦于完成通用基础实习目标的初期实习生）

情感目标：

1. 主动与老师交流讨论从学校学生到临床实习生的角色适应情况。

2. 展现对临床实习的兴趣。

3. 建立标准化核对工作习惯。

4. 建立院内感染和自我安全防范意识。

5. 接纳肝病感染内科病人，无恐惧与抵触心理。

6. 展现医院"给您真诚、信心和爱"的人文关怀服务理念。

学习途径：护理部和护理单元岗位培训、带教老师床边示范、首轮导师、临床观察与反思、护患沟通、医护沟通。

评价：临床观察与反馈、实习周记、出科实习表现评价。

周次	类别	知识目标条目 （"知"什么与"知"怎样"行"） 学生能:(如有可能,结合临床情景或案例)	实践目标条目 （演示"行"与实际"行"） 在老师监护下,学生能独立: 注:下面那些目标陈述中没有表述条件的是"独立执行"的条目	学生自评		老师评价	
				部分完成	全部完成	部分完成	全部完成
第一周	通用基础护理实习目标	阐述垃圾分类处理原则	正确进行垃圾分类				
		1. 阐述标准化核对流程与要点 2. 讨论用药相关制度和给药错误类别	100% 准确执行标准化核对流程				
		陈述针刺伤的预防及处理流程	展现正确的针刺伤防范方法				
		1. 阐述无菌概念原则 2. 阐述院内感染防范措施	正确佩戴口罩、帽子、手套,正确洗手	完成后请记录至实习手册中的通科基础目标栏中			
			正确地执行护理单元物品消毒、灭菌、有效期核对原则				
		阐述 T、P、R、BP 正常值范围、测量流程和注意事项	测量和正确判读生命体征 40 次				
		1. 阐述入院评估内容、方法、操作要点 2. 阐述营养风险筛查（NRS 2002）量表的内容、方法和临床意义	正确执行入院评估至少 5 次				

续表

周次	类别	知识目标条目（"知"什么与"知"怎样"行"）学生能:(如有可能,结合临床情景或案例)	实践目标条目（演示"行"与实际"行"）在老师监护下,学生独立:注:下面那些目标陈述中没有表述条件的是"独立执行"的条目	学生自评		老师评价	
				部分完成	全部完成	部分完成	全部完成
第一周	通用基础护理实习目标	1. 阐述每日系统评估中各系统评估内容、方法、操作要点 2. 阐述布雷登压疮危险因素预测量表的分项内容、等级判断标准 3. 阐述日常生活活动能力（ADL）量表评估内容、功能等级判断标准和临床意义 4. 阐述疼痛评估内容、评估工具使用要点 5. 阐述跌倒风险评估内容、风险等级判断标准和相关预防措施	正确执行每日系统评估至少5次	完成后请记录至实习手册中的通科基础目标栏中			
		解释血CBC、CX3、CX4、凝血功能血标本采集操作流程、注意事项,检验报告结果解读	采集CBC检查血标本				
			采集CX3/CX4检查血标本				
			采集凝血功能检查血标本				
		阐述痰液培养、大便常规和尿常规检查标本采集流程、注意事项、检验报告结果解读	采集痰培养标本				
			采集大便常规标本				
			采集尿常规标本				
		阐述胸部X线摄片、CT、B超、心电图、磁共振辅助诊断性检查流程及注意事项	执行胸部X线摄片检查前后病人教育				
			执行B超检查医嘱和检查前后病人教育				
			执行心电图检查前后病人教育				
			执行磁共振检查前后病人教育				

续表

周次	类别	知识目标条目（"知"什么与"知"怎样"行"）学生能:(如有可能,结合临床情景或案例)	实践目标条目（演示"行"与实际"行"）在老师监护下,学生能独立:注:下面那些目标陈述中没有表述条件的是"独立执行"的条目	学生自评		老师评价	
				部分完成	全部完成	部分完成	全部完成
第一周	专科护理实习目标	说出病房环境分布和物品摆放	正确定位病房环境和物品获取				
			展示呼叫铃、病床、护理移动车、EDA 的正确使用				
		阐述各班次护士工作流程和角色作用	正确打印交班报告单				
			跟随不同班次,按时上下班并完成当班工作职责				
		1. 列出肝病感染内科病房常收治的疾病种类名称和常用诊断学方法 2. 列出肝病感染内科常见检验指标的缩写及临床意义	正确解读病区护理信息单中的各项信息				
		1. 用示意图画阐述肝脏解剖、生理功能 2. 用胆红素生成与代谢图解释胆红素的生成与代谢	解读病人肝功能状况 5 例				
		讨论发热病人的护理要点	按要求正确测量体温并记录				
			在老师指导下正确实施降温措施				
第二周	通用基础护理实习目标	阐述氧饱和度监测仪的工作原理、注意事项和保养方法	执行氧饱和度监测医嘱并判读结果	完成后请记录至实习手册中的通科基础目标栏中			

续表

周次	类别	知识目标条目 （"知"什么与"知"怎样"行"） 学生能:(如有可能,结合临床情景或案例)	实践目标条目 （演示"行"与实际"行"） 在老师监护下,学生能独立: 注:下面那些目标陈述中没有表述条件的是"独立执行"的条目	学生自评		老师评价	
				部分完成	全部完成	部分完成	全部完成
第二周	通用基础护理实习目标	阐述心电监护仪的工作原理、注意事项和保养方法	执行心电监护医嘱并判读结果				
		阐述血糖正常值、指测血糖操作流程和注意事项	执行指测血糖操作				
		解释低血糖发生原因、临床表现特点和处理原则	协助老师观察和处理可能发生的低血糖反应				
		解释病人体液平衡临床意义	正确测量与记录病人 24h 尿量和出入量				
		阐述晨间护理的内容	执行晨间病人床单位整理、卧床病人更换床单、晨间病人一般清洁				
		阐述病人不同卧位的目的和注意事项	根据病情为病人放置正确舒适的卧位	完成后请记录至实习手册中的通科基础目标栏中			
		阐述所在护理单元医嘱处理流程	执行各种医嘱				
		解释口腔护理的目的、流程和注意事项	执行口腔护理操作至少 2 次				
		解释会阴护理的目的、流程和注意事项	执行会阴护理操作至少 5 次				
		阐述肌内注射的操作流程、注意事项	执行肌内注射操作至少 2 次				
		阐述皮下注射的操作流程、注意事项	执行皮下注射操作至少 2 次				
		阐述口服药物的发放流程	在老师指导下发放口服药				
		1. 阐述皮内注射（皮试）的操作流程、注意事项 2. 解释过敏性休克的发生机制、临床表现和处理要点	执行皮试操作至少 2 次				

续表

周次	类别	知识目标条目 ("知"什么与"知"怎样"行") 学生能:(如有可能,结合临床情景或案例)	实践目标条目 (演示"行"与实际"行") 在老师监护下,学生能独立: 注:下面那些目标陈述中没有表述条件的是"独立执行"的条目	学生自评		老师评价	
				部分完成	全部完成	部分完成	全部完成
第二周	专科护理实习目标	结合案例阐述血液、体液、消化道和呼吸道隔离措施要点	如有,参与隔离病人的护理(接触隔离)				
		比较不同类型病毒性肝炎的传播途径、临床表现特点、肝功能化验值、治疗与护理上的异同	评估和护理慢性乙型肝炎病人至少2例				
			结合案例分析肝功能及乙肝三系化验报告单至少10次				
			对慢性乙型肝炎病人行出院宣教至少2次				
		解释抗病毒药、降酶药等感染内科常用药物的作用及常见副作用	正确执行感染内科病房常用的药物医嘱(含药物作用宣教)				
		阐述感染性心内膜炎的病因、临床表现、治疗及并发症	在老师指导下评估和护理感染性心内膜炎病人至少1例				
			正确执行血培养医嘱				
第三周	通用基础护理实习目标	1. 解释静脉通路选择原则 2. 阐述建立和维护周围静脉通路操作流程、注意事项 3. 解释PICC和深静脉通路维护要点、注意事项 4. 阐述微量注射泵使用流程和注意事项	正确连接静脉滴注液体	完成后请记录至实习手册中的通科基础目标栏中			
			微量注射泵给药至少2次				
			执行周围静脉留置操作				
			准备生理盐水与肝素封管液				
			执行周围静脉留置针封管与留置管道冲管				
			执行周围静脉留置针敷料更换				
			执行深静脉留置管封管与留置管道冲管				

周次	类别	知识目标条目 （"知"什么与"知"怎样"行"） 学生能:(如有可能,结合临床情景 或案例)	实践目标条目 （演示"行"与实际"行"） 在老师监护下,学生能独立: 注:下面那些目标陈述中 没有表述条件的是"独立 执行"的条目	学生自评		老师评价	
				部分完成	全部完成	部分完成	全部完成
第三周	通用基础护理实习目标		在老师指导下执行 PICC 或深静脉留置处敷料更换至少 2 次	完成后请记录至实习手册中的通科基础目标栏中			
			在老师指导下执行 PICC 维护教育至少 2 次				
			在老师指导下识别并处理静脉通路治疗操作相关并发症(包括周围静脉和深静脉通路)				
		阐述雾化吸入操作流程和注意事项	执行雾化吸入操作				
		解释胸部叩击操作目的、操作流程和注意事项	执行胸部叩击操作至少 2 次				
		1. 阐述吸氧的操作流程和注意事项 2. 解释吸氧的临床意义、吸氧浓度和观察要点	更换鼻导管				
			更换湿化瓶				
			执行鼻导管吸氧医嘱				
		阐述引流袋更换操作流程与注意事项	执行引流管更换操作				
	专科护理实习目标	比较病毒性、化脓性、隐球菌性及结核性脑膜炎的临床表现特点、实验室化验值、治疗与护理上的异同	评估和护理脑膜炎病人 1 例				
		阐述骨髓穿刺、腰椎穿刺、肝穿刺的目的和护理要点	执行骨髓穿刺、腰椎穿刺、肝穿刺的术后宣教各 1 次				
		阐述肝病病人腹腔穿刺及置管引流腹水的注意事项	在指导下行腹水引流治疗宣教 1 次				
			正确测量腹围 2 次				
			正确实施腹腔引流管置管引流腹水的病人评估与护理 5 次				
		阐述脓毒症的临床表现、治疗原则及护理要点	在指导下评估和护理脓毒症病人至少 1 例				

续表

<table>
<tr><th rowspan="2">周次</th><th rowspan="2">类别</th><th rowspan="2">知识目标条目
（“知”什么与“知”怎样“行”）
学生能：（如有可能，结合临床情景或案例）</th><th rowspan="2">实践目标条目
（演示“行”与实际“行”）
在老师监护下，学生能独立：
注：下面那些目标陈述中没有表述条件的是“独立执行”的条目</th><th colspan="2">学生自评</th><th colspan="2">老师评价</th></tr>
<tr><th>部分完成</th><th>全部完成</th><th>部分完成</th><th>全部完成</th></tr>
<tr><td rowspan="15">第四周</td><td rowspan="15">通用基础护理实习目标</td><td rowspan="2">阐述门诊病人入院流程</td><td>在老师指导下完成新病人入院至少 2 次</td><td colspan="4" rowspan="15">完成后请记录至实习手册中的通科基础目标栏中</td></tr>
<tr><td>在老师指导下完成新病人宣教至少 2 次</td></tr>
<tr><td rowspan="2">阐述病人出院流程</td><td>在老师指导下完成病人出院医嘱至少 2 次</td></tr>
<tr><td>在老师指导下完成病人出院宣教至少 2 次</td></tr>
<tr><td rowspan="2">阐述非危重病人转科流程</td><td>在老师指导下完成其他科室病人转入</td></tr>
<tr><td>在老师指导下完成病人转出到其他科室</td></tr>
<tr><td rowspan="6">阐述急危重病人入院和转出流程</td><td>在老师指导下完成急诊病人入院至少 1 次</td></tr>
<tr><td>在老师指导下完成 ICU 病人转入病房至少 1 次</td></tr>
<tr><td>在老师指导下完成病房病人转到 ICU 至少 1 次</td></tr>
<tr><td>在老师指导下完成 ICU 转入病房交班至少 1 次</td></tr>
<tr><td>在老师指导下完成从病房转入 ICU 交班至少 1 次</td></tr>
<tr><td>观察老师进行病人交接汇报至少 2 次</td></tr>
<tr><td>阐述病人交接班要点</td><td>在指导下进行科内交接班至少 1 次</td></tr>
</table>

续表

周次	类别	知识目标条目 （"知"什么与"知"怎样"行"） 学生能:(如有可能,结合临床情景或案例)	实践目标条目 （演示"行"与实际"行"） 在老师监护下,学生能独立: 注: 下面那些目标陈述中没有表述条件的是"独立执行"的条目	学生自评		老师评价	
				部分完成	全部完成	部分完成	全部完成
第四周	通用基础护理实习目标	讨论护理程序在临床护理实践中的应用	在老师的指导下分析应用评估 - 措施 - 教育(A.T.E)模式指导临床护理至少 2 次	完成后请记至实习手册中的通科基础目标栏中			
		从护理程序角度解释护理电子病历组成系统	录入入院评估单至少 5 次				
			录入每日系统评估记录单至少 5 次				
			录入体温单				
			录入血糖值记录单				
			在老师指导下录入病人护理计划单至少 5 次				
			在老师指导下录入病人教育实施记录单至少 5 次				
			在老师指导下录入病情记录单至少 5 次				
	专科护理实习目标	阐述肝硬化失代偿期病人的临床表现	在老师指导下正确实施肝硬化失代偿期病人专科评估 3 次				
		阐述上消化道出血的临床表现、治疗原则及护理要点	观察老师处理上消化道出血病人				
			积极参与小讲课中相关案例的讨论				
		阐述肝性脑病的临床表现、治疗原则及护理要点	观察老师处理肝性脑病病人				
			积极参与小讲课中相关案例的讨论				

表 3-5 肝病感染内科病房 4 周实习目标与评价记录单
(实习中、后期已完成通科基础目标者)

周次	知识目标条目 ("知"什么与"知"怎样"行") 学生能:(如有可能,结合临床情景或案例)	实践目标条目 (演示"行"与实际"行") 在老师监护下,学生独立能: 注:下面那些目标陈述中没有表述条件的是"独立执行"的条目	学生自评		老师评价	
			部分完成	全部完成	部分完成	全部完成
第一周	说出病房环境分布和物品摆放	正确定位病房环境和物品获取				
		展示呼叫铃、病床、护理移动车、EDA 的正确使用				
	阐述各班次护士工作流程和角色作用	正确打印交班报告单				
		跟随不同班次,按时上下班并完成当班工作职责				
	1. 列出感染内科病房常收治的疾病种类名称和常用诊断学方法 2. 列出肝病感染内科常见检验指标的缩写及临床意义	正确解读病区护理信息单中各项信息				
	1. 用示意图画阐述肝脏解剖、生理功能 2. 用胆红素生成与代谢图解释胆红素的生成与代谢	解读病人肝功能状况 5 例				
	讨论发热病人的护理要点	测量体温并记录				
		执行物理降温措施				
		用状况-背景-评估-建议(SBAR)模式向带教老师汇报病情至少 3 次				
第二周	解释接触隔离、消化道隔离、呼吸道隔离适用范围和实施的隔离措施	如有,参与隔离病人的护理(接触隔离)				
	比较不同类型病毒性肝炎的传播途径、临床表现特点、肝功能化验值、治疗与护理上的异同	评估和护理慢性乙型肝炎病人至少 2 例				
		分析肝功能及乙肝三系化验报告单至少 10 次				
		对慢性乙型肝炎病人执行出院宣教至少 2 次				
	解释抗病毒药、降酶药等感染内科常用药物的作用及常见副作用	执行感染内科病房常用的药物医嘱(包括药物使用教育)				

续表

周次	知识目标条目 （"知"什么与"知"怎样"行"） 学生能:(如有可能,结合临床情景 或案例)	实践目标条目 （演示"行"与实际"行"） 在老师监护下,学生独立能: 注:下面那些目标陈述中没有表 述条件的是"独立执行"的条目	学生 自评		老师 评价	
			部分完成	全部完成	部分完成	全部完成
第二周	解释感染性心内膜炎的病因、临床表现、治疗及并发症	在老师指导下评估和护理感染性心内膜炎病人至少1例				
		应用 Teach-back 对感染性心内膜炎病人进行教育指导1次				
		执行血培养医嘱				
第三周	比较病毒性、化脓性、隐球菌性及结核性脑膜炎的临床表现特点、实验室化验值、治疗与护理上的异同	执行脑膜炎病人评估和护理至少1例				
	阐述骨髓穿刺、腰椎穿刺、肝脏穿刺活组织检查术的目的和护理要点	执行骨髓穿刺、腰椎穿刺、肝脏穿刺活组织检查操作后病人宣教各1例				
	阐述肝病科病人腹腔穿刺及置管引流腹水的注意事项	执行腹水病人腹水引流治疗宣教1次				
		测量腹水病人腹围至少2次				
		执行腹腔引流管置管引流腹水病人评估与护理5次				
	解释脓毒症的临床表现、治疗原则及护理要点	在老师指导下评估和护理脓毒症病人至少1例				
	解释感染性休克的临床表现、治疗原则及护理	如有,观察老师应急处理感染性休克的病人				
第四周	解释肝硬化失代偿期病人的临床表现	在老师指导下执行肝硬化失代偿期病人专科评估3次				
	解释上消化道出血的临床表现、治疗原则及护理要点	如有,观察老师应急处理上消化道出血病人				
		积极参与小讲课中相关案例的讨论				
	解释肝性脑病的临床表现、治疗原则及护理要点	如有,观察老师应急处理肝性脑病病人				
		积极参与小讲课中相关案例的讨论				
	结合病例解释特定病人的护理关键点	如有能力学生可分管1~2位病情稳定病人,并完成交接班				

第 四 章

护理临床教学方法

第一节　临床带教法

一、概况

临床带教（clinic preceptorship）是学生在一定的时期内固定跟随一位临床护士，在跟随临床护士工作的全过程中，有机会全面观察并学习临床护士的实践工作内容、过程与方法，包括各种护理实践技能的应用、对病人整体照护过程以及与病人、家属、工作人员人际交往沟通等。在观察临床护士工作过程中，学生产生的问题可直接向老师提出并能获得老师及时解释和解答的一种综合教学法。在临床带教法中，指导学生的临床护士称为训导者（preceptor），通常称之为"带教老师"，被训导对象（preceptee）通常指的是学生／学员／学习者，包括护理院校实习生、新毕业护士、转岗护士等。学生除了临床观察学习外，带教老师还会根据学生的实习计划为学生提供个体化实践指导和教学活动安排，如操作示范、床边直接指导学生动手实践操作、向学生提问、与学生一对一地讨论讲解经管病人的护理等，这些教学活动都能有效地促进学生学习，将理论知识迁移到临床实践中。

带教法不仅广泛应用于不同学历教育的护理院校学生的临床实习，也广泛应用在新员工的岗前培训和轮岗培训中。根据带教老师的人力资源，可采用一对一或一对多个学生的带教形式。

二、预期教学结果

1. **教学医院**　临床带教能使教学医院的临床护士获得临床教学实践的机会，促进医院护理专业与教学水平的整体提高。

2. **临床带教老师**　通过临床带教学生，带教老师能获得提升和提高实践专业领导力、教学能力的机会，促进临床护士的专业化发展。

3. **学生**　临床带教能使学生从带教老师那里获得一对一的床边实践指导，促进学生临床实践能力提升，逐步建立起对临床实践的工作信心。

4. 促进学生建立专业归属感　学生在带教老师的角色模范作用下,受老师言传身教的影响,逐步认同和发展护理专业价值和行为准则。护理专业价值与行为准则是在护理实践过程中体现的,临床带教老师的作用就是指导学生在临床实践中学习护理的专业价值和角色的行为规范,为学生护理专业素质和价值观的培养起到角色模范作用。

5. 其他教学结果　带教老师在带教学生过程中所采用的教学方法和策略能达到相应的教学结果,如知识的拓展、操作技能、评判性思维能力、解决问题能力、决策能力、人际交往能力等的获得。

三、临床带教中成人教学指导思想

目前有许多不同的成人教育理论。美国护理学者经过研究概括总结出在临床带教中的 9 条成人教学原则,这对教学医院和临床带教老师如何更好地发挥好临床带教法的教学效果起到了指导作用。这 9 条原则分别从临床带教老师(师傅)、学生(徒弟)、学习环境、学习内容、学习过程 5 个方面来阐述。每一方面阐述完后附有一份自我评估表,临床带教老师可以对照自我评估表进行自我评估,找出不足之处,思考改进措施,进行自我提升。

1. 带教老师方面　成人教育理论强调带教老师是促进学生学习的促进者(facilitator)。不同于以老师为中心,老师是知识传授者,学生是知识的接受者的传统教育理念,在以学生为中心的成人教育中,老师是促进学生学习发生的资源,强调学习能否发生的聚焦点在于学生本人,带教老师不能"强迫"学生学习,他只是"促进"学生学习。在这一教学理念指导下,带教老师如何成为学生学习的有效促进者,从带教老师自身角度概括了 3 条原则。带教老师可在阅读下列 3 条原则后,对照表 4-1 做自我评价与改进。

(1)原则一:当带教老师在某一特定临床专科领域有足够经验和专业知识,对临床操作技能有足够的信心和熟练程度时,会促进学习。

原则一作为第一条成人教育指导思想,体现在对带教老师素质要求上。通常带教老师要从那些工作认真负责、具有一定临床经验的优秀护士中选拔,他们一般都具有了一定的临床实践经验和能力,能够担当起某一专科领域学生的模范角色作用,对自己的临床实践能力有信心,是临床实践技能的熟练掌握者。学生到临床就是要从带教老师那里学习这些临床实践技能,且非常迫切地想要学习并应用这些技能,因此,学生一般会非常尊重那些有着丰富临床实践能力的临床带教老师。学生时刻准备着向老师学习,但往往不能很快地吸收老师所拥有的知识、经验和技能,因此,老师需要学习如何与缺乏经验的学生一起工作,最大化地帮助学生习得那些对他来说已经非常娴熟的临床技能,这就引出了原则二。

表 4-1   针对"带教老师"方面的自我评价

评价条目	工作经历和专业能力等级				
我的工作经历为	1~2 年	2~3 年	3~4 年	4~5 年	5 年以上
在我目前临床领域,我的专业能力为	新手	高级新手	胜任者	熟练者	专业精湛者
在你认为的数字上画圈 选项说明:1- 非常不同意;2- 不同意;3- 一般;4- 同意;5- 非常同意					
1. 我崇尚学习	1	2	3	4	5
2. 我自己是一个学习者	1	2	3	4	5
3. 我能展现恰当的移情	1	2	3	4	5
4. 我能展现真诚的热情	1	2	3	4	5
5. 我尊重学生	1	2	3	4	5
6. 我的情感言行一致	1	2	3	4	5
"带教老师"自我评估后想要采取的行动					
————————————————————————————————					

(2)原则二:若带教老师自己是一位不断求进、爱学习并能理解学习过程的人,学生会喜欢这样的老师并能从这样的老师那里学得更好、学到更多。

这一原则指出了带教老师自己要理解学习是怎样发生的、人是怎样学习的、学习含义是什么、我自己是怎么学习的、其他人是怎么学习的。一名合格的带教老师能够反思自己的成长和发展,在对自我优势和不足了解的基础上评估自我的学习需要,然后努力去达到这些要求。一位能够理解并懂得学习的带教老师能以高效、轻松且让学生快乐的方式帮助学生习得知识和技能。事实上,带教过程是老师与学生共同成长和自我实现的过程,在经验学习中,有时老师远比学生要学到更多。对于一名喜爱学习的带教老师,他会喜欢教学工作,因为教学工作能促进他自身的成长,对他来说,这本身就是一种激励和奖赏。这是一条重要原则,带教老师可在这一方面做一下自我评估,了解自己的不足和需要改进之处,并采取行动提升自己。

(3)原则三:当带教老师展现出精准的移情、真诚的热情、尊重学生,情感言行一致时,能促进学习。

"精准的移情"指能设身处地站在学生的角度,深入到自己的经历记忆中,回忆自己作为一名刚到科室的实习生或新护士时第一次尝试学习复杂实践操作技能时的感受。"移情"意味着老师主动地倾听学生所说、观察学生所做、了解他的背景,把老师所观察到的以学生能感受到老师对他理解的形式反馈于学生,让学生有机会知晓老师对他的了解,这样的交流能使移情变得精准。如当你在与学生交谈时,注意到学生语速变得很快、不安地拉扯衣服袖子或衣角、向四周环顾,这时你对他说"我注意到你似乎有些焦虑,第一次到临床感到害怕紧张,这很正常的,特别当你还不熟悉这里的环境,还不能熟练地做一些临床操作时"。当带教老师能够精准地移情,并以学生能感受到的被理解的方式反馈于学生时,学生会因老师的理解而感到放松,这样能让学生说出内心的焦虑和不安,心情变得舒畅,继而把精力集中于学习。

　　"真诚的热情"指老师与学生一起工作时,老师是热心的、关爱的、开放的、支持的、可亲近的,既不过度苛刻,也不过度保护。学生能舒心、大胆地向老师提问,当需要老师在场时,老师会在那里支持他们。学生的临床实践技能、工作的独立性和信心是一个逐步成长发展的过程,为确保学生能够安全地照护病人并进行有意义的学习,老师要确定学生是否知道要做什么、是否知道如何去做。评定学生技能水平的方法之一是让学生跟随老师一起工作,让学生观察老师的做法,但观察老师做和自己亲自做是完全不同的能力等级,学生第一次做某一操作时,带教老师需要在旁观察学生,当学生需要时能及时地在场协助他,操作结束后又能将学生在操作过程中的不足及时反馈给学生。另一种确定学生能力或技能水平的方法是向学生提出问题,如"今天你负责照护王先生,你将怎样为他更换引流管?"当问题以非胁迫性、非评判性方式提出时,能促进学生思考,营造一种不断探询的学习氛围,从而促进学习的发生。向学生提问是一种简单、有效的带教方法。任何情况下,如果带教老师是热心、可亲近的,那么学生就会不迟疑地向老师寻求意见和建议,也会喜欢老师在场的指导。相反,如果带教老师是冷漠的,看上去很忙碌,几乎没时间来应对他的学生,那么即使学生很需要,也不敢向老师寻求帮助或提问,这会使学生延缓甚至丧失信心和能力的发展,严重者可导致学生不安全的护理行为。

　　"尊重学生"是带教老师又一重要的人际交往技能,每个个体都是重要的、独特的,每位学生都有着自己独特的文化背景、教育与生活经历,这些都让每位带教老师与每位学生的关系变得独特。在某种意义上,保持对他人的热心、开放、支持的态度体现了对人的一种尊重。作为成年的实习生或新护士,喜欢他人把自己当作成人来对待,希望自己被当作同事来看待和尊重。虽然是新人,缺乏工作经验和一定的技能,但是有着自己想法和观点、需要被平等对待。尊重意味着爱惜学生,展现对学生正向的、积极的情感。

　　"情感言行一致"指临床老师的情感言行一致能促进学生内心的稳定、

安全感和信心。学生要知道自己该干什么,对自己的进步要有一个清晰持续的认识,这样他才能在更自由的氛围下学得更快。如一名学生数次上班迟到5分钟,每次迟到都很尴尬地对老师说:"老师,真对不起,我又迟到了,我的闹钟没有按时响,今天我又睡过头了,希望我没有给你带来不便。"这时带教老师可以以建设性的方式回应自己对学生迟到的感受:"我不得不说,你这样迟到让我感到很不舒服。我不喜欢这种等着你来上班的感觉,更重要的是我担心你是否发生了什么事。你迟到了,我们一起工作的时间就短了,离一个有责任感的护士目标更远了,为此我们需要交流一下究竟发生了什么?"在这样的回应中,带教老师说出了他对学生这种行为的不满情绪,同时又关注学生的学习目标,带教老师是真诚而又移情的,帮助学生意识到自身的问题和学习中的障碍,以为学生提供从经验中吸取教训的机会来处理学生的问题。

原则三涉及人际交往中的助人技能,这些技能是可以学习的,也是可以教的,合格的带教老师是那些在与学生工作的过程中能掌握并应用这些助人技能的护士。

2. 学生方面 成人教育是以学生为中心的教育,而不再是以老师为中心。从这个角度出发,学生是教学中最重要的方面,没有学生就不需要带教老师,就如前面谈到,老师与学生在带教关系中都是学习者,双方都在学习,学生以学习为目的,带教老师以帮助学生学习为目的。为使师生这种交互关系更有效,带教老师要从下列原则四和原则五中更好地理解学生,然后对照表 4-2 做自我评价和改进。

表 4-2 针对"学生"方面的自我评价

评价条目		评价				
		在你认为的数字上画圈,选项说明:1- 非常不同意;2- 不同意;3- 一般;4- 同意;5- 非常同意				
1. 我察觉到我的下列生理特征会影响我的学习,包括	疲乏状态	1	2	3	4	5
	健康状态	1	2	3	4	5
	学习速度	1	2	3	4	5
	反应时间	1	2	3	4	5
	语速	1	2	3	4	5
	语调	1	2	3	4	5
	看	1	2	3	4	5
	听	1	2	3	4	5
	其他					

续表

评价条目		评价				
		在你认为的数字上画圈,选项说明:1- 非常不同意; 2- 不同意;3- 一般;4- 同意;5- 非常同意				
2. 我察觉到我的学生的下列生理特征会影响他的学习,包括	疲乏状态	1	2	3	4	5
	健康状态	1	2	3	4	5
	学习速度	1	2	3	4	5
	反应时间	1	2	3	4	5
	语速	1	2	3	4	5
	语调	1	2	3	4	5
	看	1	2	3	4	5
	听	1	2	3	4	5
	其他					
3. 我反思到影响我学习的心理 / 成长,包括	我当前的心理 / 成长阶段	1	2	3	4	5
	我如何看待我自己	1	2	3	4	5
	他人如何看待我	1	2	3	4	5
	我想怎样被他人对待	1	2	3	4	5
4. 我是通过	"阅读"学习	1	2	3	4	5
	"听"学习	1	2	3	4	5
	"看"学习	1	2	3	4	5
	"做"学习	1	2	3	4	5
5. 我的学生是通过	"阅读"学习	1	2	3	4	5
	"听"学习	1	2	3	4	5
	"看"学习	1	2	3	4	5
	"做"学习	1	2	3	4	5
6. 我带教学生时,让我的学生参与到	学习的设计	1	2	3	4	5
	学习的实施	1	2	3	4	5
	学习的评价	1	2	3	4	5
在"学生"方面自我评估后想要采取的行动						

(1)原则四:每个学生都是独特的,并受个体当前状况的影响,包括生理因素、年龄因素、社会文化/生命阶段、心理/成长发展阶段。

在护理教育中经常强调病人是一个整体的、独特的人,受其独特的生理、心理和社会文化背景的影响。事实上,每个学习者也一样,是一个独特个体,有着不同的背景,不同的学习方式,不同的生理、社会文化、心理经历。

1)生理因素、年龄状况:在学习过程中,一个人的生理状况很重要,合格的带教老师必须考虑到这一点。一个人只有在休息好、营养好、心情好,没有太大压力下,才能学习得好。当一个人处于过度疲劳、饥饿、心情差,承受着很大压力的情况下,要做到集中于手头的事,做到精确的手眼配合,积极主动做事是比较困难的。此外,人们对知识信息的理解、做出反应时间、学习速度、语言表达速度是有差异的,并会随着年龄的差异而发生改变。如带教一名已在产房工作 20 年现被调配到快节奏工作的危重病房的护士,和带教一名刚从学校毕业,年轻、工作积极性高,主动要求到能促进自身职业发展的危重病房,并为能有机会在那里工作感到幸运的新护士,她们的学习能力是不同的。由于不同的生活、工作背景,不同的学习动机,他们的学习类型和学习速度是有差异的。

2)社会文化/生命阶段:上例中的两位护士也处在不同的社会文化/生命阶段,他们的学习能力是不同的。刚毕业的护士,正处在护理职业的萌芽期,而另一位因某种原因要去危重病房工作的护士,已在产房工作了 20 年,两者有不同的生活目标,有不同的学习需求优先性。前者看到更长远的职业发展目标与机会,在职业起始期,要寻求职业发展趋势、方向、转折;而后者更多的是回忆以往生活和职业选择,接受自己,感受到自我竞争力的减弱。学生之间这种差异性会影响学生接受新知识学习的预备能力。每个个体是在特定价值观及生活观的家庭、社区、社会文化大背景下成长的,例如一名在尊重权威、顺服、缺乏自主决策文化背景下成长的学生和一名在尊重自主决策、允许挑战权威与规则文化背景下成长的学生,这二者的学习会非常不同。对于前者,带教老师需要不断地询问、仔细地倾听和观察以了解他理解了什么或需要学习什么;对于后者,带教老师会很容易知道学习者在想什么、会怎样回答问题、为什么要这样做。同时,也要意识到带教老师本人的个性特征,如果他所处的社会文化为尊重权威、顺服、非自主决策的,那么他会因学生向他提问而感到不快或感到自己的权威受到了学生的挑战。

3)心理/成长发展阶段:心理/成长发展阶段也会影响学习。学生怎样感知自己的心理发展和成熟度会影响其思考方式、所作的决策和判断。带教老师的作用是帮助学生提高护理实践能力。向学生提问能帮助学生反思他正在做什么和为什么要这么做,如"什么促使你要向那位护士寻求帮助?""为什么你认为这个病人的疼痛目前不需要临时用止痛药物?"等,以一种支持性方式进行提问可以激发学生思考和决策,帮助学生梳理所在做的和为什么要这么做,反思自己的经验体会,更清楚理解自己和习得的知识。直接告知他人要做什么和怎么做,这样的方式不能完全激发人们思考和自我反思。向学生提问能向学生展示在学习过程中自我经验的重要性与价值,有助于学生不断提升护理实践能力和自我学习能力。每个人包括带教老师和学生,会将自己所处的社会文化、环境和心理成长背景带入其学习经验和交互关系中,将对学习结果产生影响。那些能敏锐地认识到在师生关系中自己能对学生做些什么,而学生又能带给老师什么的带教老师,往往能更好地与学生分享自己的专业经验、知识和技能,从而促进自己在护理实践领域中的不断成长与学习。

(2)原则五:当学生全面地参与学习经历的设计、实施和评价时,学生学得较好。

通常情况下,学生都会跟着带教老师直接参与病人的护理,这是学生教学活动的具体实施,这一原则同时要求学生要参与学习经历的设计与评价。由于每个人的学习经验是独特的,那么基于已有学习经验基础进一步发展自身的学习也会有所差异。带教法的优点之一就是带教老师与学生是一对一的指导,可以帮助学生反思过去的学习经历,评估学习需要,基于这样的反思与评估,帮助学生获得新的学习经验。但这并不表示带教老师不需要关注规定的教学目标内容的学习,而是要带教老师与学生合作性地设计安排整个学习经历,因为学生了解自己怎样学习可以学得更好。有些人的学习方式是喜欢先全面阅读,然后听别人讲、看别人做,最后自己再动手做;有些人喜欢先看别人做,然后自己动手做、听别人讲,最后再自己去阅读。又例如有些学生在学习一项新的操作时,希望有人在旁陪同一起做过几次后才敢自己单独做;而有的学生只需老师指导过一次,就会自己独立去做新的操作。由此,带教老师要帮助学生认识自己怎样学习能够学得更好,从而运用自己正确的判断和专业知识经验开展临床护理实践。

让学生参与到学习评价中,这对于学生的学习很重要,包括形成性评价和总结性评价。在评价中,带教老师能帮助学生反思发生过什么,分析经验及如何进一步提升。当学生参与到整个学习过程时,他的学习主动性会受到激发从而更努力去学习。

3. 学习环境方面 许多文献报道了学习环境对学生学习的影响。有的医疗单位或护理单元具有良好的促进学习的环境氛围,有的单位则缺乏这样的氛围。那么怎样的一种环境氛围能促进有效的学习呢?带教老师可从下列原则六、原则七中更好地理解什么是良好的促进学习的环境氛围,并对照表 4-3 进行自我评价和改进。

表 4-3　针对"学习环境"方面的自我评价

1. 我评估我和我学生的学习资源,人员方面有:

_____

书 / 小册子 / 书面资料方面有:

_____

在硬件设备(投影仪、VCR 机、监控仪等)方面有:

_____

电脑有:

_____

软件(包括 VCR、电影碟片,电脑学习软件)方面有:

_____

其他方面有:

_____

评价条目		评价				
		在你认为的数字上画圈,选项说明: 1- 非常不同意; 2- 不同意; 3- 一般; 4- 同意; 5- 非常同意				
2. 我评估了我所在的学习环境氛围并发现它是_____	支持性的	1	2	3	4	5
	非胁迫性的	1	2	3	4	5
	开放性的	1	2	3	4	5
	探询性的	1	2	3	4	5
	相互信任的	1	2	3	4	5
	避免竞争性评价	1	2	3	4	5

"学习环境"自我评估后想要采取的行动

_____

_____

　　(1)原则六:促进学习最有效的环境是有可及的学习资源。

　　很显然这是一条重要的原则,研究发现,大部分护士将"资源"看作是人力资源,当然人力资源非常重要,首先带教老师是确保学生学习的首要资源,但实习所在护理单元的其他护士也是学生能够学到相关专科经验和知识的人力资源,如果学生自己能意识到这种人力资源的存在并有意识地从其他临床护士获得需要的帮助是非常有益的。带教老师也要有意识地促进这个过程,提问自己:"在这个护理单元里,其他护士有什么样的专业经验? 怎样应用这些实践机会来帮助学生成长? "安排学生参与科室组织的相关护理查房和/或案例讨论是非常有益于学生成长的。除人力资源外,学习环境还包括了图书馆、多媒体、科室内可及的制度、操作手册和科室必读等。

(2)原则七:最能促进学习的氛围是支持性的、非胁迫的、开放的、鼓励式的探寻与相互信任,避免在学生之间对学生的临床作业表现进行竞争的比较性评价。

这条原则与前面的第三条原则并列,学生学习氛围极大地受到带教老师个人品质的影响。如果带教老师能营造一种支持性的学习氛围,学生在这种氛围中就能受到鼓励去主动探询;如果学生的实践表现不被贬义性地评判,这样的氛围能促进学习。同时要意识到护理单元护士长、所有其他护士、医生、护工、清洁工都会影响科室的氛围,从而会促进或阻碍学生的学习过程。如果带教老师能够认识到这些因素,他就可以最大化地应用这一原则来帮助学生更好地学习。此外,当学生感受到他所处的环境带有胁迫的、非支持的、评判性的、非开放性的氛围时,带教老师就要帮助学生认真地理清并反思周边发生了什么,有什么解决方法。如果老师能够做到这样,学生就能将影响学习的负性不良经历最大化地转化为能促进学习成长的经历,使其变得更加成熟。现实是人们经历的环境不会一直是支持性的、正向积极的,但如果学生能够识别正在发生的事,找到积极的、建设性的、可替代的方法去解决,那将能帮助学生更好地准备好自己应对并处理将来遇到的类似事情。

4. 学习内容方面　原则八是指当学生感受到学习的内容与探寻的问题是相关的、有益的,围绕问题而组织的,这样的学习是较有效的。

临床实习让学生进入真实的护理实践战场,识别并处理各种真实临床病人问题是学生在带教老师的帮助下要达到的教学目标。如何围绕病人问题进行探讨并清楚地组织学习内容,不仅需要前面提到的一些原则应用,如询问问题,提供探寻的氛围,也需要老师去促进学生对真实临床情景作出思考、反思,在认识和解决病人问题的过程中发展和提高自己的专业知识和技能。带教老师在指导学生照护、管理病人时是容易实践这一原则的。带教老师可对照表4-4进行自我评价和改进。

表 4-4　针对"学习内容"方面的自我评价

评价条目		评价				
		在你认为的数字上画圈,选项说明:1- 非常不同意;2- 不同意;3- 一般;4- 同意;5- 非常同意				
1. 我学生的学习内容是	相关的	1	2	3	4	5
	有益的	1	2	3	4	5
	组织好的、清晰的	1	2	3	4	5
	围绕问题探询的	1	2	3	4	5
2. 我提问是帮助学生反思病人的病情、症状、体征、病人对治疗护理效果反应的共同性和差异性		1	2	3	4	5
3. 我提问是帮助学生明确问题尤其是病人的问题		1	2	3	4	5
4. 我帮助学生考虑用不同的方法去解决确立的问题尤其是病人的问题		1	2	3	4	5
5. 我帮助学生采取安全、有效、恰当的行动来解决确立的问题		1	2	3	4	5
6. 我提问是帮助学生评价护理措施实施后的病人反应结果		1	2	3	4	5
"学习内容"自我评估后想要采取的行动						
＿＿＿＿＿＿＿＿＿＿＿＿＿＿＿＿＿＿＿＿＿＿＿＿＿＿＿＿＿＿＿＿＿＿＿＿						

　　带教老师可通过向学生提问来帮助学生反思,让学生将许多散在的临床信息整合起来进行消化从而加速学习成长的过程。如问题:"当你给一位脱水的病人静脉穿刺时,他的皮肤看上去怎么样?""你觉得这位病人有同样的问题或者有什么不同的问题吗?""你需要进一步做些什么来明确这点呢?""当前病人的状况如何?"等。这些问题能激发学生去探寻,鼓励学生去反思,促进学生将散在的信息进行有意义的整合。

　　通过对不同种类疾病病人临床症状体征、健康问题和临床情景的处理以及处理后病人状况的改变等经验的累积,学生可建立起自己足够的"经验库",从而帮助他们学会如何组织资料,学会比较不同病症的表现、临床情景处理的共性与差异性。这些经验将指导学生进一步临床实践,帮助他们从新手成长为高级新手,直至成长为一名合格的、有能力胜任工作的临床实践者。

　　带教老师也可通过指导学生分析、识别真实临床案例,向学生提问等方式,激发学生对过往的案例进行反思,将过往的案例与当前的案例进行对比,从而促进学生提高实践能力和心智的成熟。个案分析方法同样也能促进学生反思当前案例并与以往的案例进行联结。总之,任何能让学生有机会去分析、比较不同病人临床情景处理的共性和差异性的过程,都能促进学生建立"经验库"。如何向学生提问以及案例法将在本章中讨论教学法和案例教学法中进行更详细的阐述。

5. 学习过程方面　对学习过程是如何发生的,不同教育学家从不同角度进行不同的阐述,其中一种阐述是将每个学习活动过程分成五步进行,见图 4-1 所示。

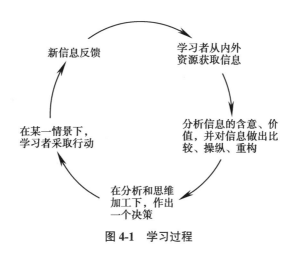

图 4-1　学习过程

图 4-1 显示的这一学习过程可能在完全有意识下或完全无意识下进行或者二者兼有的状态下发生。前面所讨论的每个原则都会影响这一过程,这一过程链的反馈部分很容易受到外界和学习者本人的曲解,当反馈是即时的,它调整学习的作用就会提高。学习过程是一个动态的循环过程,人们可以从任何一个点进入或退出这一过程,如果过程不完全,过程受到阻挠或反馈被曲解,学习就会受挫,受到阻碍,就不能得到成长。基于这一过程,原则九体现了这一成人教学思想。

原则九是指当学习过程完全发生时,学习是最有意义的,这包括了学习者在特定情景中对所经历的想法、词语、感知、行为和情感进行识别、具体化、分析从而确定它的内涵,探讨它的意义,获得新的洞察力,应用后对其核实验证,最后整合到学习者的系统中,带给学习者成长、信心和自我发展。

这是一条字面上看起来比较长的原则,需要读几遍才能完全领会整体学习过程的概念,其与学习者认知、情感、技能的共同参与相关,这是一个让学习者鉴别、整合、综合的过程,从而获取新的洞察力和新知识,并将新知识和洞察力整合到学习者的认知思想系统中,再综合、整合应用到实践中。完全实施这一整体过程能给人带来变化、成长,从而更好地履行工作。这一学习整体过程在不同文献中采用如转换性学习、评判性反思、实验性学习、行为反思等词语来表述相同的内容。练习或实践是成人教育的核心,对参与学习过程的人,这是一个持续的活动过程,反思活动,实践新的活动,协作性地分析活动,再实践新的活动,进一步反思,协作性分析,一直这样循环持续下去。

带教老师如何促进学生整体学习过程?一种方法为:带教老师先学习理解在这一篇幅中所描述的9条原则,对照每条原则评估一下自己的优势和不足,然后根据评估结果决定采取怎样的行动,再进一步追踪结果。将自己完全融入学习过程会促进自身的成长和自信心的增强,反过来又能帮助他人学习。对照表4-5对学习过程进行自我评价和改进。

表4-5   针对"学习过程"的自我评价

评价条目	评价				
	在你认为的数字上画圈,选项说明:1- 非常不同意;2- 不同意;3- 一般;4- 同意;5- 非常同意				
1. 我理解成人教育的9条原则	1	2	3	4	5
2. 我有意识地实践成人教育9条原则	1	2	3	4	5
"学习过程"自我评估后要采取的行为: _____					

四、实施要点

1. **选择合适的临床带教老师**   合适带教老师的选择很大程度上影响了临床带教的质量。如有可能,带教老师尽可能按照下列标准选择:①等于或高于带教对象的学历层次;②有带教的意识和愿望;③具有熟练的临床操作技能与解决问题、评判性思维、决策的能力,达到熟练专业水平的护士才能担任学生的带教;④具有一定的影响力,体现良好的沟通,被同伴认可和信任;⑤具有一定的教学能力,能有效地向学生传递知识,向学生提问,提供正性和负性的反馈;⑥成熟的专业行为和良好的心理素质。

2. 对带教老师和实习生提供必要培训,促进教学相长　从临床护士到带教老师,医院需要为那些候补的带教老师提供适当的培训,内容包括成为带教老师的益处和面临的挑战、一个好老师的特点、成人学习原则、临床教学与评价方法、带教老师在制订和实施个体化教学中的作用、实习大纲、实习目的和目标等(详细可见第二章第二节"教学目标"和第三章第二节"护理临床实习前的准备")。学生需要了解实习科室的教学活动计划、相关制度、带教制度中带教老师和学生的责任等。

3. 确定带教老师责任　带教老师在护理病人的同时,有责任对学生学习目标的达到和临床实践提供指导。带教老师在学生的专业成长中发挥着正向角色模范作用,是学生能力发展的学习资源。他们围绕临床教学目标开展良好的临床实践教学活动,同时要对学生的临床实践表现向学生和主管学生工作的院校老师作出反馈。学生在这个过程中需要主动参与到个体化学习计划的制订中,以"学习合约"的方式明确学习目标和学习活动,书写实习反思日志,对自我临床实践表现以及带教老师的临床教学效果作出评价。

4. 以"学习合约"的方式计划、执行临床学习活动　"学习合约"是教学过程中明确老师与学生的具体化要求,包括学习目标、达到学习目标的学习活动、预期结果、评价标准,是老师在评估学生学习需要的基础上,结合科室教学目标,与学生一起讨论制订的。是学生与老师之间的教学约定,如下框所列的简单学习合约模式。"学习合约"另一种体现形式即是"临床实习目标清单",具体详见第二章第二节"四、临床教学目标书写"和第七章第一节。

知识拓展

学习合约模式

临床学习目标	学习活动和资源	评价依据、责任、时间

开始时间＿＿＿＿＿＿＿＿＿＿　　完成时间＿＿＿＿＿＿＿＿＿＿

学生签名＿＿＿＿＿＿＿＿＿＿　　日期＿＿＿＿＿＿＿＿＿＿＿

带教老师签名＿＿＿＿＿＿＿＿　　日期＿＿＿＿＿＿＿＿＿＿＿

主管学生老师签名＿＿＿＿＿＿　　日期＿＿＿＿＿＿＿＿＿＿＿

5. 评价带教结果   学生的临床实践表现评价可对照"学习合约"或者"个体化教学目标清单"中特定的要求或者其他临床评价方法进行评价,带教老师要及时地对学生的临床实践作业表现给予反馈。主管学生实习工作的老师承担对学生实习的终末评价。学生对带教老师的带教行为评价对促进带教老师临床带教质量的提高非常重要,因而可在护理单元层面或护理部层面向学生发放问卷,让学生对带教老师教学指导工作进行评价(见表3-1),护理部也可以面谈的方式收集学生对教学工作的反馈,不断地改进教学质量。

知识拓展

5分钟临床带教法

5分钟临床带教法是指带教老师在5分钟内围绕临床案例针对学生所提到的知识点及时给予正向与负向反馈,强化学生针对该案例的重点知识和薄弱知识点,有利于学生了解自己的不足,并不断学习与巩固不同案例的不同知识点,使理论与实际相结合。该方法分5个步骤:第1步,分派任务,表明立场,学生根据评估提出护理诊断和护理措施;第2步,提出支持依据,学生给出护理诊断依据;第3步,讲授一般性原则,临床带教老师针对性讲授重要知识点;第4步,给予正反馈;第5步,纠正错误,给予负反馈。下面举例说明(表4-6)。

表4-6   5分钟临床带教法举例

案例:"病人,45岁,20天前因车祸致左侧胫骨骨折后行手法复位支具外固定术,5天前出现左小腿肿胀、疼痛"		
步骤	**内容(问答式)**	**关键点**
第1步	带教老师:病人有什么样健康问题(病人发生了什么) 学生:该病人发生了左下肢深静脉血栓形成 (1)病人目前的护理诊断:①下肢疼痛、肿胀;②知识缺乏:缺乏下肢深静脉血栓相关知识;③焦虑 (2)护理措施:①抬高患肢,有效镇痛,每日测腿围;②告知病人引起血栓的相关危险因素,向病人讲解血栓发生的过程,为病人提供所需要的健康宣教知识;③保持病房整洁,为病人提供舒适安全的就医环境,耐心倾听病人的疑问,详细解答,消除病人的疑虑,提供心理支持	老师可以要求学生扩大知识点,如形成血栓的其他原因、避免直接回答,关键是鼓励学生表述自己的思维过程和护理诊断,即使是不正确的

续表

步骤	内容(问答式)	关键点
第2步	带教老师:列出这些护理诊断的依据是什么? 学生:①病人下肢静脉血栓形成使深静脉回流受阻,造成患肢肿胀,引起疼痛;②病人缺乏预防该病的相关知识,导致骨折后患肢形成血栓;③与病人沟通时发现其担心治疗效果以及预后	鼓励学生展现基础知识和思维过程
第3步	带教老师:讲述形成血栓的病因并鼓励学生提问	老师最多讲解3min,学生认真倾听、提问和反馈
第4步	带教老师:你讲得很好,提出的护理诊断是正确的,尤其通过与病人沟通,发现了病人焦虑和知识缺乏,并给予了正确的护理措施	评价学生思维过程的优势,强化学生的表现,以便学生能够将这些行为应用到以后的疾病护理中
第5步	带教老师:你没有评估患肢皮肤温度、颜色及足背动脉搏动情况,还应评估病人有无胸闷、胸痛,重要的是要了解这些症状是否存在。下次遇到这种病例,应该注意这些方面的评估	可以先让学生评估自己的表现,然后基于学生的表现,纠正错误,给予负反馈并提供改进的细节。与学生约定下次5分钟带教法的案例以及时间

　　5分钟带教法前两步中以学生为主导,学生通过查阅文献,收集相关资料,充分利用现有知识,从不同角度思考问题,并对资料分析和处理后进行案例汇报,包括表明立场,根据评估提出护理诊断和护理措施。提出支持性依据,给出护理诊断依据。第3步"讲授一般性原则"过程中,带教老师对学生进行针对性反馈,并根据学生的知识薄弱点针对性讲授,师生互动,及时解答学生疑问,更好地评估和反馈给学生,加深学生对临床知识点的掌握。通过第4步的正反馈与互动,带教老师强化学生表现好的方面,并对学生所提出的立场与依据进行正向反馈,使其将正确的思维模式运用到下一个病例中。第5步负反馈中,带教老师弥补其薄弱环节的知识点,使学生在薄弱知识点方面有实质性提升。该方法的优点在于带教老师在教学过程中充分评估学生,规范化使用递进式提问和正负反馈,促使学生在限定的时间内学到更多的知识。

第二节 授课为基础的教学法

一、概况

授课为基础的教学(lecture-based learning,LBL)即是传统意义上的授课法,是通过教师系统全面讲解,将知识灌输给学生的一种以教师为主体的灌输式教学法。无论在学校课堂教育还是在临床教学中都是教师最常用的传统教学方法之一。根据课程要达到的教学目标层次的不同,讲授可分为讲述、讲解、讲演3个层次。讲述一般用于老师向学生叙述事实材料或描绘所讲的对象;讲解是教师向学生解释、说明和论证事物原理、概念等;讲演不仅要求老师向学生全面系统地描述事实,而且要深入分析和论证事实,提供分析、论证来进行归纳与概括。讲演要比讲述、讲解所涉及的问题更深广,所需时间更长。在临床教学中,这3种方法通常结合在一起使用,广泛应用于学生岗前培训、学生专题讲座、大讲课、小讲课中。这种教学方法的不足之处是单向地传授知识、学生被动地被灌输知识,忽视学生个体发展需要,缺少思维的训练,制约其主动性及创造潜能的发挥。

二、预期教学结果

1. 在短时间内能为学生提供专业理论知识和信息 老师作为教学活动的主体,学生围绕教师的课堂教学内容学习,教师的系统讲授能使学生获得的专业信息远远大于相同时间内学生通过自学获得的专业信息。

2. 学生能够获得授课教师的学习心得、知识及临床经验等 教师的讲授不但包括了专业知识信息,还倾注着教师的临床经验及其具体实例讲解,配合教师的课件甚至动漫、Flash 或者立体结构展示等,以补充教材的不足。这些都有益于学生对知识的理解和掌握。

3. 与其他教学法结合达到的教学效果 授课法如能与视频、小组讨论、案例分析、角色扮演等方法结合,可达到视频、小组讨论、案例分析、角色扮演这些教学方法和工具所使用的预期教学效果。

三、实施要点

1. 教案的制订 授课之前要制订教学计划即教案的制订,在进行教案制订时要注意以下几点:①遵循教学程序,评估教学需要后确定教学主题、对象、目标、内容、方法、教学工具和教学评价;②以教学目标为指导,收集查询资料形成要讲的关键点的 PPT；③根据内容的复杂性和重要性分配恰当的教学时间，核查教那些复杂、困难概念内容时间配置是否恰当；④如有相关的视听教学媒体可供使用，那就使用它，这样可强化讲座的教学效果。下面的教案示例中列出了学生科室小讲课教案案例"规范注射胰岛素笔"教案 A、B 和"静脉滴注两性霉素 B 治疗的护理"教案 A、B，"A、B"是同一教案的不同书写格式。

2. **授课要求**　授课法要求授课老师能：①安排好开场白、主要内容、结束语，以教学目标、讨论的要点、要解决的问题开始你的讲授。②老师讲授语气要热情，以体现对教学的热爱，但避免过度的戏剧化、感情化；讲授过程要变换语速、语气的强弱、语调，如有可能，在授课前，最好排演 1 次。③把复杂的概念用简单方式讲解，用案例举例说明如何将原则和概念应用于临床。④讲授中要有恰当的停顿，抛出问题和事件，让学生去思考、讨论，让学生用临床案例来澄清要点和问题。⑤简单地总结最重要知识点来结束讲座，确保学生有提问和澄清问题的时间，复习强化所学的知识，帮助学生获得学习知识的满足感及要达到的教学目标。

教案示例

规范注射胰岛素笔教案见表 4-7。

表 4-7　规范注射胰岛素笔教案 A

授课教师	×××	授课方式	授课+演示	授课时间	45min
授课题目	规范注射胰岛素笔				
参考资料	《中国糖尿病药物注射技术指南（2016 年版）》 所在医院制订的《护理实践指南》				
学员特征	已在内外科成人护理病房实习过 8 周，当前轮转到内分泌科病房进行 4 周实习的学生，已有过临床实践肌内、皮内、皮下注射经验，学习过糖尿病治疗与护理的基础知识				
教学资源	PPT，规范胰岛素笔注射操作流程书面资料或视频、演示用实物				
教学过程					
教学总目标	通过 45min 的课程学习和课后练习，学生能在老师的指导下规范地为病人执行胰岛素笔注射治疗				

续表

子目标 学生能:	教学内容	教学方式 / 活动		工具与 资源	评价	时间
		老师	学生			
正确解释胰岛素注射部位和深度选择的原则	胰岛素笔注射部位和深度选择原则	讲解、提问、演示	听讲、提问、回演示	PPT、模型	提问或书面考核、回演示	15min
正确概括胰岛素笔注射技术要点和注意事项	规范的胰岛素笔注射流程、技术要领、注意事项、病人教育要点	讲解、提问、演示、角色扮演	听讲、提问、回演示	PPT、操作书面流程或视频、注射演示实物、脚本	提问或书面考核、回演示	30min
按照制订的胰岛素笔注射操作标准,在示教室正确演示胰岛素笔注射						
在示教室环境下,正确地演示胰岛素笔注射病人教育要点						
认同规范的胰岛素笔注射和病人教育的重要性						贯穿整个课堂
重点分析及解决措施	重点分析:建立规范胰岛素笔注射意识和行为习惯是该项目培训需要达到重点情感目标,因不规范注射会导致胰岛素注入剂量不准确、皮下脂肪增生等风险,从而影响治疗效果,进一步说明严谨、规范、认真细致的专业工作态度在护理工作中的重要性 解决措施:列举不规范操作导致不良后果的案例进行讨论,让学生观看视频、进行操作演示与回演示,老师实地现场指导等多种方法强化规范操作的重要性					
课后思考题	你在临床上遇到过哪些胰岛素注射风险? 可以采取什么措施防范该风险?					
课后作业	在老师的指导下床边执行胰岛素笔注射和床边胰岛素笔注射病人教育至少 2 次					
教学结果评价	观察学生床边注射胰岛素和病人教育状况					

教案示例

参考护理协会专科护士培训基地教案书写格式的规范注射胰岛素笔教案见表 4-8。

表 4-8　规范注射胰岛素笔教案 B
（参考护理协会专科护士培训基地教案书写格式）

授课教师	×××	教学方法	授课 + 演示法	学时	45min
职务	护师				
授课题目	规范注射胰岛素笔				
基本教材或主要参考书	《中国糖尿病药物注射技术指南（2016 年版）》所在医院制订的《护理实践指南》				
学员特征	已在内外科成人护理病房实习过 8 周，当前轮转到内分泌科病房进行 4 周实习的学生，已有过临床实践肌内、皮内、皮下注射经验，学习过糖尿病治疗与护理的基础知识				
教学总目标	学生能正确执行胰岛素笔注射治疗				
教学目标	知识目标	K1	正确解释胰岛素注射部位和深度选择的原则		
		K2	正确概括胰岛素笔注射技术要点和注意事项		
	技能目标	S1	按照制订的胰岛素笔注射操作标准，在示教室正确演示胰岛素笔注射		
		S2	在示教室环境下，正确地演示胰岛素笔注射病人教育		
	情感目标	A1	认同规范的胰岛素笔注射方法和病人教育的重要性		
重点分析及解决措施	重点分析：建立规范胰岛素笔注射意识和行为习惯是该项目培训需要达到重点情感目标，因不规范注射会导致胰岛素注入剂量不准确、皮下脂肪增生等风险，从而影响治疗效果，同时进一步说明强化严谨、规范、认真细致的专业工作态度在护理工作中的重要性 解决措施：列举不规范操作导致不良后果的案例进行讨论，让学生观看视频、进行操作演示与回演示，老师实地现场指导等多种方法强化规范操作的重要性				
教学资源	PPT、视频、实物、学员				

续表

			教学活动过程			
教学目标	教学内容	教师行为	学生行为	教学工具和资源	评价	预计时间
K1	胰岛素笔注射部位和深度选择原则	讲解、演示	听讲、练习、回演示	PPT、模型	提问或书面考核、回演示	15min
K2+S1+S2	规范的胰岛素笔注射流程、技术要领、注意事项、病人教育	讲解、演示	听讲、讨论、回演示	PPT、视频、胰岛素笔	提问或书面考核、回演示	30min
A1	规范胰岛素笔注射和病人教育的重要性					贯穿于整个课堂
			课后作业与评价			
课后思考题	你在临床上遇到过哪些胰岛素注射风险？可以采取什么措施防范该风险？					
作业题	课后进行3次胰岛素笔注射和床边胰岛素笔注射病人教育					
教学综合评价	跟踪观察实习生操作演示和临床实践表现					

教案示例

静脉滴注两性霉素 B 治疗护理教案见表 4-9。

表 4-9　静脉滴注两性霉素 B 治疗护理教案 A

授课教师	×××	授课方式	授课＋床边演示	授课时间	30min（讲解15min，床边演示15min）
授课题目	静脉滴注两性霉素 B 治疗护理				
参考资料	李兰娟,任红.传染病学［M］.9版.北京:人民卫生出版社,2018. 吴光煜.传染病护理学［M］.3版.北京:北京大学医学出版社,2014. 所在医院制订的《护理实践指南》				

续表

学员特征	安排在肝病感染内科病房轮转的实习生,已执行过药物静脉滴注治疗的经验,已具有了隐球菌性脑膜炎疾病生理病理、临床表现和治疗护理相关知识
教学资源	PPT,床边演示两性霉素 B 静脉滴注给药相关工具、选择适合的病例

教学活动过程					
教学总目标	通过 30min 的课程学习和课后练习,学生能为隐球菌性脑膜炎病人提供正确的静脉滴注两性霉素 B 的治疗与护理				

子目标学生能:	教学内容	教学方式 / 活动		教学工具和资源	评价	时间
		老师	学生			
解释两性霉素 B 药物对隐球菌性脑膜炎病人治疗的意义	两性霉素 B 对隐球菌性脑膜炎病人治疗的意义	讲解、提问、	听讲、提问、	PPT、临床案例	反思	5min
解释两性霉素 B 静脉滴注治疗的临床适应证、不良反应和使用注意事项	两性霉素 B 静脉滴注治疗的临床适应证、不良反应和使用注意事项	讲解、提问、案例	听讲、提问	PPT、临床案例	提问或书面考核、	10min
根据提供的案例,识别两性霉素 B 静脉滴注不良反应						
主动观察两性霉素 B 静脉滴注不良反应						
能床边正确演示两性霉素 B 静脉滴注给药流程和病人教育	两性霉素 B 的静脉滴注给药流程和病人教育要点	床边演示	观察、提问	静脉滴注两性霉素 B 给药相关工具、临床案例	临床跟踪观察学生:在老师指导下,执行静脉滴注两性霉素 B 治疗和病人教育	15min

续表

重点分析及 解决措施	重点分析：建立按规范流程正确地执行两性霉素 B 静脉滴注操作以及主动观察和识别该药物对病人造成的可能不良反应的意识和行为习惯是本项目的重点情感培养目标。因两性霉素 B 毒性大，不良反应多，用药过程注意事项多，如果未按规范流程正确给药可能会加重药物的不良反应，因此从一开始对学习者就要强调规范操作的意识并进一步说明严谨、规范、认真、细致专业工作态度在护理工作中的重要性。 解决措施：建立和学习规范的两性霉素 B 的静脉滴注给药流程，理论知识讲解、案例反思讨论、静脉滴注给药流程床边演示和回演示，临床现场实地指导这些理论与实践结合的方法，强化规范操作、严谨、细致的工作态度。
课后思考题	结合临床案例，思考如何早期识别两性霉素 B 静脉滴注治疗的不良反应
课后作业	在老师监督和指导下床边执行静脉滴注两性霉素 B 给药和病人教育至少 2 次
教学结果评价	观察学生在老师的监护下，为隐球菌性脑膜炎病人床边执行静脉滴注两性霉素 B 治疗及护理

教案示例

参考护理协会专科护士培训基地教案书写格式的静脉滴注两性霉素 B 治疗护理教案见表 4-10。

表 4-10   静脉滴注两性霉素 B 治疗护理教案 B
（参考护理协会专科护士培训基地教案书写格式）

授课教师	×××	教学方式	集中授课＋ 床边演示	学时	30min （授课讲解 15min， 床边演示 15min）
职务	护师				
教学主题	两性霉素 B 静脉治疗隐球菌性脑膜炎病人的临床护理				
基本教材或 主要参考书	李兰娟，任红．传染病学［M］.9 版．北京：人民卫生出版社，2018. 吴光煜．传染病护理学［M］.3 版．北京：北京大学医学出版社，2014. 所在医院制订的《护理实践指南》				

续表

学员特征			安排在肝病感染内科病房轮转的实习生,已执行过药物静脉滴注治疗的经验,已具有了隐球菌性脑膜炎疾病生理病理、临床表现和治疗护理相关知识
教学总目标			学生能为隐球菌性脑膜炎病人正确地执行两性霉素 B 治疗和护理。
教学目标:学生能	知识目标	K1	解释两性霉素 B 对隐球菌性脑膜炎病人治疗的意义
		K2	解释两性霉素 B 静脉滴注治疗的临床适应证、不良反应和使用注意事项
		K3	根据提供的案例,识别两性霉素 B 静脉滴注不良反应
	技能目标	S1	床边正确演示两性霉素 B 静脉滴注给药流程和病人教育
	情感目标	A1	主动观察两性霉素 B 静脉滴注不良反应
重点分析及解决措施			重点分析:建立按流程正确地为病人执行两性霉素 B 静脉滴注给药意识和方法,观察并识别药物不良反应是本培训项目的重点。因两性霉素 B 毒性大,不良反应众多,用药过程注意事项多,若未按流程正常给药会加重不良反应,这要求学生建立规范操作意识和方法,形成严谨、规范认真细致专业工作态度 解决措施:采用理论知识与实践相结合的多种教学方法包括理论学习、教具和床边演示与回演示、案例讨论,强化学生规范操作、严谨、细致的工作态度
教学工具			PPT、给药教具、宣教手册

教学活动过程

教学目标	教学内容	教师行为	学生行为	教学工具和资源	评价	预计时间
K1	两性霉素 B 对隐球菌性脑膜炎病人治疗的意义	讲解+案例	听课、讨论	PPT	提问或书面考核	5min
K2+K3	两性霉素 B 静脉滴注治疗的临床适应证、不良反应和使用注意事项	讲解+案例	听课、讨论	PPT	提问或书面考核	10min

续表

教学目标	教学内容	教师行为	学生行为	教学工具和资源	评价	预计时间
S1	两性霉素 B 的静脉滴注给药流程和病人教育要点	床边演示	观察、总结	真实的临床案例	床边回演示	授课后床边演示15min
A1	主动观察两性霉素 B 静脉滴注不良反应				临床行为观察	贯穿于 K2 和 K3
课后作业与评价						
课后思考题	结合临床案例,思考如何早期识别两性霉素 B 治疗的不良反应					
作业题	在老师监督和指导下床边执行静脉滴注两性霉素 B 给药和病人教育至少 2 次					
教学综合评价	观察学生在老师的监护下,为隐球菌性脑膜炎病人床边执行静脉滴注两性霉素 B 治疗及护理					

第三节　讨　论　法

一、概况

讨论(discussion)是信息传递者与接受者之间的交流互动。在教师与学生之间以及学生与学生之间形成交流互动,是教师的教与学生的学围绕某一个问题或课题开展平等交流和自主互动的一种教学方法。讨论式教学法是为实现既定教学目标、教学纲要,通过问题设计与组织等方式,指导学生针对特定的问题提出见解,逐步强化学生的创新精神和思考能力,发挥学生在学习中的主观能动性。讨论是"交互式教学"的表现形式。所谓的"交互式教学"(reciprocal teaching)最早由国外教育心理学家提出,是一种旨在改善学生阅读理解和自我学习能力的教学方法,着眼于培养学生特定的、具体的思考策略来促进理解。对于"交互式教学"的定义与内涵,中国的研究尚未形成统一的认识,众说不一,主要有:①"交互式教学"是指在教学活动中合理地运用多样化的教学方法,在教师与学生之间以及学生与学生之间形成交流互动的合作关系,使学生完成由"乐学""好学"到"会学""学会"的转变;②"交互式教学"是在宏观教学情景下,在多点自由切入的教学平台上,教师的教与学生的学围绕某一个问题或课题进行平等交流和自主互动的一种教学方法。严格地说,交互式教学不是一种具体的教学方法,因为它没有固定的教学格式和环节,实际上它是教学方法的指导思想。其根本目的在于实现以教师为中心的传统教学方法向以学生为中心的现代教学方法的转变,以保证学习的主体即学生在课堂上充分发挥学习的主观能动性。

二、预期教学结果

1. **发展认知技能**　组织学生进行讨论的一个重要目的是发展学生的认知技能即评判性思维能力、解决问题能力、临床决策力。为达到这一教学结果,老师需要设计合适的问题来促进学生对高认知层次问题的思考或将讨论设计成学生为主导的讨论。所谓高认知层次的思考就是老师将学生置于与临床相关的一个假定的或真实的临床情景中,让学生对情景进行判断、找出潜在的问题、讨论应当采取的决策和措施以及对决策和措施不同角度的认识与观点。这样的讨论能发展学生对临床困境的分析能力和不同临床问题的解决能力,以及对自身价值观和信念的反省。发展认知技能的提问可概括为下列几个角度的问题:①确立真实的或假定的临床情景中的问题和事件;②确立可能存在的其他问题;③进一步评估问题;④区分问题或事件中相关的或不相关的信息;⑤讨论自己的观点和他人的观点;⑥检查自己和他人所作的假设;⑦确立不同解决方案、每种方案的行动计划和预期结果;⑧比较可能方法的选择并说明为什么一种方案选择优于另一种选择;⑨对事件采取立场,提供反对和支持某种立场的原因;⑩确立影响自己思考的偏见、价值观和信念,确立问题解决中的障碍;⑪评价问题解决角度和措施的有效性。

2. **分享临床实习经验与体会**　讨论为学生提供了机会与平台讲述在实习过程中的经历和学习护理病人的经验。一方面,这样的讨论能让学生从同学和老师处获得对他所作的临床决策和采取的护理措施的直接反馈;另一方面,学生把自己在临床上与病人、病人家属、临床护士和其他医务人员交往中遇到的问题进行自我检查与讨论,将有助于同学之间建立相互支持的氛围。

3. **发展与他人协作的能力**　小组讨论能有效地促进学生的协作学习能力。在协作学习中,学生以小组的方式达到预期的学习目标,学生们主动参与、促进小组其他成员的协作,强调小组学习的成功取决于小组中每个成员的参与,学生要对自己的学习负责。在以这样的学习目标为目的的小组讨论中,老师往往会布置给一组学生或两位学生配对完成汇报一个项目或一个待解决的问题,让学生以小组为单位合作性地解决问题,完成布置的任务项目并进行汇报。

4. 评估自我的学习状况　讨论为学生提供了评估自己学习状况的机会。在一种友好和谐的氛围中向他人学习,向小组的其他同学提问,了解自己知识理解上的差距。这需要老师营造开放的讨论氛围,这样学生就会分享讨论自己的想法和顾虑以及在临床上遇到的问题。

5. 锻炼和提高口头表达能力　讨论能让学生有机会在他人面前表达想法,向他人解释对某一概念和知识的理解,向他人提出疑问,概括自己观点和想法等,这些都是对学生口头表达能力的培养。学生参与讨论能让他们学习如何有逻辑地思考问题、如何构建思想并能在他人面前表达自己的观点和想法。

三、实施要点

1. 问题设计　问题的提出是讨论教学的核心,对问题的设计直接反映或影响了学生预期的学习效果。下面从布鲁姆认知目标层次理论、苏格拉底提问法、护理程序框架指导下的问题设计阐述不同类型问题所能到达的教学效果。

(1)以布鲁姆认知目标层次理论为指导思想进行提问:避免让认知领域知识的记忆性问题主导临床讨论,多设计高目标层次那些涉及认知技能应用的问题或开放性的提问。布鲁姆认知目标层次理论为我们提供了将问题从低到高,从简单到复杂提升的思维框架。对于高层次目标的问题,学生不能仅凭对知识的记忆就能回答,往往有多种回答,需要学生将所学的知识运用到具体病人护理或临床情景中,要求学生对复杂的临床情景进行分析,对信息进行综合,对不同的护理措施和解决问题的方案进行评价。表 4-11 列举了以布鲁姆认知领域教学目标层次为指导的不同类型问题设置。

表 4-11　布鲁姆教学目标层次与问题设置

布鲁姆认知教学目标层次	问题种类	问题举例
知识层次:对特定信息和事实性知识的记忆和回忆能力	回忆性提问:通过对事实性知识和以往学习的信息的回忆回答问题	专用名词"叩诊"的定义 这一心律失常名称是什么 定义疼痛的阀门控制理论
理解层次:描述、解释的能力	理解性问题:通过解释和用自己的话来描述回答问题	告诉我该病人的气急如何 这个血钾化验报告意味着什么 解释一下阀门控制理论的生理机制

续表

布鲁姆认知教学目标层次	问题种类	问题举例
运用层次: 新的情景下知识的应用能力	应用性问题: 在新情景下要求应用信息的问题	为什么这些护理措施对这位病人是最有效的? 告诉我该病人的健康问题和相关生理病理变化? 为什么监测这些变化对这位病人很重要 告诉我该病人的一项止痛措施并用阀门控制理论解释这项止痛措施的应用方法和效果
分析层次: 将资料分解成部分并能找出部分间关系的能力。	分析性问题: 需要将资料、临床情景进行剖析、分析的问题	护理模式如何影响病人和你作为一名护士的角色作用 你对这个影响了你决策的家属作了什么假定? 从不同的角度去重新想一想 你的病人在下班前看上去更加躁动不安,病人有这样的反应可能的原因是什么? 你还需要收集什么资料
综合层次: 发展新想法和方法的能力,将片段的信息整合在一起形成新信息	形成性或综合性问题: 需要学生形成新想法、新计划、新信息的问题或要求	你想如何改进病人当前的护理计划,告诉我为什么你的计划比当前的病人照护计划更好 制订该病人髋关置换术后的家庭护理计划 为你的病人制订一份当前和出院后的疼痛管理计划
评价层次: 根据内外设置的标准对价值作判断的能力	评价性问题: 需要学生基于标准作判断的问题	反对或支持某种变革并提供你采取支持或反对立场的缘由 减少一次家访对病人和家属有什么影响 你说你的病人疼痛更厉害了,你建议有什么更好的疼痛控制措施吗? 为什么这些措施更有效

教学研究结果显示临床老师的提问大部分仍停留在对知识的记忆和理解层次上,对高目标层次问题提问得较少。但如果讨论目的是为发展学生的分析思维能力,那么只提那些凭信息记忆就能回答的问题是不够的,老师只有向学生提出高目标层次的问题,才能促进其认知技能的提高。

知识拓展

高目标层次提问

临床情景:

病人因剧烈的头痛,右侧肢体麻木、失语而就诊于急诊,体温正常,脉搏 120 次 /min,呼吸为 16 次 /min,血压为 180/120 mmHg。问:

1. 病人出现这些症状可能的原因是什么? 加以解释。

2. 在入院时你还需要收集哪些资料,为什么这些资料对病人的治疗与护理计划很重要?

临床情景:

告诉我胰十二指肠切除术(Whipple 手术)术后第一天病人的健康问题与相关生理病理变化,监测这些变化为什么很重要?

临床情景:

病人因肺部感染入院,诊断 COPD,予鼻导管持续低流量给氧。胸片提示有肺大疱形成。晚上 9 时,病人突发气促,家属说其刚才解了大便。你认为病人可能发生了什么? 该如何处理?

2. 苏格拉底提问法(socratic questioning) 苏格拉底(公元前 469—公元前 399),是希腊经典哲学创始者之一,他自己没有留下著作,但是他的学生柏拉图在他的著作中描述了苏格拉底教学方法,就是"苏格拉底对话与辩论"。苏格拉底提问法就是老师只负责提出问题,然后在讨论与评判下,不断地修正观点,所有的答案都必须由学生自己提出来,教师提出一连串相关问题,激发学生思考,为学生铺就一条探求真理之路。

苏格拉底提问法能提升人的评判性思维,是一种存在多种可能答案的开放式提问法。这种提问让学生有机会思考不同的方法与观点,对自己持有的观点提供依据,对问题回答得"对"或者"错"不作判断。通过对问题探询,使学生能将问题与临床情景结合起来进行讨论,将从某一病例或某一临床情景中习得的知识变为通用知识,并能应用于其他病例和临床情景中。如问题:"你认为王 ×× 的评估与你上星期护理过的患有相同疾病诊断的其他病人有什么相似之处? ""从收集到的这些资料中你找出了这一病人病情变化趋势吗? ""对王 ×× 采取的措施与你课堂学习到的措施有什么相似之处? 护理上有什么差异? 为什么? "等。苏格拉底提问法的另一种建议是让老师提不同类型的问题来促进学生的评判性思维,如澄清式的、假设探询式的、挖掘理由和证据的、阐述不同观点和立场的、挖掘其应用意义和结果的不同问题。

3. 护理程序指导下的提问 护理程序是护士进行临床工作的思维框架，可以围绕护理程序的不同阶段——评估、诊断、计划、实施、评价提出与病人相关的问题，如：①这些病人评估资料正常吗？病人的哪些评估资料引起了你的高度重视？在这种情况下你需要考虑的问题是什么？（评估）②关于这个问题你的结论判断是什么？（诊断）③你还需要收集什么资料来支持你的结论？（计划）④你会采取什么措施？为什么？（实施）⑤你怎么知道你的结论是对的？（评价）这样的提问能促进学生评判性思维技能的训练与提升。

4. 营造良好的讨论氛围 在临床讨论中老师的重要作用之一是营造良好的讨论氛围，要求老师对学生所讲的不进行批判性评价，这样才能让学生放松地将自己的想法说出来，不必担心因自己所讲的观点、临床事件、概念解释而影响老师对自己实习表现的评价。在临床讨论中，老师为学生提供小范围的小组和个体的学习反馈，从而为指导学生思考和学习提供了机会，它是对学生临床实习的一种阶段性评价。在讨论中老师要营造一种能够相互信任、倾听他人、尊重他人观点与想法，开放性地接受新思想与新方法的学习氛围。老师如果不能够营造这样的一种支持性氛围，学生不可能放松地参与讨论，也不会去审查那些争议性观点，去区分解决问题的不同方案与决策，去分享工作中错误的经验教训等。

5. 老师和学生在讨论中的角色要求 临床讨论可以是老师与学生一对一讨论或一对几个学生组成的小组讨论，一般小组讨论人数控制在 2~10 人，人数过多就无法让小组中的每个人参与讨论。

(1) 老师的角色要求：为了有效地进行临床讨论，对老师提出了一定的要求。

1) 讨论前：①计划讨论地点并做些环境的布置，最好能让学生围成圆或半圆或 "U" 字形从而更有利于学生之间互相交流；②确定在讨论时间内想要达到的目标和目的；③设计好要进行讨论的问题；④计划好如何开展讨论，如让临床组的学生都参加还是把他们分成小组或配成对，是否在小组讨论时汇报每组讨论的结果等。

2) 讨论中：①陈述要分析的问题、事件和案例；②采用开放式的提问以促进不同的、多角度的思考；③提出问题后等待 3~5 秒或更多一点时间再要求学生回答；④给学生能够回答问题的时间，如果还是没有人回答问题，老师重新阐述一下讨论的问题、事件或案例；⑤对学生的回答给予反馈，指出哪些回答是恰当的，为什么？哪些回答是不恰当的，为什么？⑥用语言或非语言的反馈来鼓励学生参与；⑦避免打断学生，即使学生在回答思路上有错误，让学生回答完后，再纠正学生错误的想法，纠正时，要注意只针对想法，而不是针对学生本人；⑧仔细倾听学生的反应，并对讨论进行适当记录，老师应当明确告诉学生,任何讨论中的记录只是为了讨论,而不是来评价实践表现的记录或其他目的,从而使学生在讨论中能够自由地发挥;⑨计算好时间;⑩避免讨论跑题。

3)讨论结束时:①总结讨论的结果;②评估讨论中使用的技巧和今后要改进的方面。

(2)学生的角色要求:①做好参与讨论的准备;②积极参与到讨论中,将讨论与理论知识和研究成果联系起来;③与学生共同协作达成解决问题和决策措施;④反省自己持有的不同观点;⑤愿意修正自己的观点和立场从而与小组达成共识。

四、实施形式

在临床教学中,讨论法是经常使用的教学方法之一,随时发生在老师与学生的一对一非正式讨论或一对多个学生的小组式讨论中。它可以是从老师或学生提出问题开始,也可以是结合在其他教学方法中,如案例情景法、模拟教学法、游戏法、角色扮演、视频教学法。学生在完成角色扮演、做完游戏后展开对过程的讨论,对某一临床情景的点评讨论,对临床情景的分析讨论等,都是讨论法在临床教学中的实际应用。下面就1分钟提问或讨论法、实习前讨论会、实习后讨论会作进一步的阐述。

1. **一分钟提问或讨论法(one minute questioning)**   一分钟提问或讨论法是由国外学者概括并在随后研究中被证实为行之有效的方法,见表 4-12。带教老师可以先让学生评估某个病人,然后根据评估到的资料,向学生提问并分析病例。这样可促使学生汲取以往临床经验中的知识,对照当前病人病史体检结果等资料对病人进行分析。老师提问让学生回答,再给学生反馈,给出正确的答案,提出改进措施等,这种一分钟提问或讨论能促进学生发展临床能力。

表 4-12   一分钟提问或讨论法

学习目标	问题	理由
学生根据当前案例作决策	你的看法如何	这样提问使学生不会简单地向老师询问信息,而是有助于学生作决策或计划
探询支持的证据,评价学生思维活动,让学生作决策	为什么你这么认为 为什么你下这样的结论还有没有其他结论	评价学生的理解能力和可能错误的认识,不直接问书本上的知识

续表

学习目标	问题	理由
告诉学生结论中正确的观点	这样的想法很正确,这就是为什么要这样做的重要性	向学生陈述正确的做法并强调正确做法的重要性
纠正学生的错误	你在这方面做得很好,但是……	纠正能强化正确的做法、消除错误的做法
教学生某条总原则	我需要你记住关键的一点是……	从众多的想法或做法中指出关键点
一分钟反馈	你从所教中学到了什么我们从中学到了什么	把所学的知识放在更多的病人情景中去应用

2. 实习前讨论会(pre-conference)　实习前讨论会是在学生开始一天临床实习前组织的讨论,讨论会由临床老师主导,为学生提供了机会以向老师提问、澄清有关临床实习活动中的一些问题,老师也可以在交流中了解学生是否已做好了安全护理病人的充分准备。在实习前讨论会中,老师的一个重要作用就是评估学生们是否掌握了足够的知识和能力去完成他们要做的临床工作任务,必要时,给予适当的建议和指导,填补学生知识上的一些空白。实习前讨论会可以是一对一形式或一个教师对若干名学生的形式。对初学者来说,组织参加这样的讨论会可让他们受益匪浅。老师要鼓励学生认真听取其他学生和老师的陈述与经验分享,因为学生可能也会遇到类似的问题,可以从别人的经验中学到知识并能应用到自己的病人护理中,避免相同的错误发生在自己身上。实习前讨论会一般安排在学生听完交接班,完成了基本的生命体征测量和护理评估后进行,持续时间不要超过 45 分钟。如果学生要离开病区参加这样的讨论会,带教老师要告知其他护士以便在学生不在时有人照护病人,同时提醒临床护士将一些有学习价值的护理工作任务留给学生来做。

3. 实习后讨论会(post-conference)　实习后讨论会是一天临床实习结束前,将学生聚在一起讨论这一天的临床护理实践活动,分享彼此的感受和领悟,分析病人护理情景,与小组共同探讨解决问题的方法。学生们在此时可确定这一天中最大的学习收获,分享这天中怎样完成的或者还没有完成的护理目标,分析如果让学生重来一天护理该病人,学生会做哪些护理上的改变。这样的工作会议一般不超过 45 分钟。如果学生和老师都能很好地利用这一互相分享的机会,那将又是一次很好的临床学习过程。

由于教学师资队伍素质和教学时间资源的不同,很多医院没有设立专门从事在职护士专业发展培训工作的护理教育管理部门对临床带教老师进行系统的带教能力培训,有的因繁忙的临床工作,医院没有足够的临床带教老师能对学生组织这样讨论学习,因而对于大部分学生来说,如果下班后能自行非正式聚在一起分享一天的实习体会,虽缺少了临床带教老师的现场指导,也不失为一种很好的相互支持的学习。学生如果有幸在一家教学医院实习,有临床带教老师在场,那就更好。学生如何更好参与到实习后讨论会见第六章第八节"实习后讨论会"。

第四节   案例教学法

一、概况

案例教学(case-based learning,CBL)是一种以典型案例为核心和以问题为基础,学生为主体并由带教老师主导的教学模式,教学过程中让学生自主思考问题并进行讨论分析,充分发挥其主观能动性。案例教学不仅是传授知识,更是以提升学生分析问题和解决问题能力为焦点的教学方法。所谓案例,是指对某一事物实际情况所作的客观描述,而案例教学就是将这些客观描述施之于教学之中,运用相关知识和理论对案例进行分析与探讨,从中获得经验与教训;通过对案例的分析与讨论,启发学生思路,将知识转化为实践能力,激发学生创新思维和创造力;在"教"与"学"关系上,从老师主导讲、学生被动听的知识灌输式教学关系转变为老师引导下的学生主动积极参与研讨处理案例的教学关系。

二、预期教学结果

1. 形成和发展解决问题能力   问题解决能力是指解决临床问题的能力,这些临床问题与病人护理和日常临床实践中出现的问题有关。解决问题首先要明确、识别存在着的问题是什么,然后收集评估资料来进一步澄清问题,形成问题解决方案,最后评价解决问题方案的效果。不同于必须通过实际动手操作来形成与发展的操作技能,问题解决技能作为一种认知领域习得的认知技能,必须通过护理查房中对真实病人的反复观察与病情讨论,以个案法和案例法所进行的模拟临床实践等方式,为学生提供重要的实践经验才能形成与发展。这些学习方法使学生有机会学习到真实临床情景会遇到什么,真实病人典型的问题是什么,采取怎样的护理措施去解决,不同临床情景有什么相似之处和不同之处等。通过这些实践经验,使学生形成并发展解决问题这一认知技能。

2. 形成和发展决策能力   案例法、案例分析和护理查房都可以帮助学生形成和发展临床决策技能。所谓的"决策技能"是通过从不同的角度思考问题和解决问题的方案,对每种解决问题方案的可能结果进行衡量后,所作出的最恰当或最好的问题解决方案。案例法和案例分析中,都会描述一种需要作出决策的临床情景,伴随案例往往会涉及一些问题,这些问题需要学生思考可能不同的解决问题方案和不同解决方案的结果,通过分析后作出决策。

3. 形成和发展评判性思维能力　评判性思维帮助学生对临床各种情景作出有依据的、符合逻辑的判断与决策,它是临床实践中一种有目的、有依据的推理思维,它以结果为导向,涉及要达到怎样的结果,必须面对怎样的问题或事件去达到结果,当问题不明确或下一步该怎么办时,对问题进行反思。通过评判性思维,学生能学会:①多角度地思考病人的护理;②评判临床情景下不同的解决方法;③经过思考多种可能性后作出判断;④质疑事件以进一步澄清事件;⑤经过全面思考解决事件。评判性思维与解决问题技能和决策技能应用有关,学生通过评判性思维鉴别相关与不相关的资料,确定资料中的线索,组织资料,提出各种可能的诊断。在措施方面,评判性思维帮助学生比较、权衡不同措施的利弊,在可能的措施中选择最佳的决策。评判性思维能力是护士有效进行临床实践的基础。

三、实施要点

1. 案例设计　案例由 2 部分组成:案例描述和问题提出。在制作案例时一般老师先描述案例再提出问题,但有时老师也会先提出问题,然后完成案例描述书写。问题如何提出是案例法有效实施的关键,案例中提出的问题要为达到教学目标服务。如果教学目标是让学生来分析实验检查报告、进行生理病理分析,那么问题的提出就要与这方面有关。如果是为了改进学生解决问题的能力,那么就要针对案例中的问题、可能存在的问题、支持资料、额外资料、不同解决方法相关的问题提出。下面阐述就如何围绕教学目标提出问题以及相应的案例说明。

(1)促进解决问题能力发展的案例设计:为促进学生发展解决问题的能力,老师在制订案例时,要向学生提出这些相关问题,包括让学生能:①识别在案例中显而易见的病人和其他临床实践相关的问题;②假设有更多的评估资料,提出可能存在的问题并确定还需进一步评估的资料;③识别案例中相关的和不相关的信息;④建议不同的解决方法;⑤确定每种方法的利弊;⑥选择对该案例问题解决的最佳方法;⑦提供这些解决方法的理由;⑧确定针对该案例相关研究文献查询存在的不足;⑨评价措施的效果;⑩基于案例分析,计划其他不同措施。

案例设计

围绕"解决问题能力"的案例设计举例

病人,女,56岁,因气急、胸痛入院,准备做心导管进行进一步的检查,护士观察到病人在过去1小时内不停哭泣,当护士试图与她交谈时,病人说"不用管我,我只是累了"。

1. 这一临床情景中需要解决的某一问题是什么?

2. 在确定问题过程中,你会对该病人作怎样的假设?

3. 在干预前,你还需要从病人和病历中进一步收集其他什么信息?为什么这些信息很重要?

---

(2)促进决策能力发展的案例设计:促进决策能力发展的案例设计有2种方法,一种方法是描述一个要作决策的临床情景,然后提问学生来评鉴案例并达成一个决策;另一种方法是描述一个临床情景和决策,然后提问学生是否认同这样的决策。无论采用哪种形式,问题的提出都要引导学生对决策过程进行思考并对所作的决策提供依据或理由。针对这一教学目标,老师在形成案例时,要向学生提出这些相关的问题,使学生能:①确定案例中的决策;②确定案例中达成决策的重要信息;③提出作决策还需要增加的评估信息;④审查不同可能性的决策以及每一决策的后果;⑤达成某一决策并提供依据或理由。

案例设计

围绕"决策能力"的案例设计举例

一家大医院的一位夜班责任组长将科室一名新来的护士分配给一名很有临床经验的高年资护士,但她拒绝带教这位新护士,因为她自己已经够忙了,并告知这位新护士她太忙了,今晚不能与她一起上班,责任组长知道这一情况后,就将新护士重新分配给了另外一名护士带教。

1. 你认同这位责任组长的决策吗?为什么?

2. 从这一情景中,至少描述你会作的2种决策,并描述每一决策的优势和缺点。

3. 如何处理这一情景?

---

(3)促进评判性思维能力发展的案例设计可见表4-13。

表 4-13　促进评判性思维能力发展的案例设计提示

案例描述	提问学生
展现要分析的事件 展现要回答的有多种可能性的问题 展现要解决的复杂问题	分析案例并提供这种分析思考的理由 审查隐含在思考中的假设 描述推理的依据 描述做分析的概念和理论以及如何应用于该案例中
展现不同的或相互冲突的观点	从学生自我的观点分析案例,然后从不同的观点分析案例
展现复杂的资料进行分析	分析资料并从资料中作出可能的推断 提出需要的额外资料并说明为什么重要
展现独特的临床情景并提出不同的视角	分析情景,确定多种可能的观点 审视影响对情景思考所作的假定
描述伦理事件与困惑	提出不同的解决方法并讨论不同方法的后果 权衡不同方法的利弊并作出决策 从不同的观点评价这一事件

案例设计

促进评判性思维能力发展案例设计举例

案例一:你在妇产科门诊工作,一位 22 岁未婚女孩因恶心呕吐来门诊就诊,她怀疑自己可能有孕了,她相信你并要求你不要告诉她的父母。

1. 这个时候你会有哪些选择?

2. 你将做哪种选择? 为什么?

3. 选择在问题 1 中列出的另一种选择,这种选择相比于你的第一种选择有什么优点和不足之处?

案例二:你在巡视病房时,观察到一名新入院病人在病房里哭泣、呻吟、不停地跺脚。

1. 对于上述情况,你对病人的情况可作出哪两种假设?

2. 对于每种假设,你还需要收集哪些信息来确定你的假设?

3. 比较这两种假设,你应当采取的护理措施有什么相同和不同之处?

(4)案例中问题的提出可参考本章第三节"讨论法"中的关于"问题"设计的相关原则,如护理程序可作为指导框架进行提问。针对问题"还需要收集的资料、排列资料的顺序、案例中关键的或非关键信息,列出和排列病人存在的或潜在的健康问题和理由"便是对护理程序中评估步骤的提问,针对"护理措施、措施理由、措施效果评价"等问题提出便是对护理计划和评价步骤的提问。同一个案例可以从不同角度提出问题。

知识拓展

同一个案例从不同角度提出问题举例

问题的提出针对了评估和诊断部分:

病人,女,29 岁,妊娠 24 周来门诊做产前检查,护士发现她的脚踝和眼睛周边肿胀,病人说因为肿胀已经 1 个星期戴不上戒指了,她的血压是144/96mmHg。

1. 该病人可能的健康问题是什么? 根据提供的信息列出所有可能的问题。

2. 当前还需要收集哪些附加信息? 为什么?

同一案例,问题的提出是针对让学生对病人所作的假设及假设对决策影响的思考:

1. 提出该病人当前某一健康问题的名称。

2. 什么样的假设让你确定该病人存在这一健康问题?

3. 列出你这时要采取的行为,为什么这些行为对她的护理很重要? 你采取这些行为的思路是什么?

4. 你首先会做什么? 为什么?

---

2. 案例要随着学生知识的扩展和深度的提升从简单到复杂　案例设计要从文字组织好的逐步过渡到文字组织差的案例。

知识拓展

文字组织好与文字组织差的案例比较

文字组织好的案例

病人,女,53 岁,主诉过去 1 个月头痛厉害,通常每周发作 2 次,一般接近中午时发作,开始右侧颞部跳动样疼痛,而后疼痛波及左右眼和两侧颞部,痛时她不得不睡到床上去,病人还说颈部也有疼痛,护士注意到触摸颈部的后侧有压痛。

1. 该病人经历了什么类型的头痛?

2. 描述还应当收集哪些附加信息？为什么这些信息对确定病人的诊断很重要？

3. 选择可能用于该病人的 2 种干预方法，并提供应用方法的证据。

文字组织差的案例

病人，女，35 岁，昨天因在家里摔倒而来门诊就诊，摔倒的腿有几处不同大小的瘀青，并感到腿部有麻木感，上周病人因复视去看过眼科医生。

1. 还应进一步收集哪些信息，为什么这些信息对病人很重要？
2. 列出该病人要做的实验性与诊断性检查，为什么要做这些检查？
3. 考虑病人可能的诊断是什么？

3. 根据教学内容和教学目的的不同，案例法的教学方案会有所差异　老师在授课过程中穿插案例讨论以及老师采用专题性或综合性强的案例进行课后分析与讨论，其教学内容和目的是不同的。前一种案例法的教学目的通常是为了说明、论证章节中特定概念、理论、问题。一般案例设计短小精悍，内容直截了当，与一个或几个理论、概念、问题有关。一般在上课中穿插实施，由教师举例并分析、说明得出的结论，也可以由教师设问、提示，学生分析、讨论。这一方法有助于学生在较短时间内加深对基本内容的理解与掌握，帮助学生掌握具体的概念、理论、原理。后一种案例法是在学生掌握基本理论的基础上，其目的用于检查学生对知识的综合运用能力以及对所学知识的系统性掌握。这种案例设计通常为综合性或专题性强的典型案例。老师在课前或课后将案例发给学生，学生以个体或小组的形式对案例先进行思考或讨论，然后组织学生进行小组汇报讨论，老师引导学生讨论，最后总结讨论结果。

4. 案例要留有思考的空间　案例要有一定的讨论空间，通过精选的案例，引导学生去思考、讨论，并进一步查资料，拓展、加深知识面的宽度和深度。

5. 案例要客观生动　案例是教学活动的载体，允许适当地"故事化"，素材可来自病历、医疗文件、教科书、医疗文献，但不能生搬硬套。对于病情的描写，应当客观、细致，案例不能暗示结论、引导结论。

四、实施形式

1. 案例法　案例法（case method）是围绕真实的或假定的病人简短情况的描述后，提出开放性的问题，这些提问鼓励学生对案例进行思考。案例法能有效地促进将概念和理论应用到临床实践，促进解决问题能力、临床决策能力和评判性思维能力的发展。案例法是一种有效的教学策略,能帮助学生针对案例进行分析,确定问题和解决问题的方案,比较不同可能性解决方案的利弊,达成结论。

案例示例

案例法为达到不同教学结果应用举例

解决问题能力

病人,男性,65 岁,因严重头痛、右侧肢体乏力、不能发声而急诊入院,入院时体温 36.8℃,脉搏 120 次/min,呼吸 16 次/min,血压 180/120mmHg,提问:

1. 该病人出现这些症状可能的原因有哪些? 并解释你的回答。

2. 当病人入住病房时,你还需要进一步收集哪些信息? 为什么这些信息对制订病人护理计划很重要?

病人,男性,81 岁,充血性心力衰竭的病人,主诉呼吸困难、易疲乏、双脚水肿、活动困难,无家属陪护。提问:

1. 你预见该病人有哪些问题? 给出每个问题的理由。

你第一次走进病房,发现病人双脚着地坐在椅子上,在评估病人过程中,病人在说话时感到气急、不得不间断性地停止说话。提问:

2. 请你描述该病人至少 3 种不同护理干预措施。

3. 确定你所选择的护理措施效果的评价要求。

4. 你会对病人做怎样的教育?

5. 查阅一篇已经发表的与该病人护理有关的研究性文章并对研究进行评价,描述一下哪些研究发现可以或者不可以用于该病人或类似病人的护理中。

决 策 能 力

你已经在临床工作近 6 个月,近来,你注意到你的一位同事很难准时完成工作,近期上班迟到至少 3 次,今天你看到他在不同的病人之间进行护理操作,之间没有洗手。

1. 针对这样的情况,你有哪些选择?

2. 讨论每种选择的后果。

3. 你会怎么做? 为什么这是最好的方法?

病人，女性，50 岁，主诉腹痛、腹泻 8 天，被安排做各种诊断性检查以明确诊断，当你写完病人病史时，病人要求看她的病历。提问：

1. 针对这种状况，你会对病人说什么？

2. 是什么原则指导你的决策？提供做出这种反应的依据或理由。

评判性思维能力

阅读下列陈述：居民中 34.4% 的成人和 17.9% 儿童青少年有超重现象，超重与一个人的健康信念和生活方式相关。

1. 你还需要收集什么信息才能确定这一陈述与你所在的社区情况相符？

2. 为什么这些信息很重要？

病人，男性，50 岁，是一位智力障碍病人，平时在一位邻居的帮助下能够生活，但这位邻居最近准备搬家，一天，你在诊室接到这位邻居的电话询问能否有人过来继续帮助该病人。

1. 针对这样的状况，你的选择有哪些？

2. 在你决策前，收集什么信息是最重要？

2. 个案法　个案法（case study）是提供一个真实的或假定的病人情况让学生分析并作出各种不同决策，它比案例法信息描述更长、更全面系统，包括病人的背景资料、家庭史和其他更多的信息，使学生能基于病人更系统全面的信息对个案进行更深入的、全面的分析。学生在进行个案分析时，要求描述出进行个案分析的理论概念基础，如何应用这些理论概念知识和检索到的文献来理解、分析个案。

案例示例

个案法举例

病人，女性，44 岁，因声音嘶哑、轻度咳嗽来门诊就诊，护士在评估病人时，病人告诉护士她感到气急，在走路走得快和爬楼梯时更重，生命体征为：血压 120/80 mmHg，心率 88 次/min，呼吸 32 次/min，体温 36.6℃。

她是一名老师，有一位 14 岁的女儿，有健康意识，饮食恰当，体重控制良好，她对护士说：她非常地担心，因为她读到过的相关研究报道即使不吸烟的妇女也会得肺癌。

> 1. 医生为该病人开出了 PET-CT 检查单,什么是 PET-CT 检查? 为什么要给这位病人做这样的检查?
>
> 2. 在病人准备做这些检查之前,你会对这病人说些什么?
>
> 1 个星期后,该病人诊断为肺腺癌。
>
> 1. 这种类型癌症有什么治疗方案?
>
> 2. 选择一种治疗方案,解释这种治疗方案并描述它的标准化护理。
>
> 3. 基于这个病人及其家庭情况,请制订护理计划以满足该病人此时的个体化需要。
>
> 4. 在你所在的社区有什么可为该病人提供的服务?
>
> 目前病人离初期诊断时间已经过去 3 个月,描述该病人的目前状况和你的护理计划完成情况。
>
> ……

3. 案例展开法   案例展开法(unfolding cases)是个案法的另一种形式,在这种案例中,临床情景不断发生变化,这为学生提供了不同的模拟情景,让学生去思考、分析、评价。1997 年外国学者建议用"三段落书写法"来实施这种案例法:第一段落描述案例背景,包括病人的背景资料和其他临床情景的描述、学生要讨论的问题,让学生对案例进行第一次的分析;第二段落是对同一个病人临床状况进行一定的修改调整,然后让学生进行第二次的分析、评价,回答相关案例中提出的问题;第三段落让学生对案例进行反思,描述在案例中反映出要进一步学习的需要,分享对该案例的感受和作出的反应。这种案例法也可用于护士的专业发展培训中。

第五节   护理查房法

一、概况

护理查房(nursing rounds)是对一位或若干病人在床边进行观察、交谈,了解病人情况,通过对病史和其他资料的回顾,对评估资料和诊断进行讨论,提出可能的措施,修正护理计划。护理查房根据查房指导框架的不同可分为"以护理技术为中心"的操作性查房,"以问题为中心(PBL)"的教学查房,"以病人为中心的"的护理程序应用查房。根据查房内容不同可分为以新技术、新业务为中心的护理查房,以护理质量为中心的评价性查房,以护理管理为中心的管理性查房等。根据主导查房人员的不同可分为"以学生为主导的"护理查房，"以护士长为主导的"指导性查房，"以带教老师为主导"的教学查房，"以护理组长（责任护士）为主导的"常规评价性查房。

二、预期教学结果

在临床护理教学中，学生通过护理查房可促进其护理病人的综合能力、团队合作意识、表达能力的发展。预期教学结果包括：①确立临床情景中的病人问题；②评价护理和多专业治疗效果；③与同伴分享临床知识并确定自己认识上的不足；④发展对病人护理的新观点；⑤获得满足病人需要的洞察力；⑥评判性地思考自身或他人提供的护理；⑦能与参加查房的护理专家、老师和同伴讨论病人护理和临床实践的变化。

三、实施要点

1. **明确查房要达到的教学目标**　无论何种形式的查房，要明确查房要达到的教学目标，教学目标将指导老师和学生查房病例的选择和查房的重点。

2. **查房内容**　包括病人的背景资料，病人生理、心理、社会等方面的评估结果，护理诊断，护理措施，护理效果的讨论。

3. **查房开始**　在开始查房时，主持者向参与者介绍查房的对象——病人的基本情况，并向病人解释以取得病人的合作。

4. **查房过程**　在查房过程中学生可以与病人交谈，对病人进行体检或示范病人有关操作；学生之间可以相互提问，不清楚的向老师请教；老师在查房过程中的作用是引导学生评判性地思考病人和病人护理，鼓励学生将查房的病人案例与课文中的案例以及学生护理过的病人案例进行相同点和不同点比较，探讨不同护理措施与不同观点，反思从这一案例中学到的经验和新观点。

5. **查房结束**　对某些敏感问题应在床旁查房结束后去其他地方进行讨论，查房结束后老师也可布置学生就他们的学习和新观点完成一篇反思短文。

四、实施形式

护理查房可以由临床护理专家、临床护士、带教老师、护士长、学生或其他医务人员组织实施。在这里可分为以学生为主导的护理查房和以老师主导的护理查房两大类。

1. **以学生主导的护理查房**

（1）实习后临床讨论式查房：这种学生主导的护理查房可以安排在实习快

结束时,由 3~4 位学生组织病房巡视来代替实习后临床会议(见第六章第八节"实习后讨论会")。由一个学生简单地向其他同学介绍自己所管病人重要的生理、心理、社会评估资料,病人的护理诊断,护理措施和效果。然后学生回到示教室相互提问,对病人的护理计划进行讨论,确定并进一步澄清学生在病人护理方面需要关注的内容。在学生主导的护理查房中,带教老师是对查房案例的病人护理计划以及计划实施的最终负责人。

(2)以问题为基础的(problem-based learning,PBL)查房:具体的方法是从实习小组中抽一名学生主持,责任学生汇报病例,参加人员共同讨论,科室护士长和带教老师参加。查房前带教老师确定能够覆盖本病区教学内容的典型病例,让学生事先收集病人资料,在评估的基础上发现问题、初步确定病人的护理诊断,通过独立思考或小组讨论、查阅文献,制订护理计划和护理措施。查房时由学生主持,其余学生根据汇报的病情、护理查体、护理诊断、护理计划与护理措施进行进一步讨论、纠正、补充。主持学生将准备好的问题抛出,让其他学生讨论回答以加强相关知识的学习。带教老师或护士长引导学生讨论方向,就知识的深度和广度给予指导,对讨论的问题进行点评发言。具体举例说明参考下文中"学生主导的以问题为基础的(PBL)教学查房法"。

2. 以老师主导的护理查房　这里的老师可以是护士长、教育护士、带教老师、责任护士。

(1)护士长主导的教学指导性查房:由护士长主持,责任护士重点准备,查房时先报告病史、诊断、护理计划,并到床边进行护理查体,了解病人的病情、护理措施的落实情况及反馈信息后,按护理程序进行评价,并对查房内容做好记录。

(2)带教老师查房:由带教老师主持,确定查房的教学目标,选择合适的病例,根据教学目标提出讨论的问题,组织学生进行床边的查房。具体举例说明见下框"带教老师主导的教学查房法"。

(3)护理组长(责任护士)查房:每日进行的常规性工作质量评价性查房一般由责任护士主持,组织其他临床护士、进修护士、学生参加;每日在下班前到病人床边进行;重点检查如新入院的、危重的、治疗护理效果不佳的、外科手术前一天和手术后当天的、接受特殊检查的、出院前的病人,评估实施的护理措施是否恰当到位,观察护理效果,征求病人意见和建议,并对护理记录进行审核,从而评价护士或学生应用护理程序解决护理问题的效果。

案例示例

学生主导的以问题为基础的(PBL)教学查房法
——急性心肌梗死病人护理

主持学生:急性心肌梗死(acute myocardial infarction,AMI)为心肌缺血性坏死,是在冠状动脉病变的基础上发生冠状动脉血供急剧减少或中断,使相应的心肌严重而持久的急性缺血所致。近几天病房收治一例AMI病人,为进一步了解其存在的护理问题,以便采取有效护理措施,同时培养学生分析问题、解决问题的能力,今天在带教老师、护士长的指导下,组织教学查房,重点讨论急性前壁心肌梗死治疗护理方面的相关问题,请主管该病人的学生汇报病历。

责任学生:病人,男,65岁,因持续胸痛5小时入院。于5小时前起床后突发心前区疼痛,伴大汗淋漓,舌下含服硝酸甘油2片无效,急诊入院。

入院时查体:体温36.5℃,脉搏84次/min,呼吸21次/min,血压110/70mmHg。神志清,精神紧张,心率84次/min,节律规则,ECG示:急性前壁心肌梗死。

入院时存在的护理诊断/护理问题:①胸痛　与心肌缺血缺氧有关;②心排血量减少　与部分心肌坏死致心肌收缩力减弱有关;③恐惧　与胸痛及担心疾病预后有关;④自理缺陷　与胸痛及限制卧床有关;⑤知识缺乏:缺乏休息、饮食、疾病知识;⑥活动无耐力　与心排血量减少有关;⑦有便秘的危险　与进食少、限制活动导致肠蠕动减慢有关;⑧潜在并发症:心力衰竭。

入院后立即送入CCU病房,主要采取以下治疗、护理措施:①持续吸氧2~3L/min;②持续心电监护;③绝对卧床休息,一切生活由护士协助;④遵医嘱给予单硝酸异山梨酯60mg加入生理盐水35ml持续静脉泵注,尿激酶150万U加入液体静脉溶栓治疗。经过3天精心治疗及护理,胸痛、恐惧、知识缺乏等护理问题已得到解决。

主持学生:(对病人进行简要评估)现病人情绪稳定,饮食、睡眠好,每日尿量约1 300ml,大便不干燥。胸痛明显缓解,血压120/70mmHg。下面同学们集思广益讨论一下与病人有关的护理问题。

学生甲:我补充一个护理诊断:"有下肢静脉血栓形成的危险　与卧床休息活动量下降有关"。静脉血栓发病因素有:①静脉血流迟缓,血液中的细胞成分停滞于血管壁,形成血栓;②静脉内膜损伤;③血液高凝状态。AMI 病人具有①、③两个发病因素,护理中应协助病人进行被动肢体活动,促进血液循环,预防血栓形成。

学生乙:胸痛的相关因素是"与心肌持续缺血缺氧、心肌坏死有关",应当与心绞痛相区别。心绞痛时胸痛时间 3~5 分钟,一般不超过 15 分钟,程度较轻,休息或舌下含化硝酸甘油可缓解;AMI 胸痛程度重,多伴有濒死感,持续时间长,超过 30 分钟,休息或舌下含化硝酸甘油不能缓解,必须用麻醉性镇痛剂才能有效,所以该病人的相关因素应该很确切。

学生丙:"活动无耐力"这个护理诊断提得很好。要根据心肌坏死后瘢痕形成的愈合过程,为病人制订适宜的休息活动计划。因冠状动脉闭塞后 20~30 分钟,受其供血的心肌即可有少量坏死,1~2 小时之间绝大部分心肌呈凝固性坏死,心肌间质充血、水肿、伴大量炎性细胞浸润,随后坏死的心肌纤维逐渐溶解,形成肌溶灶,后渐有肉芽组织形成,1~2 周坏死组织开始吸收,并逐渐纤维化,在 6~8 周后瘢痕愈合。除了上述心肌坏死后瘢痕形成愈合过程需要考虑外,病人休息活动计划的制订还需根据病人的具体情况,如果病人有反复发作的胸痛,病人有并发症,就需要适当延长卧床时间;如果病情较稳定,则鼓励病人早期活动,以促进侧支循环的形成。

指导病人:①入院 1~2 日内应绝对卧床休息,大小便均在床上;②3~4 日后,可床上坐起;③5~7 日,可在床边和室内轻微活动;④2 周后在家人或护士协助下走廊散步;⑤4~6 周可进行适宜的户外活动。活动中要循序渐进,逐渐增加活动量,不可过猛,以免心脏负荷过重;此外,坏死的心肌无收缩功能,易并发心力衰竭、心律失常、心脏破裂等意外。

学生丁:"潜在并发症:心律失常也不容忽视"。因前壁心肌梗死病人梗死面积大,心电生理不稳定,极易并发心律失常,以 24 小时内最多见。各种心律失常中以室性心律失常最多,尤其频发的、成对的、多源的或 R-on-T 型室性期前收缩,常为心室颤动的前兆。一旦发现,立即遵医嘱应用利多卡因 50~100mg 静脉推注,5~10 分钟重复 1 次,至期前收缩消失或总量达到 300mg,继以 1~3mg/min 的速度静脉滴注,护士应及时根据监护情况调节滴速。

主持学生:以上同学们提出的问题很好,很有针对性。AMI 特征性心电图表现有:①病理性 Q 波;②ST 段弓背向上抬高;③T 波倒置。请问形成 Q 波的条件有哪些?

责任学生:必须具有以下条件:①梗死的直径>25~30mm;②梗死的厚度>左室厚度的 50%;③梗死部位位于 QRS 起始 40ms 除极部位。

学生甲：我再补充一个护理诊断，"有出血的危险　与溶栓有关"。AMI 溶栓治疗最常见的并发症是出血，轻者皮肤、黏膜出血，重者可发生脑出血，应严密观察病情变化，防止意外。AMI 溶栓治疗愈早愈好，综合文献报道，溶栓治疗每提前 1 小时，绝对病死率降低 2%。早期溶栓的好处有：①可以挽救濒临坏死的心肌并限制梗死面积，从而保持左室功能；②早期冠脉内血栓没有机化，对溶栓剂反应好，易于溶解，一般认为 2~4 小时为治疗的最佳时机，最迟不超过 6 小时。

主持学生：常用溶栓剂有尿激酶、链激酶、阿替普酶。AMI 静脉溶栓后，再通的判断指标有哪些？

学生乙：①心电图抬高的 ST 段 2 小时内回降＞50%；②胸痛 2 小时内缓解或基本消失；③2 小时内出现再灌注性心律失常；④血清心肌酶水平升高的峰值时间提前。这些指标间接判断血栓溶解。所以值班护士应了解何时做 ECG，何时抽血化验，及时评估病人胸痛情况。

护士长：以上大家对溶栓治疗讨论得很好。除了溶栓药物治疗外，还可应用：①β 受体阻滞剂，可减慢心率，降低血压，减弱心肌收缩力，故可降低心肌耗氧量和限制梗死面积，同时还可增强麻醉止痛剂的疗效，减少其用量，但应注意病人心率变化；②阿司匹林，抗血小板聚集，长期小剂量服用可降低病死率和再梗死率；③硝酸酯类，可扩张冠状动脉，缓解胸痛、减轻左室负荷，防止心功能不全；④血管紧张素转换酶抑制剂，要观察有无干咳等不良反应。在健康指导中药物指导是其重点，应熟悉以上常用药物的作用及副作用。此外，AMI 病人也可急诊行介入治疗——经皮冠状动脉腔内成形术（PTCA），其原理是将球囊扩张导管送至病变的冠状动脉，利用球囊的机械挤压作用造成血管内膜或部分中层撕裂，重新塑形管腔，使病变狭窄处的血管扩张成形，管腔扩大，血流增加。PTCA 是目前应用最多的介入技术。

带教老师：AMI 的护理相当重要，除吸氧、监护、绝对卧床外，还要嘱病人保持情绪稳定，饮食少量多餐，勿过饱，保持大便通畅，勿用力，及时协助病人做腹部按摩。

示教：病人仰卧屈膝位，用右手大小鱼际肌沿着升结肠、横结肠、降结肠、乙状结肠解剖方向，从右向左环形按摩，每次 15~20 分钟，每日 2 次，以促进肠蠕动，保持大便通畅。

此外，AMI 病人定位诊断也很重要。如果病人是右心室梗死，治疗过程中应特别注意，因右室梗死可引起右心衰和低血压，应给予扩容治疗，每日补液量 2 000~3 000ml，禁用利尿剂，慎用血管扩张药物。输液速度根据病人有无右心衰竭情况、血压、尿量进行调节。因为肺循环是无阻力血管,大量补液可增加右心室充盈压,增加右心室与左心房之间的压力阶差,使左心房压力增高,左心室充盈加大,心排血量增加。护理中应严密观察病人的血压,准确记录出入液量(讲解该病人的心电图特点及心电图右心室梗死的心电图特点)。

主持学生:本次护理教学查房,同学们收获颇多,进一步了解了病人存在的护理问题及下一步的观察护理重点。同时,护士长及带教老师给我们讲解了有关心肌梗死新业务、新技术,使之更好地护理于病人。

案例示例

带教老师主导的护理查房法
——胸腔闭式引流管置管病人护理

带教老师:肺癌又称原发性支气管肺癌。指的是源于支气管黏膜上皮或肺泡上皮的恶性肿瘤。近年来,全世界肺癌的发病率明显增高,在工业发达国家和我国大城市中,肺癌的发病率已居男性肿瘤发病的首位。目前,肺癌已成为恶性肿瘤死因中的首位。肺癌的发病年龄大多在40岁以上,男性居多,但女性肺癌的发病率近年明显增加;男女比例为(3~5):1。肺癌的分布以右肺多于左肺,上叶多于下叶。起源于主支气管、肺叶支气管的肿瘤,位置靠近肺门者称中心型肺癌。起源于肺段支气管以下的肿瘤,位置在肺的周围者称周围型肺癌。肺癌的治疗方法主要有手术治疗、放射治疗、化学药物治疗、靶向治疗、免疫治疗等。早期肺癌手术治疗通常能达到治愈效果,因此手术治疗是主要的治疗手段。而手术方式不同,术后护理也有区别。胸外科手术病人一般术中常规会放置胸腔闭式引流管,病人术后回病房后需要根据胸腔闭式引流管放置的目的,采取不同的护理措施,促进术后病人康复,这也是胸外科护士应当具备的实践能力。因此,今天我们要重点讨论胸腔闭式引流管的护理要点,胸腔闭式引流瓶的更换操作。下面请参与该病人护理的责任学生简要汇报病历。

责任学生:病人,女,56岁,因"检查发现肺结节2年余"门诊拟"肺结节"收住入院。病人2年前检查发现肺结节后定期复查,今年2月份胸部CT提示"两肺多发小结节,右下肺斜裂旁结节增大",为进一步诊治而入院。既往胆囊切除术后10余年;2019年行右乳腺癌根治术,术后行放化疗史;焦虑症3年,长期口服阿米替林片;无过敏史。入院时体征平稳,无疼痛;口服阿米替林后夜间睡眠指数 8 分,入睡困难,睡眠中断;无其他阳性体征及症状。术前完善各项检查,排除手术禁忌证,完成术前准备。昨天全麻胸腔镜下行右下肺叶切除术 + 右侧(肺修补术 + 胸膜粘连松解术 + 纵隔淋巴结清扫术)+ 右上肺楔形切除术;术中冰冻显示右下肺结节低分化癌,右上肺结节钙化结节,术中留置尿管,留置右侧胸腔闭式引流管,给予病人使用自控镇痛泵(PCA)。术后病人安返病房,遵循肺叶切除护理常规给予护理。目前病人为术后第 1 天;当前治疗为一级护理,半流质饮食,病房内活动,药物(静脉用药:头孢呋辛抗感染、氟比洛芬止痛、奥美拉唑制酸、甲氧氯普胺止吐;乙酰半胱氨酸 + 异丙托溴铵 + 丙酸倍氯米松雾化吸入;口服氨溴索化痰、乳果糖通便等治疗)。病人神志清,精神一般,有头晕;口服阿米替林片,夜间睡眠指数 8 分,入睡困难,醒醒睡睡;今早生命体征:体温 36.7℃,脉搏 63 次 /min,呼吸 21 次 /min,血压 120/65mmHg,胸部切口持续隐痛 2 分,活动痛 4 分,PCA 泵内药物已输入 37ml,镇静程度(LOS)评分 0 分;鼻导管 3L/min 持续吸氧下氧饱和度 100%;呼吸音听诊右肺减弱,呼吸功能训练最大吸气量 1 000ml,胸部切口及管周敷料干洁,切口周围无皮下气肿,右胸腔引流管可见水柱波动,咳嗽时无气泡逸出,术后回来到现在 18 小时内共引出 475ml 血性液体;今早进食半碗稀饭、半个馒头,无恶心、呕吐不适,术后肛门已排气;今晨尿管拔除后正常排尿。ADL 评分提示轻度活动功能障碍;营养、静脉血栓栓塞症(VTE)、跌倒、压力性损伤评估为低风险。

　　主要护理诊断:①潜在并发症:出血　与手术创伤有关;②疼痛　与手术创伤有关,病人自述切口活动痛 4 分;③睡眠障碍　与焦虑症及术后疼痛有关,病人表现口服阿米替林片后夜间睡眠指数 8 分、入睡困难、睡眠中断。

　　带教老师:病人病情汇报得很全面、思路也非常清晰,非常好。你根据今天各系统评估及风险评估结果,结合检查检验,提出 3 个主要的护理问题;我想知道你为什么把“潜在并发症:出血”这个护理问题放在首位;其主要的护理措施有哪些?

　　学生丁:病人术后至现在 18 小时内共引出 475ml 血性液体;其中 200ml 引流液是今天早上 06:00 至现在两个多小时内引流出来的,可能与今早下床活动后体位改变有关,也可能与术后出血有关;因此,我认为这个护理问题目前风险比较高,放在首位。主要的护理措施:①严密监测生命体征;②关注胸部体征:呼吸音、有无胸闷气闭;③保持胸腔闭式引流通畅:关注引流量、颜色、性质等;④关注出入量:关注尿量;⑤关注今早 CBC、CX3 以及胸片的复查结果。

带教老师:重点明确,非常好! 结合前面丁同学的回答,哪位同学能告诉我临床上是如何通过胸腔闭式引流管来观察病人术后胸腔内可能有活动性出血?

学生乙:根据临床研究统计,术后 24~48 小时内出血可能性最大。因此,术后关注胸腔闭式引流管的引流情况非常重要。胸腔闭式引流每小时引流量超过 200ml,或每小时每千克体重超过 3ml,持续 3 小时以上,呈鲜红色,有血凝块;病人同时出现烦躁不安、血压下降、脉搏增快、尿少等血容量不足表现时,需警惕活动性出血。

带教老师:回答正确,这点非常重要,大家需要牢记。那谁能汇报一下胸腔闭式引流管的护理要点包括哪些方面?

学生甲:胸腔闭式引流管留置期内护理要点:①保持引流管的通畅和密闭;②保持引流系统的无菌;③观察引流液颜色、性质和量并记录;④有效体位引流;⑤拔管后观察局部有无渗液、漏气、皮下气肿,避免胸膜腔与外界相通。

带教老师:回答不够完善,下面我给大家归纳一下。

胸腔闭式引流管留置期内护理要点:①遵医嘱是否需要持续负压吸引,如果需要负压一般为 10~15mmHg,不超过 20mmHg(有少量小气泡冒出即可)。②体位与活动:胸腔闭式引流管留置期内病人应取半卧位,生命体征稳定时要及早下床活动(起床活动时要拿起水封瓶旁边系在两个钩子上的绳子,以防滑脱、倒翻);鼓励病人深呼吸、有效咳嗽;呼吸助力器使用等。③引流装置位置水封系统必须保持直立状态,并且应低于胸腔穿刺点水平位(一般低于引流口平面 60~100cm),引流袋(瓶)不能高于穿刺部位,防止引流液反流。④保持引流管通畅,应避免受压、扭转及脱出等;⑤经常巡视病房(根据护理级别):观察有无皮下气肿、疼痛等情况;观察管周敷料情况;检查连接管有无松动,严格保持系统密闭;观察引流管的通畅度,观察引流量、颜色及性质;及时更换引流瓶等。⑥外出检查时引流管需保持通畅。⑦正确记录引流量、颜色、性质。

带教老师:胸腔闭式引流管留置期内,B 瓶内持续有气泡逸出,可能是什么原因引起的?

学生乙:①首先,检查引流装置是否密闭,有无漏气;检查从胸部切口置管处、胸腔引流管与胸腔引流瓶连接处以及胸腔引流瓶上的连接处是否连接正确、紧密,胸腔引流瓶有无破损等;②如果引流装置密闭,则提示胸内正压,病人可能存在气胸,支气管胸膜瘘等。

带教老师：非常棒，回答得很全面。下面我们请丙同学回答该病人留置胸腔闭式引流管的目的是什么？

学生丙：生理状态下胸膜腔是密闭的，其压力为(−5~ −10cmH₂O)。开胸手术使胸膜腔与外界相通，失去原有的负压，同时手术创伤使创面渗血、渗液，压迫肺，使肺的通气、换气功能受限，因此，术后胸腔闭式引流管放置的目的为：①引流胸膜腔内的渗液、渗血和气体，观察胸膜腔内的出血量；②平衡胸腔两侧的压力，预防纵隔移位及肺萎缩；③重建胸膜腔内正常的负压，促使肺复张。

带教老师：回答正确。下面我给大家示教胸腔闭式引流瓶更换的操作步骤，请同学们认真观察。

【操作方法】

1. 用物　①水封瓶；②开瓶器；③外用生理盐水 2 瓶；④乳胶手套；⑤治疗盘；⑥ 5%PVP 碘伏棉签；⑦无菌纱布；⑧无齿血管钳 2 把；⑨ EDA；⑩黄色垃圾袋；⑪治疗车。

2. 操作步骤　胸腔闭式引流瓶更换的操作步骤见表 4-14。

表 4-14　更换胸腔闭式引流瓶操作步骤

项目	操作步骤
操作前评估	1. 胸腔引流管留置的日期、深度、固定情况 2. 引流液的颜色、性状及量 3. 水柱波动情况及有无漏气 4. 病人的呼吸情况，局部有无渗液、出血、皮下气肿等
用物准备	1. 洗手，戴口罩 2. 准备用物： 　2.1 检查一次性物品质量，如有效期、有无膨胀、外包装有无破损等 　2.2 水封瓶：按要求正确连接，按无菌要求向 B 瓶内倒入外用生理盐水至 40~60cm，使玻璃长管在液面下约 3~4cm，盖紧瓶塞，保持直立，做好液平面的标记。向 C 瓶内倒入外用生理盐水至 140~160mm
操作过程	1. 携带用物至病人床边 2. 核对病人身份 3. 向病人解释操作目的：保持引流通畅，防止感染 4. 拉上床帘 5. 洗手、戴手套 6. 安置病人体位：低半卧位或平卧位

续表

项目	操作步骤
操作过程	7. 更换水封瓶 　7.1 暴露引流管,检查置管口;检查引流管是否通畅(查看有无水柱波动及有无气泡逸出),有无扭曲等情况,观察引流液的颜色、性质及量 　7.2 将旧的水封瓶套上黄色垃圾袋 　7.3 放置新的水封瓶,保证水封瓶低于胸壁引流口平面 60~100cm 　7.4 从置管顶端往下挤压胸腔闭式引流管,挤压后不松开,直接用两把血管钳夹住胸腔闭式引流管尾端 3~6cm 　7.5 分两步给接口处消毒 　　7.5.1 取第 1 根棉签,以接口为中心,环形后向上纵行从左至右消毒 3cm 　　7.5.2 取第 2 根棉签,以接口为中心,环形后向下纵行从左至右消毒 3cm 　7.6 取无菌纱布,包裹住接口并进行分离 　7.7 消毒引流管横截面:取第 3 根棉签从上往下消毒引流管横截面 　7.8 纱布包裹下将无菌胸腔闭式引流管接口与胸管连接 　7.9 放开血管钳,从置管顶端往下挤压整条胸腔闭式引流管,检查管道是否通畅 8. 整理用物 9. 脱手套,洗手(免洗洗手液) 10. 安置病人,拉开窗帘 11. 宣教引流管放置的作用和注意事项
整理用物	1. 整理用物 2. 洗手 3. 记录

带教老师:现操作完毕,同学们有不明白的问题在此提出加以讨论。

学生乙:老师,我想知道一侧肺全切除的病人为什么术后胸腔闭式引流管常规夹闭?

带教老师:病人一侧肺全切除术后,两侧胸膜腔的压力失去平衡。术后一开始纵隔会有不同程度地向患侧移位,但是随着患侧胸腔积液的增多,患侧胸腔内压力会逐渐升高,为了平衡两侧胸腔内的压力,以减轻或纠正纵隔移位;主管医生会根据纵隔移位情况,酌情放出适量的引流液(患侧胸腔积液量的液平面与肺门持平),以维持气管、纵隔居中。每次放液不宜过多(一般不超过 100ml)、过快,避免纵隔突然移位、摆动,导致心搏骤停。

　　气管居中检查手法(床边示范)：把示指和环指放在胸锁关节的两侧，然后用中指从甲状软骨的下面开始摸气管，评估气管有没有居中。

　　学生丙：老师，如果更换引流瓶时胸管意外脱管该如何处理？

　　带教老师：如果发现胸管意外脱管，第一步：我们应该立即将引流管口周围的皮肤向管口挤压，以封闭管口。第二步：寻求帮助。消毒后用凡士林纱布及无菌敷料封闭；检查胸导管完整性；立即通知医生。第三步：观察病人胸部体征及症状等情况，必要时拍片或胸腔B超检查病人有无气胸或胸腔积液等情况发生，考虑是否需要重新置管等。第四步：这是非计划拔管，临床上需要填写意外事件报表，上报护士长。

　　总结一下今天教学查房的主要内容：①胸外科手术治疗后病人放置胸腔闭式引流管的目的；②胸腔闭式引流管的护理要点，其中重点是要能够识别胸腔引流管是否密闭、是否通畅，以及怎样通过观察胸腔引流液判断是否存在活动性出血；③胸管意外脱管时的处理流程；④更换胸腔闭式引流瓶的操作步骤。希望同学们能在课后整理一下这些方面的知识点，强化理解，并与临床实践结合，能学以致用。

　　今天查房后的思考问题为：①胸外科手术治疗后胸腔闭式引流管为什么有些病人需要接负压，有些病人不需要接负压？②胸外科手术治疗后胸管拔管指征有哪些？这两个问题的答案大家在下周教学查房时以书面的形式交给我。

第六节　书面作业法

一、概况

　　书面作业法(written assignments)是在临床实习过程中老师结合临床教学目标、实习内容，为学生布置的某种书面作业，并对学生完成的作业给予及时反馈，以促进学生学习发生的教学方法。书面作业是促使学生学习的一个载体，它为学生提供了理论与实践结合的契机，虽最终以书面形式展现教学结果，但注重的是实践的过程，是对实践进行反思、归纳并在查找资料的同时又能学习到新的知识的主动学习过程。

二、预期教学结果

1. **在临床实习中促进学生对有关概念和理论的理解**　在书面作业中,学生可以描述与病人护理有关的概念和理论,并解释这些概念和理论如何指导临床实践。促进学生课堂理论知识与临床实践的结合。

2. **促进解决问题能力和评判性思维能力的发展**　书面作业给学生提供了分析自身在临床实习中所遇到的病人问题和其他问题的机会,使其审视护理措施并提出新的解决问题的方法。通过书面作业,学生可以分析资料和临床情景,识别作决策所需额外信息资料与问题,提出不同的解决方案,并对措施进行比较,评价护理效果。

3. **反思感受,促进信念和价值的形成**　书面作业帮助学生回顾自身在护理病人过程中产生的感受,反思其信念和感受。例如实习日记、人文关怀反思日记,可以让学生记录其对病人或护理活动的感受,并反思这种感受,审查自身的价值观和信念。

4. **提高学生写作能力**　写作是一项需要不断实践训练的技能,书面作业为学生提供了实践机会,学生通过书面作业学习如何组织自己的思想并用书面形式清楚地表述这种思想。

三、实施要点

1. **明确每项书面作业要达到的教学目的**　根据目标进行布置,如人文关怀反思日志书面作业的目的是使学生在临床实践中内化人文关怀价值观。

2. **规定作业的书写格式、内容和评价要点**　每项书面作业,要明确书写格式、内容和评价要求,必要时附上案例进行说明,便于学生遵循。

3. **提供适当的指导**　临床老师要在学生完成书面作业的过程中提供适当的指导以及学习资源上的支持。

4. **完成后的作业要给予评价与反馈**　评价与反馈是书面作业的一个重要环节,科学、客观、及时的反馈可以促进学生的学习,尤其是过程性评价,可以使学生在完成作业的过程中能力得到不断改进与提高。

四、实施形式

1. **概念图**　概念图(concept map)又称为思维导图(mind map)。概念图或思维导图被定义为以纲要性的画图表达概念和概念之间关系的知识结构图,是一种促进学生评判性思维和进行有意义学习的有效教学方法和工具。概念图作为一种组织与表征知识的工具,可以形象化地表征出学习者在某一具体知识领域中对某一主题理解的概念体系及其组织形式。

有意义学习强调学习新知识时,学生已有的先备知识或认知结构,当学生能够将已有的知识与新的知识建立联系时,就产生了有意义学习。例如通过课堂学生学习到如疼痛、焦虑、恶心、呕吐、发热、胸痛等概念,当进入临床后学生会遇到有疼痛、焦虑、恶心、呕吐、发热、胸痛等问题病人的不同临床表现的点滴信息,当学生将病人表现的点滴信息与他们原有认知记忆中的疼痛、焦虑等概念发生联结时,便产生了有意义学习,同时丰富了学生对疼痛、焦虑等概念的认识。在临床教学中,概念图的应用有多种形式,一种形式是让学生通过阅读画出概念图,学生通过临床课程学习能获取到许多信息和事实性知识,概念图能帮助学生有意义地加工读到的信息,将新的信息、概念与原有的信息、概念发生联结。第二种形式是用于学生临床后的讨论,学生们可协作性地将护理过的病人或临床上遇到的情景以概念图的方式展示出来。

学生通过思维导图或概念图将想法、观点和理解通过图表展示以表达各变量之间的关系与各信息之间的联系。概念通常用框、圆及其他几何图形表示称之为结,结内可以写上一个字或几个字或者标记来描述概念,线条表示联系,结之间线条的连接代表了他们之间存在的关系,这些连线可以是单向、双向或横向。图 4-2、图 4-3 是 2 个简单的概念图举例,图 4-2 为急性胰腺炎的病理生理图,图 4-3 为低钾血症的护理计划图。概念图通常用于形成性评价。

2. 反思日记 反思日记(journal)是促进学生将理论与临床实践结合的一种教学策略。反思为学生提供了下列学习机会:①记录临床过程中产生的情感;②描述对病人和临床体验的感受;③记录临床实践中达到的目标;④发展价值观与情感态度;⑤达到与老师沟通的目的。反思法是促进学生反思性实践的一种良好策略,使学生对自身的学习体验进行反思,重新省察这些经验,思考自己在这样的临床情景下做出的行为与反应等。通过反思日记学生能领悟这些临床体验的意义,将这些经验与课堂的理论学习进行联结,增强对护理专业价值的认同,促进自身情感素养的提高,移情地理解他人,反思护士的专业角色作用,发展评判性思维能力,学习如何为病人提供更好的照护等。

实习周记和护理人文关怀反思日记是目前许多教学医院常用的反思日记法在临床教学中的应用形式。通过完成这些书面作业为学生提供了将理论与实践结合的机会。

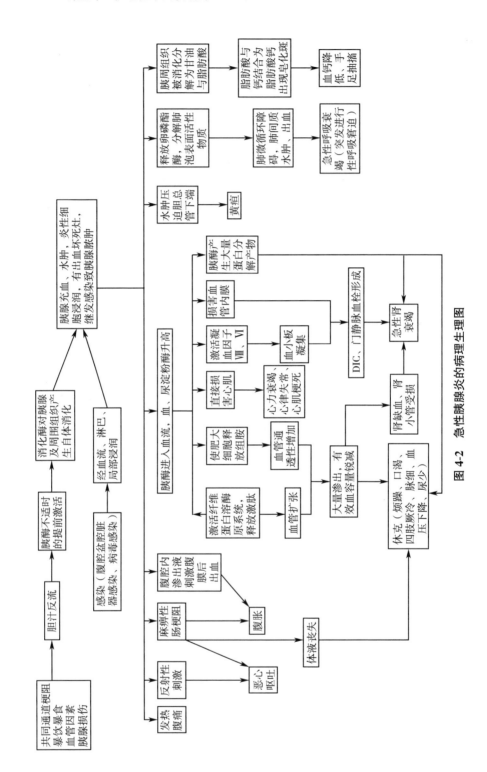

图 4-2　急性胰腺炎的病理生理图

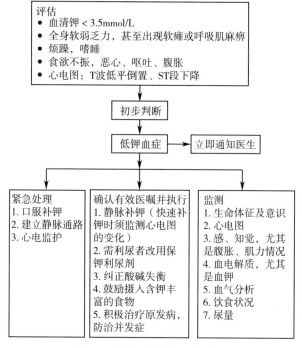

图 4-3　低钾血症的护理计划图

作业示例

护理人文关怀反思日记书面作业要求与举例

一、目的

使学生认同人文关怀在护理工作中重要性,并将护理人文关怀理念内化于"行",更好地服务于病人。

二、作业书写要求

1. 频率　临床实习第 3 个月内完成一份反思日志

2. 内容

(1)用你自己的话概括目前你对护理人文关怀概念的理解。

(2)通过查阅中外文献两篇以上,谈谈你对护理人文关怀概念的进一步理解。

(3)列举发生在你身上或是身边的与护理人文关怀相关的例子,可以是正面的,也可以是反面的(概括有关的场景,如果需要,用对话的方法描述具体的情景)。

（4）从 Watson 的十大人文关怀元素的视角分析上述案例情景。

（5）小结：①通过相关文献查阅及案例分析，谈谈对你今后护理实践的帮助；②描述你对这种案例学习方法的认识（喜欢程度、对你实际能力提高的帮助程度、对临床工作的指导意义）。

（6）格式要求：①参考文献格式参照中华护理杂志；②字数 1 500 字；③题目宋体四号加粗，第二行宋体五号加粗注明学校和名字，正文宋体五号。

（7）呈现形式：以电子版的形式上交给护理部总带教老师。

人文关怀实践反思
×××护理学院　×××

参与人文关怀实践课堂之前，在我眼中，人文关怀就是在护理病人躯体的同时，给予一定的精神上的照护。这种关护可以通过日常事务性的沟通，比如每日询问病人的病情，逐渐发展成为精神层面交流。看到病人精神喜悦时，可以以其作为切入点，询问病人心情愉悦的原因，以此拉近距离，从而更好地促进护理操作。

人文关怀能力是护理人员人文素养的重要组成部分，是综合护理的核心能力之一[1]。近年来，医疗护理服务质量不断提升，病人对于被尊重、被关怀等精神层面的需求越来越大，人文护理理念逐渐影响护理行业趋势[2]。李治霞[3]在临床护士人文关怀、共情及护理叙事能力中提到，人文关怀护理的理念是以人为本，是指护士对病人实施护理关怀的一种能力，这种能力是护士将自身所学融入自身的认知、情感、态度后的内在修养的一种外在表现，是护理人员学会关怀病人的必修课。人文关怀一词中，"人文"是一个内涵极其丰富的概念，"人文"与人的价值、人的尊严、人的独立人格、人的个性、人的生存和生活及其意义、人的理想和人的命运等密切相关。而人文关怀就是对人的生存状况的关怀、对人的尊严与符合人性的生活条件的肯定，对人类的解放与自由的追求。因此，人文关怀就是关注人的生存与发展，就是关心人、爱护人、尊重人。

王昌[4]在叙事护理的临床应用中指出，护理人员在对病人进行护理的过程中，通过倾听、交流、反馈等方式，进一步挖掘病人护理信息，引导病人实现生活、疾病故事意义重构，让病人感受到被尊重以及被重视的心理的叙事护理[5]，在生物—心理—社会医学模式下，是对人性化护理服务内涵的补充，能为其他护理操作的正常进行打下坚实的基础。叙事护理强调护士以倾听、回应的姿态进入到病人的故事中，了解病人的体验经历,打开病人的第二视角,燃起病人继续生活的希望,大大提高病人的依从性,积极向上的心态更有助于疾病的治疗和恢复,在病人感受关怀温暖的同时也推动护患友好和谐相处。这正是人文关怀理念在叙事护理中的应用与推广。

在实习的过程中,我去给一位老年病人进行相关的护理操作。病人的女儿对病人的照护十分仔细,因此她一开始对实习生身份的我有些不放心。我在排气、输液时她都会时不时对我的操作存在疑问与担心。比如排气的时候有一些小气泡,她会很直接地指出说排气没有排干净,或者进一步询问我药品的作用。但我深知作为一名新手,被旁人质疑是常发生的事情,我要做的是恪守我的本职工作,不能因为病人家属的不信任而懈怠了护理操作的过程。因此,我在早上进行晨间护理的过程时,会主动询问病人的睡眠和心情,借此拉近距离。治疗时,如果病人呼叫,我也会及时回应。发现监护仪上氧饱低于93%我也会至床旁询问病人有无胸闷气急等不舒适情况发生,还指导了病人如何进行有效咳嗽和深呼吸。而后病人慢慢与我建立起信任关系,会主动分享情感性的一些话题。

我认为在 Watson 的十大关怀要素之中,我积极回应病人,做到了能协助满足病人的个人需求;在操作过程中及时回应病人的疑问,给病人灌注了信任与希望;我也能及时发现自己在操作中的不足,察觉到病人生命体征的变化,做到了对自己及他人有敏感的洞察力。我在护理过程中逐步与病人建立起帮助、信任、关怀性的关系,也让我自身的价值得到了提升。

在这次文献查阅和案例分析中,我对人文关怀有了更加具体的认识。我了解到人文关怀的方面是多层次的,贯穿于人的价值、人的尊严、人的独立人格、人的个性、人的生存和生活方方面面。我也明白了可以不由护士主导交流的过程,通过叙事护理的方式让病人主动承担话题的开启,袒露自身的情感,进行护患更加深层次的沟通交流。通过对自身案例的回顾这种学习方式,我能够进一步分析当时所处的局势,进而更加松弛地面对下一次这种交流。我相信这次的资料查找与案例学习,能够让我在往后的临床实践中更自信与游刃有余。

××年××月××日

参考文献

［1］范宇莹,孙宏玉,常广明.高等护理教育呼唤人文关怀的回归:人文关怀护理教育的国内外研究进展［J］.护士进修杂志,2019,34(14):1257-1266.

［2］牛姗,王倩倩,柳娟,等.护生人文关怀能力现状对人文护理教育的启示［J］.护理实践与研究,2021,18(3):359-362.

［3］李治霞,孙芳,赵新月,等.临床护士人文关怀、共情及护理叙事能力相关性研究［J］.循证护理,2022,8(17):2379-2383.

［4］王昌,邢彩霞,汪美玲,等.叙事护理临床应用的研究进展［J］.齐齐哈尔医学院学报,2020,41(02):200-202.

［5］CHARONR.Narrative medicine:form,function,and ethics［J］.Annals of Internal Medicine,2001,134(1):83-87.

老师点评:不难看出,该学生书写的这份人文关怀反思日志,展现出该生对护理人文关怀的内涵有了自己独到的认识与提高。作业符合书写要求,但对参考文献有待更认真地按标准进行列出(上述已经进行了修正)。

作业示例

实习周记书面作业要求与案例

一、目的

反思学习的经历以及自己学习进展,与老师建立良好的沟通关系。

二、作业书写要求

1. 频率 最好每周 1 次(至少 1 个科室 1 次)。

2. 内容 围绕周目标,描述参与进行的学习活动,评价学习的效果,需要改进的方面和省察自己的感受、观点、价值观与信念。

3. 呈现形式 每人备一本厚的笔记本记录反思,写好后上交带教老师批阅反馈。

×× 年 ×× 月 ×× 日

这是普外科实习的第 4 周,周一,×× 老师对我进行了周目标等的相关评估后,很认真地告诉我:"××,这是你在我科实习的最后一周,经过评估,我相信你已经能独立分管病人了。这几天上班,你负责那位胰腺炎的病人。要整体负责哦!"听到老师这样的话语,我非常兴奋,我得到了肯定,我要好好护理这位一级护理的病人,我要加油!

收集了这位胰腺炎的病人的相关资料:男性,45 岁,中、上腹痛伴恶心呕吐半月余,当地医院就诊,CT 提示"重症胰腺炎"。腹腔穿刺抽出血性液体,予禁食、胃肠减压、抑制胰腺分泌、抗感染等治疗后,病人症状基本缓解,病情平稳,复查腹部 CT 提示"急性胰腺炎伴胰腺内大片坏死,腹腔胰周积液",为求进一步治疗,遂转入我院治疗。起病以来,病人精神较差,食欲欠佳,大小便无明显异常,睡眠欠佳,体重下降,具体不详。血吸虫病史 40 余年,高血压史 4~5 年,胆囊炎、胆囊结石病史 1 年。无过敏史。病人有饮酒史 30 余年,饮酒量不定,已戒酒 4~5 年。其父有高血压脑血管意外史,其母有糖尿病,其妹胆囊癌史,其余家庭成员身体健康。经过一系列检查后,主管医生的最终诊断为:急性重症胰腺炎(胆源性);慢性胆囊炎、胆囊结石;肺部感染;高血压病。以下是相关的实验室和影像学的检查结果。

从该病人的相关资料,结合病理生理的内容,我们不难看出导致该病人发病的因素包括:慢性胆囊炎、胆囊结石和 30 余年的饮酒史。实验室检查结果见表 4-15,影像学检查结果见表 4-16。

表 4-15　实验室检查结果

检查项目	检查结果						
	1 月 26 日	2 月 7 日	2 月 13 日	2 月 14 日	2 月 15 日	2 月 22 日	2 月 26 日
钙 /(mmol·L^{-1})	1.95	1.64			2.12	2.12	1.85
血糖 /(mmol·L^{-1})	13.5	7.2			12.8	9.6	10.2
白细胞 /(10^9·L^{-1})	18	6.4			7.8	8.0	6.6
白蛋白 /(G·L^{-1})	32.1	27.2			27.6	32.7	25.2
血淀粉酶 /(IU·L^{-1})	41	37	119			30	
尿淀粉酶 /(IU·L^{-1})	115	502		1 519		235	

表 4-16　影像学检查结果

日期	项目	结果
1 月 26 日	胸片	1. 右下肺炎性改变 2. 左侧胸腔积液
2 月 7 日	CT	1. 急性胰腺炎考虑,胰尾假性囊肿(30mm×48mm);腹水 2. 胆囊炎;肝囊肿;肝内胆管轻度扩张;双肾囊肿 3. 两侧胸膜腔积液,左侧明显,左下肺膨胀不全,两下肺炎性改变 4. 左侧肾上腺增厚
2 月 15 日	CT	1. 坏死性胰腺炎,假性囊肿;大量腹水(部分积脓可能);两侧胸腔积液合并下肺膨胀不全 2. 胆囊炎,肝、肾囊肿
2 月 18 日	胸片	1. 两肺上部纤维灶,陈旧性结核考虑,请结合病史;左下肺炎性改变 2. 两侧胸腔积液,左侧胸膜粘连

　　根据急性胰腺炎的诊断标准,要求血、尿淀粉酶大于等于正常值的 3 倍,但在该病人身上,血淀粉酶的相关指标并不符合,尿淀粉酶的后期指标才出现异常。但是考虑病人已发病半月余,所以在该案例中,淀粉酶的相关指标缺乏特异性,但同时,查阅研究生教材中的重症胰腺炎有关淀粉酶的改变,如有出现前期淀粉酶较高倍数增高,但随后突然降至正常水平,往往说明疾病恶化趋势。在护理该病人的时候,为了求证这一点,特意询问了病人和家属,病人在当地医院的相关实验室检查资料中的确有淀粉酶这一变化趋势。增强 CT 是诊断胰腺炎的金指标,该病人的 CT 报告结果说明了这一问题。

　　根据外科学的描述,该病轻症(水肿型)急性胰腺炎易于控制,一旦发展为重症(出血坏死型)急性胰腺炎,易于发生多种并发症,治疗过程较为复杂,死亡率可达 7%~9%。对于胰腺假性囊肿应密切观察,部分会自行吸收,若假性囊肿直径>6cm,且有压迫现象和临床表现,可行穿刺引流或外科手术引流。2 月 16 日疑难危重病例讨论决定:病人目前无手术指征,置管引流胸腔积液及腹水。

　　该病人相关的治疗措施包括:①禁食,胃肠减压;②吸氧及心电监护;③补液,补液量包括基础需要量和流入组织间隙的液体量,同时记录 24 小时出入量;④镇痛治疗,使用硫酸镁解痉止痛;⑤抑制胰腺外分泌和胰酶抑制剂应用,应用奥曲肽和乌司他丁;⑥抗生素应用,使用泰能和奥唑；⑦营养支持，使用 TPN（24 小时滴注）；⑧穿刺置胸腔引流管和腹腔引流管，引流胸腔积液和腹水。该病人的治疗与外科学的相关描述完全符合。

近期主要的护理措施包括：①安置合适舒适体位，以半卧位为宜，每 2 小时床上翻身活动 1 次，同时鼓励病区活动，一天至少 4 次，每次 5 分钟以上；②监测生命体征，监测血、尿淀粉酶的变化，同时关注腹部体征，特别是肠鸣音的变化。病人体温升高时做好降温护理；③吸氧，做好胸腔引流置管护理，鼓励呼吸功能锻炼；④根据医嘱使用相关药物，使用 TPN；⑤胃管的护理；⑥腹腔引流管的护理；⑦心理护理；⑧病人和家属的教育；⑨病历记录。

该病人相关的护理诊断包括：

1. 体温过高　与胰腺坏死组织吸收，机体炎症反应有关。

2. 有感染的危险　与引流管置管局部伤口、营养不良致机体免疫力下降有关。

3. 营养失调：低于机体需要量　与禁食、应激反应、营养成分的丢失有关。

4. 焦虑　与疾病知识缺乏、环境改变、疾病预后有关。

5. 有皮肤完整性受损的危险　与卧床皮肤受压、营养缺乏有关。

6. 知识缺乏：缺乏疾病、药物方面的相关知识。

经过该重症胰腺炎临床案例的资料收集，再与课本知识的对照分析学习，我觉得这一重症胰腺炎的病例属疑难杂症的范畴，普外科主管医生为病人组织了由消化内科、心胸外科、感染性疾病内科专科医生组成的多科会诊，从不同的专科角度对综合治疗提出建议。同时，我也深深体会到，对于这样一名重症病人，护士务必密切关注病情变化，细致执行药物治疗，护理好各种引流管，鼓励病人呼吸功能锻炼和肢体的主动、被动锻炼。由于病人病情反复，治疗时间较长，同时务必要做好病人的心理护理。

老师点评：该学生书写了护理一位重症胰腺炎病人的相关心得体会，不难看出，该学生对于这类疾病有了一定深度的认识，比较全面地概括和分析了该病人的治疗、护理诊断与护理措施。其中分析得特别好的点为：①淀粉酶改变的意义；②认识到综合治疗和护理的重要性。该学生不仅仅复习概括了课本理论知识，同时结合病例阐述了自己的判断与分析。

3. 短文书面作业　短文书面作业(short written assignments)是有助于发展学生评判性思维和分析能力,常用于临床教学中的一种教学策略。在短文作业中,可要求学生比较不同病人的护理诊断、护理措施的相同性和差异性,探讨不同临床决策的可行性,分析案例情景和临床问题等。完成的短文作业可以让老师和同学进行点评,作为学生平时成绩的评价,也可作为一种总结性的成绩评定。

知识拓展

可采用短文书面作业的相关主题

1. 列出你负责的一位病人今天的护理措施,有什么循证依据要采取这样的措施? 概括你的依据,提出另外一种恰当的护理措施并说明这样做的理由。

2. 选择课堂中学到的或在课本中某个能帮助你理解你所护理病人现有健康问题相关的概念或理论,解释如何将这一概念或理论应用到病人护理中。

3. 描述你所经管的某位病人的健康问题、治疗、护理措施与你所阅读到的课本和文献有什么相同和不同之处,为什么?

4. 根据你阅读到的文献以及课堂讨论,制订某种疾病的护理常规,在制订护理常规过程中,你应用了哪些循证依据(包括信息参考来源)? 在临床讨论会上,请汇报你制订的护理常规并让其他同学进行点评。

5. 一位男性病人目前拒绝起床到卫生间,因为他痛得厉害,但在交班时,夜班护士说该病人晚上 2 次起床去卫生间,针对以上情况写出 3 种不同处理方法,每种处理方法可能带来什么结果? 你会怎么做? 为什么?

---

4. 护理计划　护理计划书面作业(nursing care planning)是要求学生分析病人的健康问题后制订护理计划。护理计划包括病人护理评估信息,相关护理诊断,要执行的循证护理措施,如何与其他医务人员合作,如何评价护理的效果。护理计划具有指导临床护士对病人进行个体化的、具体的、可行的护理实践的作用。

完成一份护理计划能促进学生在评估病人的基础上对病人健康问题作出判断,针对性地采取护理措施的概括能力,但如果学生不加思考地、形式性地抄写已制订好的护理计划,就无法对学生能力提升起到太大的作用。因此,学生要根据临床病人情况针对性地制订病人个体化的护理计划。可根据下框案例进行学习。

作业示例

护理计划书面作业格式举例

下列护理计划是根据一名胃癌根治＋毕Ⅱ式胃空肠吻合术病人术后第3天资料所制订的(表 4-17)。

表 4-17 病人个体化护理计划

护理评估	护理诊断	预期目标	措施（包括护理和用药）	评价
神经系统： 神志清醒,精神萎靡	—	—	—	—
呼吸系统： 病人咳痰费力,痰液黏稠 用药:氨溴索,奥硝唑	清理呼吸道无效 与术后疼痛、虚弱、咳痰无力有关	病人能掌握正确排痰的方法;不发生因咳痰不畅导致的呼吸困难	1. 观察病人咳痰情况 2. 评估病人肺部呼吸音情况 3. 治疗 遵医嘱用药,CPT,雾化 4. 宣教 正确咳痰方法,用药注意事项,多活动的意义	雾化后病人主诉痰液易咳出
心血管系统： 血压(110~112)/(68~70)mmHg,心率64~68次/min,全身无明显水肿,右颈内静脉置管14cm固定好,穿刺周围无红肿和渗液 用药:氨甲环酸注射液、羟乙基淀粉	潜在并发症:出血 与手术介入有关	病人生命体征平稳,意识清醒,四肢末端温度正常,皮肤红润,尿量>30ml/h	1. 评估病人的生命体征,尤其是血压、意识情况、尿量情况 2. 监测生命体征、尿量、意识、皮肤颜色及温度等 3. 建立静脉通路,补充血容量 4. 止血药的应用,注意观察药物的不良反应 5. 出血时的处理	病人生命体征平稳,血压正常,意识清醒,四肢末梢温度正常,皮肤红润

续表

护理评估	护理诊断	预期目标	措施 （包括护理和用药）	评价
消化系统/代谢： 禁食,肛门未排气,主诉无明显腹胀,无便意,听诊肠鸣音未闻及；TPN 持续输注,胃肠减压固定好,置管 54cm,引流畅,引出黄褐色液体,ALB 25.6g/L,Hb 98g/L 用药：奥美拉唑,氯化钾,TPN 等	营养失调：低于机体需要量 与胃肠道吸收障碍、引流液丢失、术后消耗有关	病人白蛋白在 30g/dl 以上,体重增长到正常值	1. 测量病人的体重每周 1 次,根据医嘱监测白蛋白及血红蛋白等 2. 遵医嘱进行 TPN 3. 宣教　输注 TPN 注意事项,加强营养重要性,告知饮食相关知识,宣教活动的意义	病人及家属对 TPN 的宣教表示理解
泌尿系统： 小便淡黄,尿色清,无排便困难 用药：无	—	—	—	—
骨骼肌肉系统、身体活动、安全、疼痛、舒适： 病人主诉切口持续隐痛 1 分,活动时胀痛 3~4 分,夜间睡眠欠佳 用药：哌替啶 50mg 肌内注射(i.m.),必要时(p.r.n.)	疼痛 与手术介入、引流管放置有关	病人生命体征正常,疼痛评分降至 0~1 分；睡眠、休息达到 8h 以上,能主动床上活动	1. 评估病人疼痛的程度、性质、部位、原因及伴随状况 2. 保持环境安静、通风、温度适宜 3. 病人床单位干净整洁,舒适的卧位 4. 止痛药物的合理使用 5. 使用止痛药后协助病人床上活动 6. 宣教：放松技巧、活动的意义	病人自诉疼痛评分降至 0~1 分,能入睡
皮肤黏膜系统： 正常弹性,温度,黏膜温润,切口无红肿,敷料干洁 用药：头孢米诺,奥硝唑	潜在并发症：感染 与手术切口有关	病人体温正常,伤口情况良好,白细胞正常	1. 评估局部皮肤伤口敷料情况,监测生命体征 2. 保持病房空气新鲜 3. 遵医嘱用药,及时更换切口敷料	病人体温正常,伤口情况良好

续表

护理评估	护理诊断	预期目标	措施 （包括护理和用药）	评价
心理社会文化： 轻度焦虑害怕，家属要求隐瞒病情 文化发展水平：小学	知识缺乏：缺乏引流管护理知识、疾病知识、医学术语理解困难	病人及家属能口述引流管的自我管理知识	1. 评估病人对引流管自我管理的了解程度 2. 细致介绍各引流管道的作用以及护理注意事项，并教会家属准确记录尿量	宣教后病人及家属表示理解并能正确记录尿量

老师点评：

该护理计划经过 2 次修改，学生对于该病人手术治疗后第 3 天的护理计划书写总体掌握较好，认真细致收集了相关资料，基本掌握诊断、目标、措施和评价的表达要点，其中相关措施按照 A.T.E 思路进行罗列，全面切实可行。A·T·E 在这里指的是护理评估（assessment）、护理措施（treatment）、病人教育（education）3 个英文单词首字母的缩写。存在的相关问题包括：①资料收集中对于呼吸系统的描述不够全面，缺乏痰液颜色描写以及听诊肺部情况的描述；②护理诊断中的"潜在并发症：感染"，该诊断提出缺乏相关的依据，没有症状体征和实验室资料的支持，因此该诊断提出不合适；③对于在预期目标描述中，有的提出"体重增加至正常范围"，这样的书写目标在后期评价时缺乏可以测量的实际数据，所以应该根据病人的实际体重指标书写范围，例如体重达到 60~65kg 这样更合适后期评价。

5. 病人教育计划　病人教育计划（teaching planning）书面作业的目的是促进学生将教与学的概念应用于病人、家属、社区教育中，提升学生进行病人教育的能力。它可以让学生独立完成或以小组形式共同完成，制订的教育计划可指导学生为病人实施教育。虽然病人教育计划形式多种多样，但总体内容包括了教学目标、教学内容、教学策略、评价方法。表 4-18 列举了病人教育计划书面作业格式与评价。

表 4-18   病人教育计划书面作业格式与评价

类别		条目	分值	得分
病人评估		教育需要	10	
		学习的动机和接受学习预备状态	5	
		学习障碍	5	
		其他 / 为什么	2	
学习目标(计划)		确定学习需要、为什么	4	
		教学目标和目的	10	
		排列你还没有时间完成的教育需要的优先顺序	4	
		假如你继续护理该病人,说明在以后班上你将如何达到这些学习需要	2	
内容(实施)		说明你教育的确切内容	20	
		明确学习(认知、技能、情感)领域	2	
		宣教内容的参考来源	2	
		采用教学方法	2	
		宣教次数和每次安排的内容	5	
		提供的病人信息	5	
		在病历上的记录	2	
评价	针对病人	每次教学的效果	5	
		评价目的 / 目标达到的证据	5	
		解释没有达到的目标,为什么	2	
	针对教育者	确定你做得好的方面	4	
		确定你将怎样做得更好	4	
总分				

作业示例

病人教育计划书面作业举例见表4-19。

表4-19　病人教育计划书面作业举例

过程	具体条目内容
病人评估	1. 病人信息：病人，男性，67岁，小学文化，无宗教信仰，诊断为"胆囊结石，胆囊炎"，有高血压史10年，口服降血压药后日常血压控制较好，无手术史 2. 学习能力：病人未曾学习相关医学知识，双耳听力下降，使用萧山方言，普通话可以听懂（但务必大声与其沟通） 3. 学习需要：病人各项术前检查均完成，主管医生开出手术医嘱，明日行腹腔镜胆囊切除术 4. 学习预备性：病人与其儿子表示非常需要外科手术前后相关知识的教育指导，并准备了纸笔进行记录。（评估后准备对病人和家属进行术前、术后相关内容教育）
学习目标 （计划）	**病人和家属能够** 1. 说出术前禁食的具体时间 2. 演示手术衣的正确穿着要求 3. 定位手术等待区的位置 4. 正确进行深呼吸、有效咳嗽 5. 正确表达疼痛的部位和具体分值 6. 正确表述术后早期活动目的、时间和方法 7. 说出术后的饮食注意事项
内容 （实施）	1. 安排病人和家属参加围手术期集体宣教课程，时间为25~30min（课程中包括所有学习目标中的内容） 2. 课程后，病房内进行再次学习跟踪，时间约5min，包括 　2.1 发放腹腔镜胆囊切除的书面教育资料 　2.2 发放手术衣和帽子，询问正确穿着要求 　2.3 让病人回示范深呼吸、有效咳嗽1~2遍 　2.4 用疼痛宣教卡对病人进行提问，如抽血时有几分痛 　2.5 提问病人和家属术后是否可以早期活动，再次说明早期活动的意义和方法 　2.6 提问病人和家属术后饮食的注意事项，必要时进行补充 3. 进行病历记录，时间约半分钟

续表

过程	具体条目内容
评价	经过具体宣教后,根据病人手术治疗前后的相关依从性,即禁食的遵守、手术衣的穿着、术后进行深呼吸及有效咳嗽的配合、术后是否早期下床活动等,评价病人教学效果如下 1. 病人遵守禁食的具体时间(根据夜班老师反馈) 2. 病人正确地穿戴好手术衣 3. 家属反馈顺利找到手术等待区 4. 病人拔除气管插管清醒后可以正确进行深呼吸(根据术后恢复室老师的反馈),但病人回病房后由于疼痛、虚弱并没有进行有效咳嗽,听诊肺部有痰鸣音 5. 病人可以正确表达疼痛的部位,可以用手指数表达具体分值 6. 病人术后 4h 在家人扶助下上厕所解小便 1 次,同时每 2h 进行 1 次翻身活动 7. 家属将术后的饮食注意事项已经记录下来,表示术后会严格遵守

老师点评:

　　该学生认真细致完成该例病人的教育计划,教学目标的表达、内容的实施和评价都很清晰。特别是内容实施的安排,教学工具应用多样,教学方法灵活。实际在病人身上的应用总体评价是成功的,也得到病人和家属的认可和赞赏。根据评分标准,可以达到 90 分,其中欠缺的内容包括:①缺乏病人精神状况、心态的评估,以及病人和家属对于手术的理解程度的评估;②没有留给病人和家属提问、释疑的时间;③没有对自身的教育进行评估,明确自身做得好的方面,以及怎样可以做得更好,例如对于术后病人因为疼痛、虚弱导致不能有效地咳嗽或病人不愿意进行有效咳嗽,对学生来说,由于临床经验不足,或许还不能预见到这些问题,但需要去进一步去思考以后如何应对。另外,针对不同病人的个体需求要进行个体化的教育。如病人年龄较大,听力下降,使用方言,那么就要安排能说方言的人员进行宣教,事先可以告知宣教者,注意音调要高一些;如病人有高血压基础疾病,应与主管医生沟通,一般手术当日的口服降血压药应根据常规服用,否则可能影响手术,因此除了常规宣教病人禁食外,应告诉病人手术当日晨是可以口服降血压药的。

　　6. 案例书面作业　案例书面作业(case method and case study)是由老师设计案例,然后针对案例列出问题,老师把作业布置给学生完成。作为过程性评价与总结性评价的一部分,案例法书面作业可要求学生一个人独立去完成或以由几个学生组成的小组共同去完成作业。有关案例书面作业参考本章案例法。

7. 小组式书面作业　不是所有的书面作业都要求学生独立完成,像前面提到的短文作业、病人护理计划、病人教育计划都可以以小组团队形式通过临床查房讨论来完成,小组式书面作业(group writing)可为学生创造在他人面前表达自己观点和思想的机会,以促进团队合作能力的发展。

8. 档案卷宗　档案卷宗(portfolio)又称学生成长记录卷宗,使学生有机会呈现临床学习过程中完成的作品,展示或记录了学生在临床教学活动中的学习过程与专业能力。档案卷宗的内容取决于要达到的教学目标,可要求学生单独完成或者小组团队完成,所存放的资料能体现学生达到的临床课程学习结果或展现的临床能力,包括制订的病人护理计划、病人教学计划、临床实践护理论文、反思日志、团队完成的项目汇报与作品、临床考核结果报告、自我评价报告、病人护理反思与启发以及能展现临床能力和临床中习得的知识与技能。临床老师需对档案卷宗中的资料定期批阅并反馈给学生。

档案卷宗建立流程分三步。

(1)第一步,确定档案卷宗的目的,它的目的有:①是用于监测学生临床能力的成长,以学生的成长为聚焦点,还是为了提供依据以展现学生在临床实践中的最好表现作品,或者两者兼之;②是用于形成性评价还是总结性评价或者两者兼之;③是记录一门临床课程的学习还是一个时间段的一系列学习活动;④是用于评估学生以往的学习状况,可对学生将要完成的学习活动或课程产生影响,如对进入学士学位高等教育项目的大专学历护士进行入学前的评估。

(2)第二步,确定档案卷宗中的内容和录入类型,包括:①什么类型资料加入档案卷宗中,如学生的作品,学生参与的项目描述,临床学习活动描述与学生对活动的反应,临床实践观察与分析,完成的论文等;②内容和录入种类的确定,只能由老师还是只能由学生决定或者两者均可;③所有学生的录入要求相同,还是个体化要求学生;④至少要录入的数量;⑤每一次录入完成的时间,必须上交老师批阅的时间点。

(3)第三步,确定档案卷宗录入评价,包括每个录入的卷宗和整体卷宗的评价标准。它包括:①如果需要怎样将档案卷宗整合到临床实习总评价成绩或临床某一课程成绩中;②以什么标准进行成绩打分,以每一录入的卷宗还是以整个档案卷宗来评价;③只能由老师来评价,还是只有学生自我评价,或者老师与学生二者兼之进行协作性评价。

9. 其他　书面作业法除以上所阐述的几种方式外,对硕士生的书面作业还会有循证护理实践案例报告、课题报告等科研能力方面的要求。

第七节　自主导向学习教学法

一、概况

自主导向学习(self-directed learning,SLD)是一类特殊的自主学习方式,指的是个体在别人帮助之下或者自发完成的学习过程,在这个过程中,个体要自己选择合适的学习方法,利用身边的资源进行学习。每个进入临床实习的学生理论知识和操作技能掌握的程度不同、学习的能力不同、对教学方法喜好不同等,学生之间的差异使自主导向学习成为临床教学中有必要应用的一种教学方法。自主导向学习的核心是学习的主要责任由学生自身承担,而教师在其中只起到促进的作用。国内研究发现自主导向学习应用于护理临床带教中,该方法可以端正护理学生的学习和思维态度,提高学生多方面的能力,提升病人对护理的满意度。其过程可以分为对学习目标的制订、学习方法的选择和学习结果的评价3个步骤。

二、预期教学结果

1. 促进学生自主学习的意识,提升学生自主学习的能力　护理是一门需要终身学习的专业,培养学生自主学习是护理专业培养的一个目标。学生在临床实习时期,实习医院创造的自主学习的氛围、环境和资源对于培养学生成为终身学习者具有重要作用。

2. 为学生提供个体化学习的环境　自主学习使不同学习需求的学生能按照自己的学习方式合理地安排时间和场地进行学习,促进所有有着不同背景与学习能力的学生掌握必需的基本专业知识、理论、概念。

3. 促进学生认知技能的提高包括解决问题、决策和评判性思维　那些针对临床情景和病人护理情景描述的自主导向学习项目能够促进学生认知技能的提高。

4. 促进价值观的形成与发展　媒体和多媒体是促进情感领域知识学习、价值观形成与发展的有效教学策略。观看媒体中描述的临床情景让学生有机会意识到他人所处的状况,审查自身的价值观和信念,通过对开放性问题的讨论与媒体展现的情景分析使学生能在安全的、开放的学习氛围中探索自身的价值观以及这些价值观对临床实践的影响。

三、实施要点

1. 确定教学目标　任何教学活动都需要有明确的教学目标,自主导向学习法也不例外。当某个自主导向学习内容针对的是整个医院的实习生时,那么此教学内容是全院整体教学的一部分,目标的制订需要适合医院的所有实习生。同样,当某一个学习内容是针对某个科室的所有实习生,那么此教学内容就是整个科室教学的一部分,目标的制订就要适用到某个科室轮转的所有实习生。而当自我导向学习发生于床边具体带教时,临床带教老师可根据学生原有的知识储备、学习能力等给予个体化的学习目标。

2. 学习资源的管理 自主导向学习是学生通过自己喜欢的方式、适合的时间和进度进行学习,老师需要密切关注学生采用的学习资源是什么、资源质量如何、资源是否适合学生以及资源是否囊括了能满足教学目标达到的教学内容等。在大部分情况下,自主导向学习需要老师提供充足的、可靠的和难度适宜的学习资源,同时在互联网的支持下,将这些学习资源直接发送给学生或放至学生学习平台,使学生能随时随地获取到学习资源。

3. 学习过程的监督 虽然在学习开始前,老师会将学习目标、内容、时长等信息告知学生,但由于此学习过程完全由学生自己把控,学习质量将受到学生的自律性、学习积极性、对内容的兴趣程度等因素影响。在这种情况下,如果对学生学习没有任何的监督与提醒,临近学习截止时间,学生可能会出现草草地应付了事或者翻阅抄写其他同学作业等情况。因此,在学习过程中,老师要定期发布提醒信息,保持与学生的交流,鼓励学生在学习过程中遇到困难时及时咨询与求助,开展中期提问或小测试等形式督促学生学习,如有专业学习平台,还可以随时查询放于平台的学习资源如有声 PPT 的学习进度。

四、实施形式

随着教育科技应用技术的发展,互联网、各类专业学习 APP 等平台使老师能一次性录制讲授的课程项目并上传供学生自学与复习,这为学生获得大量知识信息提供了便捷的学习资源。目前已有不少医院为学生建立医院线上教学平台,学生到医院报到后可以直接申请进入平台,平台为学生熟悉医院环境、工作流程、工作制度、不同疾病治疗与护理等专业知识学习提供了大量的丰富资源。在促进学生自主学习能力提升的同时为学生进入临床进行真实病人护理技能的实践以及如何将专业知识应用于病人护理中做好自身的知识储备和实践前的预备。

1. 针对学生群体的自主导向学习 此实施形式主要针对医院层面或科室层面,学习目标和学习资源统一,学习资源基本都是通过网络、网络平台或者专业学习 APP 等形式发送,在统一的时长内完成自学,并完成统一的作业,护理部会根据情况对学生自学的内容进行单选题或多选题的抽查考核,督促学生认真完成学习。下框案例举例说明针对群体学生自主导向学习设计应要考虑的方面,包括自主导向学习指引、作业与抽查考试题。

2. **针对学生个体的自主导向学习**　此形式主要实施在床边带教过程中,临床带教老师根据学生情况确定个体化的学习目标。在学习的选择上,除了网络和学习 APP 资源外,真实的临床病人是学生最好的学习资源。带教老师要基于学生以往的实习经历和能力为学生选择合适的病人,让学生有机会将习得的理论知识与当下护理的病人资料,包括病人一般信息、病情表现症状与体征、化验报告等结合起来为病人提供护理,在实践中不断探寻新知识、新技能,促进学生的知识水平与实践能力在原有的基础上进一步发展提高。这种个体化实施形式的评价比较灵活,带教老师可采用提问法对学生临床实践进行观察与反馈来作出评价,同时促进学生进一步学习。

3. **完全式自主导向学习**　此种学习形式允许学生自由地决定学习目标、学习策略和学习结果。当学生想要深入探索临床实践的新领域、新技能或者病人的问题和干预措施时,可以采用这种学习形式。学习目标的确定主要由学生自己决定,老师只是给予一些意见建议,以使目标适合临床需求,学生与老师之间可制订一份契约,包括达到的学习目标、学习结果、完成日期等。

案例示例

针对全体学生自主导向学习设计

自主导向学习指引

1. 自学板块教学活动目的

(1)学会就所给资料进行有效的自学,并能将所学知识用于案例的分析。

(2)养成自我学习的习惯。

2. 自学板块教学活动方式

(1)负责教学活动的老师提供学生需要自学的资料(部分自学资料将放于线上学习平台)。

(2)学生在对自学资料进行充分的自学后,在规定日期前完成相应的作业。

(3)学生在自学后将作业通过邮件发送给各校组长;各校组长将在规定日期前上交的作业打包后交到负责老师邮箱,迟交者由学生本人直接交给负责老师。

(4)负责老师对学生的作业进行批改并打分,将成绩与作业反馈在规定完成日期后两周内发至负责实习生工作的总带教老师,老师将作业反馈发给各校组长,由组长发给组员。

(5)严禁复制、抄袭他人作业,一经发现,双方均以 0 分处理。

(6)具体安排见表 4-20。

3. 各主题学习目标详见学习资料。

表 4-20　自学板块教学活动安排

教育活动内容	负责老师	作业所交邮箱	完成时间	自学资料
甲状腺疾病和手术护理	头颈外科教育护士	具体邮箱信息	××年××月××日	外科护理学中的甲状腺疾病章节,线上学习平台有声 PPT,视频
前列腺增生疾病的护理	泌尿外科教育护士	具体邮箱信息	××年××月××日	外科护理学中前列腺增生疾病章节,线上学习平台有声 PPT
……	……	……	……	……

甲状腺疾病自学作业

案例一:

病人,女,54 岁,因体检发现甲状腺结节 2 个月入院。完善术前准备后在全麻下行左侧甲状腺癌扩大根治术 + 左下位甲状旁腺种植术。术程顺利,出血 30ml,安返病房,颈部切口敷料干燥洁净,局部无肿胀,带回切口引流管一根,引出血性液,留置导尿管一根,尿色清。右前臂外周静脉留置针固定好,静脉输液通路通畅,局部无红肿渗出,测体温 36℃,脉搏 72 次 /min,血压 120/76mmHg,呼吸 19 次 /min,SaO_2 97%,切口疼痛 2分。根据上述案例回答下列问题:

1. 请列出该病人术后的主要护理要点?

2. 术后 6 小时病人主诉胸闷,稍感气急,此时作为当班护士你还需马上评估哪些内容?

3. 甲状腺术后发生呼吸困难主要有哪些原因?

4. 评估发现病人颈部出现肿胀,切口敷料干洁,切口引流管引流通畅,引出鲜红色血性液约 50ml,脉搏 80 次 /min,血压 128/77mmHg,呼吸 22 次 /min,SaO_2 93%,此时病人发生了什么情况? 你应该如何处理?

案例二：

病人,女,26 岁,患甲状腺功能亢进 4 年,因症状控制不佳,准备行手术治疗来门诊就诊。门诊医嘱甲巯咪唑片,5mg,b.i.d.;碘化钾,10 滴 t.i.d. 进行治疗。经术前准备和术前检查,病人在全麻下行甲状腺全切除术,术程顺利。术后第二天清晨,病人出现呼吸费力,颜面麻木,双手麻木并呈爪形手,颈部切口敷料干洁,无明显肿胀,切口引流管固定好,引出少量血性液。请根据案例回答下列问题:

1. 比较上述两种药物的作用与副作用?

2. 根据病人术后情况你考虑病人可能发生何种手术相关并发症?

3. 发生这种并发症的原因是什么?

4. 作为主管护士你将采取哪些措施?

抽查考试题举例

病人,女,26 岁,因甲状腺功能亢进入院。经术前准备,甲状腺功能亢进症状基本控制后,入院准备行甲状腺次全切除术。请根据以上病例,回答下列问题:

1. 下列评估结果提示病人的甲状腺功能亢进症状得到了控制,除外（   ）

    A. P<80 次 /min   B. 基础代谢率（BMR）比正常值高 20%

    C. 情绪稳定   D. 体重增加

2. 病人甲状腺功能亢进术前应用硫氧嘧啶类药物的作用是（   ）

    A. 抑制甲状腺素的合成   B. 抑制甲状腺素的释放

    C. 减少甲状腺腺体血供   D. 使甲状腺腺体变小、变硬

……

第八节　模拟教学法

一、概况

模拟教学（simulation teaching）是指模仿接近于真实的临床场景,借助角色扮演和装配设施的使用来展现护理实践操作技能、临床决策与评判性思维的一系列教学活动。模拟教学法能使老师将病人相关信息,例如个性特点、健康状况、家庭情况、生理、心理、精神状况等编织到一个真实的临床场景中,来

促进学生的有意义学习。模拟教学法在一个接近真实的、避免对病人造成伤害的临床场景下,为学生提供评估监护病人病情、执行干预措施、进行护患交流以及团队协作等一系列护理临床实践机会。仿真模拟教学最早使用于医学教学领域,如医学院、急诊抢救训练、麻醉管理、创伤科、CCU 学科培训中,后逐步被应用到护理教育中,如仿真模拟人的使用。模拟教学法为学生综合应用操作技能、评判性思维与交流沟通技能提供了机会,从而使新手实践者获取更高的自我效能,更有自信地进入真实的临床实践。

根据仿真模拟设施精密度的不同可分为低仿真模拟、中仿真模拟、高仿真模拟和真人模特/标准化病人,每种类别描述和举例见表 4-21。

较低仿真度模拟设施为学生练习护理操作技能提供了途径,高仿真模拟病人为学生提供了在接近真实的、互动的、动态的临床场景变化下进行决策、解决问题、评判性思维、团队合作的实践机会,通过电脑记录可以分析学生在某种场景下所作出的反应,从而为评估和评价学生模拟情景下作业表现提供了具体的反馈。

表 4-21　不同精密度仿真模拟设施使用比较

仿真模拟分类	描述	举例
低仿真模拟	用于训练学生练习操作技能或护理有某种健康状况的病人的一种教学环境	学生同伴或家人角色扮演有某种健康状况的病人; 一名学生模仿脑血管意外肢体功能障碍,另外一名学生帮助病人转移体位或辅助设施进行身体力学应用的训练; 用橘子或一片硅树脂材料练习皮下或肌内注射; 用一根热狗香肠来练习做结核菌素试验时要产生的一个"皮丘"
中仿真模拟	利用简单的模特或基础电脑软件让学生练习护理操作技能或护理具有某种健康状况的病人的一种教学环境	用自动化读取血压值的手臂模型进行血压精确度检查的练习; 采用电脑程序与硬件相连进行虚拟静脉注射练习; 对简单装有尿道的人体模型进行导尿练习; 用一块带有假的伤口的硅树脂材料进行换药练习; 电脑模拟病人病历进行电子病历记录练习; 用电脑程序化治疗车进行用药准备的练习; 用人体模特练习和考核 CPR 训练; 用虚拟软件程序让学生通过操纵条件对病人进行护理(结果能对学生做得对的和做得错的作出分析)

续表

仿真模拟分类	描述	举例
高仿真模拟	应用先进智能化人体模拟人让学生练习对某种情景的处理并能在模特(病人)身上看到互动后反应的一种教学环境	通过电脑自动化程序出现生命体征变化、心脏节律变化、肺呼吸音变化、心音变化、肠鸣音变化的全身人体模特,这些模特有着更真实的皮肤、面色,有的会眨眼睛,随着呼吸会起伏胸部,有的高仿真模拟人还会模拟讲话,就好像有人真的在"讲话"一般; 高级生命支持(advanced cardiac life support,ACLS)训练通常要在高仿真模拟人身上进行; 应用高仿真模拟设备时,通常需要多个学生参与,这样使多学科合作治疗护理的病人场景模拟有了可能,其他专业学生可以是呼吸治疗师、康复理疗师等
真人模特/标准化病人	采用支付薪金或非支付薪金的演员来模拟病人情况的一种教学环境	真人模特: 能帮助学生学习有着某种健康状态的人(如邀请孕妇进行妇女健康课程的学习) 标准化病人: 志愿被训练成具有某种特定健康状态或疾病的真人,许多医学院经常会使用标准化病人

二、预期教学结果

1. **提升学生参与学习的积极性** 具体、逼真、生动的模拟情景能激发学生学习的兴趣,提升他们学习参与的积极性。

2. **减轻学生进入真实临床工作时的焦虑,增强对临床工作的信心** 通过模拟训练,让学生有机会感受作为一名专业护士的角色作用,所处的工作环境,要学习掌握的工作要领,能让学生接受一定的专业实践训练,从而减轻学生进入真实工作情景时的焦虑情绪,增强对工作的信心。

3. 促进学生解决问题能力、评判性思维能力、决策能力的发展。

4. **帮助学生理解和巩固已习得的知识** 从模拟教学活动得出的结果和结论中,学生能领悟到事件和事物的发展演变规律,从而帮助学生理解和巩固已习得的知识。

三、实施要点

1. **模拟教学要遵循护理教育从简单练习到复杂练习的学习规律** 刚开始从较低仿真模拟设施下练习操作技能,在操作实验室环境下,学生可与他的同伴共同练习,相互支持,从而降低学生的"作业性焦虑";接着学生在中等仿真模拟设施下学习护理评估技能如心肺听诊等;然后进一步学习专科护理领域中一些简单的工作流程如疼痛管理和其他常见的症状处理如尿道感染和发热等;最后练习复杂的急危重病人的管理,如重症哮喘急性发作处理、心跳呼吸骤停的抢救、急诊创伤病人急救等。

2. 仿真模拟场景脚本创建 模拟教学涉及模拟的准备、模拟的真正实施和模拟后讨论。根据拥有的仿真模拟设施制订模拟演习计划,计划中最核心的部分就是创建场景脚本。场景脚本创建是一项非常耗时费力的工作,场景设计取决于要达到的教学目标、老师的专业水平、核心内容的把握、专业考核要求,因此书写脚本时应当让更多的老师参与讨论以便能恰当地反映模拟培训要达到的教学目标。一旦脚本完成,就要将脚本转换成人工控制或自动化控制2种不同模拟形式。所谓人工控制就由专业人员来控制场景的演练,一般挑选有经验的、对内容熟悉的专家作为指导者,他们对学生采取的措施能作出迅速反应,是在不具有高仿真模拟人的情况下常用的模拟教学形式。它的优点是操作灵活,事先不需要投入非常多的时间准备,但不足之处也是显而易见的,因演练受专家指导老师的控制,老师的主观判断会影响演练的过程。所谓的自动化控制就是将场景进行自动化编程,一般需要具有丰富知识的计算机专业人员对此进行编程,对学生在高仿真模拟病人身上采取护理措施后所产生的身体反应进行自动化控制。它的优点是可进行标准化评价与研究,一旦完成编程后,可以反复使用,程序中的场景可做适当的调整以满足不同专业水平和学习需求的学生进行练习;还可增加干扰元素和教学目标来调整场景,设置角色来适应学生从简单到复杂的能力发展需要。

仿真模拟脚本模板通常包括下列这些特征:目标、仿真度、复杂性、线索、汇报讨论。

(1)目标:目标(objective)指模拟练习后要达到的教学目标,在脚本上清楚地书写出要达到的认知技能、动作操作技能以及模拟前需要预习的知识和技能。

(2)仿真度:仿真度(fidelity)指进行模拟教学的设施或环境。如沟通用的麦克、扮演的角色、角色扮演指导、病人信息以及任何需要的物品,它包括但不局限于:①与模拟人连接的输液、吸氧、插管等装备;②放在病室内的物品如静脉泵、抢救车;③病人使用的药物和液体;④诊断性检查结果,如实验室检查报告和胸片;⑤各种记录单,包括入院单、医嘱单、病程记录单、药物使用记录单;⑥模拟人的衣服、假发、眼镜等。

(3)复杂性:复杂性(complexity)指模拟从简单到复杂的情景设置变化以适应不同学生的需要。下列情景设置建议可增加模拟难度,包括:①介入一位难沟通说服的家属;②对急诊室病人进行插胃管或静脉留置;③病人因文化宗教背景差异有特殊需要的,如特殊饮食与仪式要求;④要担当任务指派和指导的角色,如抢救小组的组长角色。

(4)线索:线索(cues)指仿真模拟人的功能状况以及对外界刺激所作出的反应。如在情景开始2分钟内,如果学生还没有向病人做自我介绍时,仿真人会问"你是谁呀?"接下来,如果学生给禁食病人递上一瓶饮料嘱咐其喝下时,仿真人会提醒学生"上一班护士嘱咐我不要喝水"。如果学生在用药前没有向病人解释使用抗生素的原因,仿真人会紧张地问"你给我打的是什么呀?"随后学生在没有意识到这个病人是对吗啡过敏的情况下正准备给病人用吗啡时,仿真人会愤怒地对学生吼道"那是什么?你难道不知道我对吗啡过敏吗?"这些线索随着情景的展开直接编入场景程序中或者由老师控制。这些线索是在真实的临床情景中病人可能有的反应,这些反应增加了模拟的真实性,促进学生学习。

(5)汇报讨论:汇报讨论(debriefing)需要老师在模拟后安排足够的时间组织,老师需要事先熟悉教学目标,围绕教学目标回答学生提问,澄清观点和想法,减轻学生焦虑,将模拟与临床真实性进行联结,老师要发挥讨论协调者的作用而不是评价者。

讨论可围绕下列几点进行:①场景中学生最要关注的是什么;②学生汇报中有什么遗漏;③场景应对中学生的知识和技能水平如何以及学生需进一步加强操练的是什么;④学生在模拟中做得好的是什么;⑤如果学生在下次遇到同样情景,他可以采取什么不同的做法;⑥学生的团队协作表现得如何;⑦其他需要讨论的问题,如了解学生对病情、环境、技术、干预措施、药物使用的熟悉度,询问学生在场景中能让他取得成功的知识点是什么,这些知识点是从哪里获得的,是从课堂、计算机辅助指导中、授课中还是在场景准备时获得的,学生的这些信息将有助于老师改进场景;另外可让学生审查在模拟练习中自身的沟通与团队协作,当下的心理感受、情绪、专业行为,这些审查能帮助学生评判性地评价自己的表现。最后老师总结学生做得好的,还需努力和改进的方面,回家后复习要点并感谢学生们的积极参与,发放问卷对教学活动进行教学评价。

3. 评价　模拟法教学评价包括2个方面的评价。一方面是对学生作业表现方面的评价,评价学生是否达到了学习目标,评价学生在场景中所展现出的知识与技能状况。高仿真模拟病人的场景演练会自动记录、录制场景演练过程,这为学生的专业行为、专业知识与技能状况评价提供了具体的信息,在进行作业表现评价时可采用各种考核清单如实践操作清单、1~5分程度评价单以及其他能确保老师之间的评分一致的清单作为工具来帮助老师对学生作出评价和评语。另一方面是评价模拟演练本身,评价演练是否达到了模拟设计的目标,随着演练的继续,关注并记录演练中哪些方面运行好,哪些方面需要改进。为获取更多信息,可在讨论阶段向学生询问,或以无记名书面反馈收集信息,为进一步地修正和改进演练提供依据。请记住评价是每个模拟脚本创建的一部分。

案例示例

高仿真模拟案例

模拟场景(scenario):

你,女性,25岁,一名普外科临床护士,今天上午接班后被安排护理一名昨日在腹腔镜下行胆囊切除手术的男性病人,术后第一天,腹部切口敷料干燥无渗出液,右前臂静脉留置通路连接镇痛泵(PCA)持续静脉小剂量的吗啡镇痛药输入,当你走进病人房间时,他的妻子陪在床边,正在看书。

现在让一名学生扮演情景中的"你"护士,另一名学生扮演情景中的"妻子",床上的模拟人是"病人",病人床边输液架上正挂着吗啡镇痛泵(PCA)静脉输液袋,腹部敷料有半块一元硬币大小的血迹,一台监测病人血压和脉搏的便携式监护仪,一个摄像头架在床尾的三脚架上,将全程摄录模拟过程。

从房间的侧面可观察到房间内2位学生的一举一动,而这2位学生是不能看到老师的,但被告知老师就在控制台的后面。根据脚本,你1小时前刚评估过病人,病人病情稳定,这次只是走进房间再来看一看病人。这时"妻子"拿到了剧本,要求她按剧本指令模拟"妻子"说话,而你是不知道"妻子"得到了怎样的指令。

这是场景,能想象这场景的画面吗?继续下去。

你敲敲房门,说:"是护士进来了。"

妻子平静地说:"进来吧,他睡得可真安静,嘘……"

你:"我很高兴听到病人没有不舒服,我只是进来查看一下病人。"

你转向病人,注意到病人闭着眼正睡着了。你掀开病人的被子查看腹部的敷料发现没有进一步出血,但脸色有些苍白。

这时妻子打断了你的评估,说:"你就不能等等吗?我好不容易让他不那么痛了,现在他睡着了,早些时候,他可烦躁不安了。"

在这种情况下,学生可能会作出多种不同反应。

(可能的反应 #1)你轻轻地回答说:"好的,李太太,我过会再来。你觉得他需要休息多久？"

（可能的反应 #2）你静静地回答说："我会快速、安静地查看一下，以确保他的情况是良好的"，然后你继续你的评估，你注意到他的血压在正常范围内，脉搏比平时要慢，呼吸 14 次 /min。因为血压在正常范围内，你判断病人没有发生进一步出血，你对妻子笑了笑，悄悄离开病房，在病历上记录病人一切安好。

（可能的反应 #3）你静静地回答说："我会快速、安静地查看一下，以确保他的情况是良好的"，然后你继续你的评估，你注意到他的血压在正常范围内，脉搏比平时慢，呼吸 14 次 /min。由于呼吸频率比较缓慢，你给病人接上了血氧饱和度监测仪，在读取血氧饱和度时，你检查 PCA 泵，查看病人已用了多少量的吗啡，因为你知道吗啡镇痛药其中的一个副作用会抑制病人的呼吸，当检查 PCA 泵时，他的妻子问道："你在干什么？"你回答说："我只是检查一下他有没有过多地摄入了吗啡药物，所以我在查看记录"。在你和妻子交谈时，病人继续睡着。

这时妻子带着很防备性的口气说道："你说太多的药是什么意思？我以为有那东西控制着它，他只是得到了适当的药量"。

你："泵是自动化控制的，但它只是一台机器。我们需要经常检查确保适量药物进入控制疼痛，但不会过度镇静。泵还有另一种保护，如果药物超过了能控制他疼痛的需要量，他会感到困倦并停止去按按钮，这就不会发生药量过多情况。除非其他人按了按钮，李太太，你按了 PCA 泵的按钮吗？"

情景继续下去。

看护士可能的反应差异性有多大，并让你练习你会作出怎样的反应，随着护士每一次不同的反应，病情（通过控制台上老师的控制）会发生变化。对于可能的反应 #1,#2,护士离开病房，病人的呼吸状态将继续恶化，老师可能让那位扮演"护士"的学生重新回到病房，创建一种病人的呼吸更抑制、氧饱和度更低，血压会下降，脉搏会代偿性加快的临床情景。这时，重回病房的"护士"如果能正确评估病人的这种状态并采取下列措施：给予病人吸氧，立即通知医生并根据医嘱静脉推注稀释的纳洛酮。如果不及时采取这些措施，病人的病情会进一步恶化，直至呼吸骤停。

如果是可能的反应 #3,病人的氧饱和度是好的，他的妻子停止为丈夫按压 PCA 泵钮，病人（模拟人）会醒过来，一切都会好。

看，高仿真模拟有多灵活！实际上模拟情景会随着学生的继续而进一步展开，进一步展开的情景取决于学生对病人的评估和采取的干预措施情况。而学生能在不伤害到真实病人的环境下学习如何在某种情景下作出恰当反应。创建"手术后使用 PCA 泵,病人因不恰当地输入过量的麻醉止痛药物而致呼吸抑制"这样一种特定模拟情景,能使学生学习到在临床上应当怎样正确地做事(护理这样的病人),而无须以让真实的病人发生这样的意外事件为代价。

在模拟过程中,扮演护士的学生可能会对模拟人产生像对真实病人一样的一种关切情感,这种情感会让学生感到惊讶。许多老师发现,在模拟人死亡前及时停止模拟的继续会对教学更有益,因为模拟人死亡给学生带来的强烈情绪反应会过度掩盖模拟计划要达到的教学目的和教学目标。此时要停止高仿真模拟的继续,对所犯的错误进行讨论,这样为即时教学指导、强化专业技能、运用评判性思维提供了机会。当然如果模拟教学目标是与生命终止护理有关,模拟人死亡可以是模拟情景中的一部分。

汇报讨论(debriefing):

无论以怎样的方式终止模拟,在没有进行汇报和讨论前,情景模拟仍是不完整的,一个完整的模拟情景应当包括汇报讨论部分。

有学者认为,汇报讨论环节产生的学习效果甚至会超过模拟练习本身。它是一种结构化提炼环节,可帮助学生识别哪些是做对的,哪些是做错的,哪些需要改进,可以做得更好等。学生要以开放式态度进行汇报、参与对话讨论,这样能使学生受益匪浅;在这一环节中,即使学生只是向同学对过程进行回忆性汇报,该学生也能从小组同伴和老师的反馈讨论中学到很多。

老师将以多种方式引导学生进行汇报讨论。一种方式是在模拟练习结束后与开始讨论之间,老师安排短暂的休息,因为参与仿真模拟的学生往往在模拟结束即刻会很兴奋,迫不及待地想要与其他学生倾诉自己的感受,安排短暂休息能让学生有时间重新组织内容。另一种方式是模拟练习后直接开始汇报讨论,但老师提出第一个问题应是"你对模拟有什么样的感受?"这样学生会分享许多感受与想法,让学生沉浸于这种情感的倾诉中,这本身是治愈性的;随后,老师再将讨论聚焦于模拟所要达到的教学目标。

老师可以用纸或让学生在脑海中列出学生完成这一过程要达到的目标清单。在汇报讨论过程中,所有团队成员要思考场景中的各个方面,积极思考发生了什么,这很重要;认识到自己做得好的方面,这也很重要。学生常常会忽视自己拥有的能力而聚焦于自己没做好的方面,如"我忘记洗手了"或者一个操作中的某个步骤忘记了。要成为一名专业护士需要学会能识别到自己做得好的方面从而能重复实践这些好的行为。

　　汇报讨论是一种反思性实践,反思模拟实践中积极的和需要改进的方面。在进行汇报讨论时,要以考量模拟中的病人问题及护士该如何对问题作出反应为集焦点。以下列举一些展开讨论的问题,包括:①病人的问题是什么? ②对病人问题的评估正确吗? 哪些方面评估做得好,哪些方面评估需要改进? 护士识别了病人问题了吗? ③针对病人问题护士采取了哪些护理干预措施? 这些措施恰当、及时吗? ④从辅助角色中获得了什么样的信息? 这些信息临床上是否真的会发生? ⑤模拟过程中病人的病情有变化吗? 为什么? 护士识别了这种变化吗? 为什么做到了或为什么没有做到? ⑥针对病人病情的变化采取了其他干预措施吗? 哪些措施是恰当的,哪些措施可以采取不同的做法?

　　下面用这些汇报讨论点来对前面的模拟案例进行探讨。

　　模拟情节(scenario):

　　你,×××护士,女性,25岁,一名普外科临床护士,今天上午接班后被安排护理一名昨日在腹腔镜下胆囊切除手术的男性病人,术后第一天,腹部切口敷料干燥无渗出液,右前臂静脉留置通路连接镇痛泵(PCA)持续静脉小剂量的吗啡镇痛药输入,当你走进病人房间时,他的妻子陪在床边,正在看书。

　　先对可能的应对反应#1和#2进行汇报讨论:

　　(1)病人的问题是什么? 麻醉药过多导致呼吸抑制。

　　(2)对问题的评估正确吗? 不正确。哪些方面评估做得好? 护士很体谅妻子对病人休息的关心。

　　(3)哪些方面评估能够改进? 在#1的处理中没有进行评估,护士接受病人妻子的指令;在#2的处理中,虽评估了术后敷料和生命体征的情况,但没有识别出病人呼吸变慢的状况。

　　(4)护士识别病人问题了吗? 因为没有进行相应的评估,没有识别出来。

　　(5)针对病人问题护士采取了哪些护理干预措施? 这些措施恰当、及时吗? 护士离开了房间,针对呼吸问题没有采取任何措施。

　　(6)从辅助角色中获得了什么样的信息? 妻子的角色扮演得非常好,让我们了解到病人正在休息,她不想病人被打扰。这些信息是否真实存在? 非常真实。

　　(7)模拟过程中病人的病情有变化吗? 为什么? 护士识别了这种变化吗? 为什么做到了或为什么没有做到? 如果案例继续下去,我们就会看到呼吸状况恶化。

(8)是否针对病人病情的变化采取了其他干预措施？哪些方面是恰当的，哪些方面可以采取不同的做法？在这个案例中没有继续下去。

对回应#3，以相同的问题来进行汇报讨论

(1)病人的问题是什么？麻醉药过多导致呼吸抑制。

(2)对问题的评估正确吗？正确的。哪些方面评估做得好？护士给病人连接了氧饱和度仪并回看了PCA泵输入记录，评估了妻子是否在按压PCA泵按钮。

(3)哪些方面评估能够改进？如果能用听诊器听一下呼吸，同时试着唤醒病人来评估他的意识水平："你知道自己的名字吗？你现在在哪儿？知道刚才我说的话是什么意思吗？能移动一下肢体吗？"这是镇静程度评估的参照指标。护士识别了病人的问题了吗？是的。

(4)针对病人的问题护士采取了哪些护理干预措施？措施恰当、及时吗？护士告诉病人妻子不能按压PCA泵按钮并解释了原因，措施是恰当的、及时的，护士没有拖延，不管在任何时候如果病人的呼吸和气道出现异常，护士需要立即作出反应。

(5)从辅助角色中获得了什么样的信息？护士与病人妻子交谈获取的信息解释了病人为什么会摄入过多麻醉药物，因为妻子在帮病人按压PCA泵的按钮，因此也让学生理解了病人的呼吸为什么变慢了。这些信息是否真实存在？是真实存在的，病人和家属需要对自己状况作一个详细解释，以避免无意中导致问题的发生。

(6)模拟过程中病人的病情有变化吗？案例停在这一点上了。为什么？护士识别了这种变化吗？为什么做到了或为什么没有做到？如果呼吸抑制进一步加重，护士要给病人吸氧，注射纳洛酮并立即呼叫医生。呼叫医生时，护士要向医生报告呼吸抑制的程度以及更改PCA泵药物输入医嘱以防止病人继续摄入过量的麻醉药。

(7)是否针对病人病情的变化采取了其他干预措施？哪些措施是恰当的，哪些方面可采取不同的做法？在这个案例中没有继续下去。

第五章

护理临床教学评价

第一节 临床评价概述

一、临床评价定义

临床评价（clinical evaluation）定义为对学生的临床护理实践行为表现作出价值判断的过程，是老师对学生临床学习结果状况和护理实践行为表现质量的评估。通过评价，老师能确定学生已达到的临床能力水平以及进一步要达到的学习目标或者学习需要，确定哪些方面需要老师做进一步指导或者需要学生更多实践操练。临床评价包括两方面，一方面观察学生的护理实践行为表现以及收集学生临床学习相关的资料，另一方面基于观察和资料，对照评价要求，确定学生临床能力达到的程度。

二、临床评价相关其他概念

由于临床评价是基于老师的观察和其他信息资料对学生护理实践行为表现所作出的判断，具有一定主观性。为此，有必要澄清临床教学评价中的相关概念。

1. 临床评价和成绩评定　临床评价是老师观察学生护理实践行为表现并收集有关学生学习相关资料，然后将这些信息与前期制订的标准比较后作出判断的过程。成绩评定（grading）是反映了学生护理实践行为表现所作的判断性量化符号或成绩评定，如及格与不及格，从 A 到 F 分级或从优秀到不及格的分级评定。临床带教老师可以评价学生的护理实践行为表现，但不一定作成绩评定。例如带教老师会反馈学生的实习表现，但最后的成绩评定中不会包括以往带教老师对学生观察的具体反馈描述。因此，在没有足够观察和资料的情况下，老师一般不对学生的临床护理实践行为表现和学习作出成绩评定。

2. 相对评价和绝对评价　临床评价有相对评价（relative evaluation）又称常模参照评价（norm-referenced evaluation）和绝对评价（absolute evaluation）又

称目标参照性评价(criterion referenced evaluation)。相对评价是以对象群体的平均水平为参照点,确定评价对象在群体中的相对位置的一种评价方法。在相对评价中,学生的临床护理实践行为表现与群体中其他同学的表现做比较,在群体中,该同学是好于、差于还是等同于其他同学。此种类型的评价表格设计会采用高于平均、平均、低于平均3个档次进行打分。绝对性评价是以某一预定的客观参照点,寻求评价对象达到客观标准的绝对位置的评价。绝对评价反映了学生是否达到了临床实践能力的客观要求或达到的教学结果程度,与群体中其他同学的表现无关。

3. 形成性临床评价和总结性临床评价　临床评价包括形成性评价(formative evaluation)和总结性评价(summative evaluation)。形成性评价又称过程性评价,是对学生临床能力发展进程的反馈,其目的是帮助学生发展临床知识和能力,确定哪些需要进一步学习,在这种评价中,老师的指导是为推动学生在学习方面进一步向前迈进,因此它也是一种诊断性评价,而不是成绩评定。如临床带教老师观察一名学生的静脉穿刺操作过程,向学生反馈今后操作中哪些方面需要改进,评价的目标是改进学生后面的实践操作,而不是评定学生对这项操作的掌握程度。总结性评价又称终结性评价,是在相对整个实习阶段结束前或某个实习时间点,对学生临床能力的掌握程度所作出的总结性成绩评定。总结性评价经常用程度分级或其他临床评价表来总结学生的护理实践行为表现。当老师已对学生作出成绩评定,而此时学生还想通过改进自己的能力让老师来改变已作的成绩评定,这样的可能性一般很小。临床评价包括了频繁的形成性评价和阶段性总结性评价,形成性评价为学生在仍有实践机会下进一步改进临床实践能力提供了重要反馈,在临床教学中,应引起临床带教老师的高度重视与关注以促进学生实践能力的发展。

三、临床评价的公平性

由于临床评价的主观性,为维护评价的公平性。老师在评价学生时要注意下列因素:①认识到老师持有的价值观、信念和偏见可能对评价过程的影响;②要将临床评价建立在临床实践能力或临床教学结果的基础上;③要营造支持性的临床学习氛围。

1. 认识到自身价值观　老师要意识到自身价值观、信念和偏见可能会影响老师对学生护理实践行为表现的评价,它们有可能会干扰老师对学生资料的收集及所作的判断。同样,学生也持有自身的价值观与态度,这些价值观与态度也会影响学生对护理实践行为表现的自我评价和对老师反馈所作出的反应。学生对自身价值观以及自身价值观对其学习影响的自我认识方面,老师要对其进行恰当的干预引导,以帮助学生更正确地认识自我。

2. 将临床评价建立在临床实践能力或临床学习结果的基础上　临床实践中要达到的能力、临床目标或结果是临床评价的基础,指导着临床评价过程。如以发展沟通技能为目标的实践,无论在真实的临床环境下还是在示教室,老师安排的学习活动都应围绕促进学生学习沟通来展开,而后老师的观察和评价应当聚焦于学生的交流行为上,而不是其他与该目标学习活动无关的实践能力。

3. 营造支持性的学习氛围　老师需要营造能促进学生学习和能力发展的支持性学习氛围。在临床中,学生需要能坦然地向老师提问、寻求指导,而不是回避老师。支持性氛围是有效评价的基础,只有这样,学生才能将老师的反馈当作改进自己能力的机会,而学生和老师之间所建立的信任与尊重是创建支持性学习氛围的前提。

四、反馈在临床评价中的重要性

有效的临床教学评价需要老师不断地以口头和视觉方式向学生反馈其临床护理实践行为的表现状况以及如何进一步改进实践。口头式反馈是老师对学生护理实践行为表现状况观察及下一步如何进一步改进的口头描述与解释;视觉式反馈是老师向学生演示正确的临床实践操作行为。老师在给学生反馈的同时,通常会给予学生进一步的指导,为学生提供其他学习资源等。反馈的终极目的是使学生能对自己的临床护理实践行为表现状况作出判断并确定如何进一步学习与改进。

反馈作为临床评价的一个重要部分,在为学生提供反馈时要遵循下列5个原则。

1. 反馈要精确具体　指出学生缺乏的具体知识和有待发展的能力,避免笼统性描述,如"在护理评估上你需要更加努力""你需要更多的练习"等,这样笼统性反馈发挥不了改进学生行为的教学目的。

2. 对于工作流程和操作技能,老师要同时给予口头式和视觉式的反馈　先口头解释学生在护理实践行为中发生的错误在哪里,然后演示正确的工作流程或技能动作,接着最好能让学生有机会在老师指导下操练某一操作技能,由老师现场纠错的即刻练习,这有利于学生将他人的反馈直接应用到改进自己的操作技能行为中。

3. 对护理实践行为表现的反馈应当在学习当时或即刻后　实践后的反馈时间拖得越久,反馈达到效果就越差,因为随着时间的流逝,老师与学生都对学生在实践操作中需要改进的变得模糊不清。这条反馈原则适用于任何一项护理实践活动的学习,包括与评判性思维及临床决策技能应用相关的、与某项工作流程及操作技能应用相关的、与展现某种专业态度及价值观相关的护理实践活动。为准确地、即刻地对学生进行反馈,老师无论在怎样的临床环境下,都要使用恰当的、适合自己的记录方法,简短地记录反馈要点,这样有利于老师记住操作实践中的重点,给予学生重点的、即刻的反馈以及如何来进一步改进的讨论。

4. 学生需要老师不同频次的反馈与正向性反馈　在实习初始阶段,老师给学生反馈的频次要多,随着学生能力的发展,学生自己也具有评估自己临床实践操作状况的能力,这时,老师指导性反馈的频次可以减少。但教学是一个复杂的过程,没有哪种方法是适合所有学生的,有的学生可能需要老师更多频次的指导性反馈。

5. 反馈具有诊断性　当确定学生在哪些方面需要进一步学习改进时,老师有责任对学生进行指导、使其得到进一步的改进。这是一个循环的、螺旋形上升的过程,即老师通过观察评估学生目前的护理实践行为表现状况,将其状况反馈给学生,然后指导学生进一步学习与练习,使学生的某种实践能力在原有的基础上更上一层楼。

第二节　临床评价方法

护理学是一门实践性很强的学科,一个合格的护士不仅要掌握护理学基本理论知识与技能,还要能灵活地应用所学的知识与技能,才能从事临床护理工作。对护理专业来说,护理操作技能、评判性思维能力、沟通能力、临床决策与解决问题能力等临床实践能力的培养,贯穿于整个护理学专业的教育中,在临床实习阶段更是如此。因此,学生临床实践能力考核与评价是护理学专业学生综合素质培养的重要内容。

对学生临床实习表现有多种评价方法,有的评价方法是针对学生临床护理实践行为表现状况的评价,有的评价方法是针对评估学生理论知识与认知技能,如评判性思维能力、解决问题能力、决策能力及其他与直接操作无关的能力。在选择评价方法时,老师要考量下列因素:①评价方法能否收集到能反映学生专科能力相关的临床护理实践行为表现的资料;评估资料的收集是为了让老师能判断学生是否正在习得要求的专科能力或在实习结束时能达到这些能力。②评价方法是否是现实的、可操作的,包括要评价的学生数量、临床实际工作状况、收治病人情况、带教老师时间状况等。③评价目的是什么,是为学生提供指导性反馈的形成性评价,还是对学生进行成绩评定的总结性评价,老师事先需要让学生知道评价的目的。④为达到教学结果,要学生完成多少量的作业才能展现对某种能力的掌握,是否能够达到教学结果,是形成性评价还是总结性评价。为提高学生的能力,老师要持续地、频繁地对学生临床学习进行反馈,而不是让学生重复去完成对临床知识和技能发展起不到太多作用的作业。⑤评价方法需要老师投入的个人时间,要尽可能地选择能达到同样教学目的与目标,而不会占用老师太多个人时间的评价方法,如能与学生开展讨论与案例分析的临床实习讨论会、布置小组团队书面作业法等老师个人时间相对投入较少的方法。下面进一步阐述几种常用的临床教学评价法。

一、观察评价

观察(observation)是临床最常用的评价方法,是在临床环境、模拟练习室、操作实验室等场景中,通过观察学生的行为表现,老师对学生的临床护理能力、护患沟通能力、工作态度等方面作出评价的一种方法。观察评价一般由学生所在实习科室的临床带教老师和护士长负责实施,尽管这一方法被广泛应用于临床教学评价,但其效度和信度会受老师个人所持有的价值观、态度和偏见等因素而影响评价结果,因此在对学生进行临床护理实践行为表现评价时,老师要对学生做多次的观察后才能作出判断,这样可避免老师的判断偏差。老师在观察学生护理实践行为表现时,通常会因老师自身对某种护理实践活动关注点的不同而从不同角度去评价某一学生的护理实践行为表现,如学生在进行静脉给药治疗这一护理实践活动时,有的老师会着重观察学生的注射技巧和与病人进行交流的行为表现,而有的老师会着重观察学生的病人教育方面的行为表现,学生因不同关注点展现出的行为表现可能会不同,所以老师有可能会以点概面地对学生的这一护理活动表现作出不同结果评价。带教老师有必要意识到老师之间存在的这种差异性,在对学生进行观察评价时,一定要根据标准化的能反映学生某种临床实践技能或能力的评价考核要点,要让这些行为特征要点主导老师对学生行为的观察,同时老师也要与学生讨论老师所观察到的,让学生获得对自己行为的感知,当学生实践行为表现有新的变化时,老师要愿意对学生的评价做出调整,以避免对学生临床实践表现作出不正确的判断。老师对学生的每次观察只是对学生实习表现的一次抽样观察,在同一名学生不同的实习时期会观察到学生临床能力的不同水平,因此老师在对学生的某种技能或能力作判断、写下结论前,不能仅依据老师的一次观察。一位对学生尽心尽责的老师会采用以下不同的记录方法记下所观察到的学生表现资料。

1. 逸事记录(anecdotal notes) 描述性记录老师对学生观察,有的老师只是记录对学生的观察,经过一系列观察后,老师能从这些信息资料中找到学生表现总的趋势与倾向而得出结论。有的老师在记录观察的同时,也记录对学生做得好坏程度的判断。无论采用哪种方法记录,老师一定要在观察后做即刻记录,不然,很难记清楚当时情景下所观察到的。必要时老师可与学生分享这些记录,起到对学生进行反馈的效果,也可与学生讨论所观察到的,并听取学生对自己实践操作表现的自我评价。

2. 核查清单(checklist) 核查清单是列出一系列要观察的行为或者动作,常用于工作流程和操作技能的核查。这种核查清单不但能使老师对学生的护理实践行为表现作出评价,也可让学生对自己的实践行为作出自我评价。

3. 等级评价表(rating scale) 等级评价表是常用的临床评价工具,表单由两部分组成,第一部分是学生在临床实践中要展现的能力、行为或结果条目,第二部分是每一条目评价等级。等级评价表多用于临床护理实践行为表现的总结性评价。等级评价表可以采用"及格与不及格""满意与不满意""A、B、C、D、E""1、2、3、4、5""高于平均、平均、低于平均"等方式分级,见表5-1和表5-2。应用等级评价表进行临床评价时要注意下列几点:①警惕老师自身价值观、信念、偏见等因素影响老师对学生临床护理实践行为表现的观察结果和结论。②将老师的观察聚焦于临床结果、临床能力、临床行为并将观察适时地反馈给学生。③在没有收集足够多的评估资料前,不要过早地对学生临床护理实践行为表现下结论。④在对学生的护理实践行为表现打分前,对学生进行一次以上的观察,分值应当能够代表学生在某个时段内所展现的护理实践行为表现状态。⑤观察学生在不同情景下,如床边护理病人时、模拟情景时所展现的某种护理实践行为表现。如果这样的方法不可操作,可采用其他的方法,其目的是促使老师以不同的评价方法和不同的时间点去评价学生的行为表现。⑥不要依赖第一印象,它可能正确,但也可能是不正确的。⑦与学生讨论所观察到的,了解学生对自己临床护理实践行为表现的感知,当学生有新的变化时,愿意去修改你的判断和评分。⑧回顾能够在模拟情景下或在示教室下实施的临床学习活动,这些学习活动能否为你提供足够的评价资料来完成对学生某种技能或能力的评分;如果不能,需制订新的学习活动,修改评价表中的行为要求以更符合实际的临床教学状况。⑨根据你的观察和得出的结论,在每一个相应的结果、能力或行为上打分;如果没有足够的评估资料能体现某一特定能力是否达到,就不要打分,让其空着,在足够的信息资料的情况下再打分。⑩如果等级评价表不足以对学生的临床行为表现作判断,那就修改它,重新对其效度作出评价。从以下问题可考虑一下评价表的适用性,包括这一评价表是否能够收集到足够的信息以对学生的能力作出有效的判断;是否能提供稳定的、可信赖的信息资料;是否在使用上方便、易操作的;学生要完成学习活动是否在临床上是可及的、现实的。

此外要避免将等级评价表作为收集学生临床护理实践行为表现评价资料的唯一方法,临床实践需要多种评价途径与方法。

表 5-1　围手术期护理临床实践作业评价

类别	内容条目	满意	不满意	备注
1. 应用无菌技术	展现恰当的技术进行外科洗手、穿脱手术衣和戴手套			
	铺设并保持无菌区域			
	识别违背无菌技术原则的行为			
2. 计划和实践与围手术期实践标准一致的护理	术前收集生理、心理、社会文化评估资料			
	根据围手术期评估资料,确定护理诊断			
	根据护理诊断和评估资料,制订护理计划			
	根据护理计划提供护理措施			
	评价护理措施的效果			
	准确记录围手术期护理			
3. 提供安全的环境	评估过敏史和以往麻醉意外史			
	遵守安全和感染控制制度及流程			
	预防病人因体位放置、外部物品造成的损伤;预防化学性、物理性或电力性危险			
4. 预备病人和家属出院教育	评估病人和家属的教育需求			
	根据评估需求教育病人和家属恰当策略的应用			
	评估病人和家属教育的有效性			
	确定家庭护理转诊的需要			
5. 保护病人围手术期的权益	在整个围手术期保护病人隐私			
	确定并尊重病人的文化和精神信仰			

表 5-2　学生在轮转科室临床实习表现(实践作业)出科评价

类别	内容条目	自评	床边带教
态度	1. 为人言行一致、公平公正		
	2. 通过精准和诚信的服务,与病人建立良好的信任关系		
	3. 信守职业道德,自我约束,对自身的行为和结果负责		
	4. 敢于承认缺陷,能积极面对和解决问题		
	5. 尊重病人、家属及老师的尊严和隐私		
	6. 能用合适的称谓,问候时保持微笑		

续表

类别	内容条目	自评	床边带教
团队合作意识	7. 能友善地倾听,站在他人的角度看待问题		
	8. 具有团队意识,能在工作和生活中互帮互助		
	9. 同学之间相互帮助,并能肯定和庆祝他人的成就		
	10. 愿意和别人合作		
自我成长意识和能力	11. 有自我成长的意识,善于从错误和失败中进步和完善		
	12. 关注临床实践中的细节,不断提高实践能力		
	13. 具有学习能力		
	14. 具有工作和学习的主动性		
	15. 具有自信心		
	16. 具有评判性思维的意识和能力		
临床照护能力	17. 工作中能为病人提供安全的环境,并能提供防护		
	18. 能有效评估病人,并能按护理规程提供治疗措施		
	19. 具有口头交流能力(包括倾听、参与讨论、讲述、分享和汇报)		
	20. 具有书面交流能力(能正确进行病历录入、提出护理计划和书写病历)		
	21. 具有护士形象和护士的责任心		
	22. 具有良好的对病人进行健康教育的能力		
	23. 具有良好的理论知识水平,并能运用于临床		
	24. 具有良好的专科护理能力		
	25. 规范流畅地进行护理操作		
组织管理能力	26. 具有管理的能力(包括自我管理和病人管理)		
	27. 具有组织和协调能力		
他人评价	28. 同学印象(反馈)		
	29. 其他老师(指临床护士、护士长和医生等)印象(反馈)		
	30. 综合印象		
记录说明:5分-非常好;4分-好;3分-一般;2分-较差;1分-很差			

二、考试评价

考试是最常用的评价方法,包括口试、笔试和床边操作考试。

1. 口试 指通过师生对话的方式对学生进行考核。一般先由老师提出问题,再由学生针对问题作出回答。口试可以考核学生对所学知识掌握的牢固熟练程度、思维敏捷性及口头表达能力,能考查学生的个人特征如气质、性格和在外界压力下的应变能力,但此种方法容易受老师偏好的影响,难以保持评价的一致,因此,多用于对学生临床实践的形成性评价。

2. 笔试 将事先编制好的试题印制成试卷,考生按照规定的要求在试卷上笔答,主考老师根据评分标准统一判卷评分。它能考核学生对知识掌握的深度、广度以及运用知识的能力,因学生考试试题相同,便于老师掌握评分标准,学生之间的可比性强。这种方法可作为临床实习的形成性评价和总结性评价,如小出科理论考试和实习中期的理论考试(见下框)。

3. 床边操作考核 是考核学生动作技能的常用方法,在实际真实的临床病例或情景下,考查学生临床实践操作能力,可用于形成性评价和总结性评价。当用于总结性评价时,一般在一个护理单元实习结束前进行,作为出科操作成绩的评定。床边操作考核不仅能评价学生的护理操作能力,同时还能评价学生的护患沟通能力和无菌观念。老师应用标准的考核清单给学生打分,考核后对学生的表现给予反馈,肯定优点,改进不足的地方。

考试示例

心内科 CCU 病房 4 周实习结束小出科理论考试(围绕实习周目标)

一、单选题(请根据题干,选择下列答案中的最佳选项)

1. 洋地黄类药物治疗心衰,最危险且常见的中毒表现是(　　)
　　A. 食欲减退、恶心、呕吐　　　B. 头痛、头晕
　　C. 室性期前收缩呈二联律　　D. 二度Ⅰ型房室传导阻滞

2. 右心衰竭的最主要表现是(　　)
　　A. 心率加快
　　B. 胸闷、气促
　　C. 咳嗽、咯血
　　D. 下肢水肿、肝颈静脉回流征阳性

3. 心电图显示如右下图,床边护士应立即(　　)
　　A. 静脉注射利多卡因　　　　B. 静脉注射肾上腺素

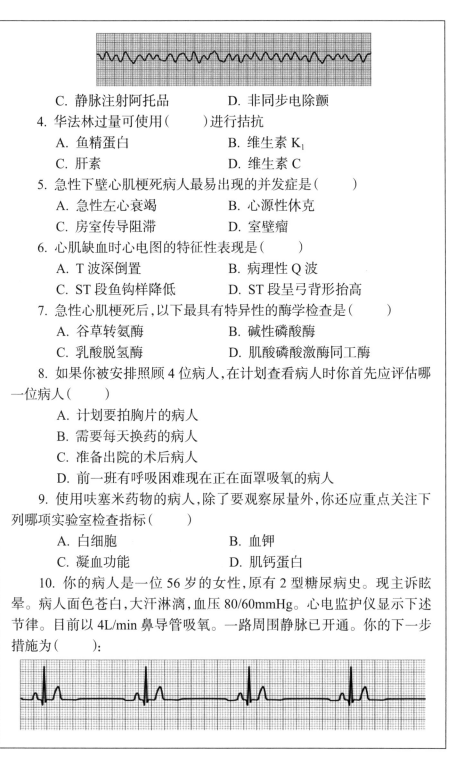

　　C. 静脉注射阿托品　　　　D. 非同步电除颤

4. 华法林过量可使用(　　)进行拮抗

　　A. 鱼精蛋白　　　　　　　B. 维生素 K₁

　　C. 肝素　　　　　　　　　D. 维生素 C

5. 急性下壁心肌梗死病人最易出现的并发症是(　　　)

　　A. 急性左心衰竭　　　　　B. 心源性休克

　　C. 房室传导阻滞　　　　　D. 室壁瘤

6. 心肌缺血时心电图的特征性表现是(　　　)

　　A. T 波深倒置　　　　　　B. 病理性 Q 波

　　C. ST 段鱼钩样降低　　　　D. ST 段呈弓背形抬高

7. 急性心肌梗死后,以下最具有特异性的酶学检查是(　　　)

　　A. 谷草转氨酶　　　　　　B. 碱性磷酸酶

　　C. 乳酸脱氢酶　　　　　　D. 肌酸磷酸激酶同工酶

8. 如果你被安排照顾 4 位病人,在计划查看病人时你首先应评估哪一位病人(　　　)

　　A. 计划要拍胸片的病人

　　B. 需要每天换药的病人

　　C. 准备出院的术后病人

　　D. 前一班有呼吸困难现在正在面罩吸氧的病人

9. 使用呋塞米药物的病人,除了要观察尿量外,你还应重点关注下列哪项实验室检查指标(　　　)

　　A. 白细胞　　　　　　　　B. 血钾

　　C. 凝血功能　　　　　　　D. 肌钙蛋白

10. 你的病人是一位 56 岁的女性,原有 2 型糖尿病史。现主诉眩晕。病人面色苍白,大汗淋漓,血压 80/60mmHg。心电监护仪显示下述节律。目前以 4L/min 鼻导管吸氧。一路周围静脉已开通。你的下一步措施为(　　　):

A. 阿托品 0.5mg,静脉推注

B. 多巴胺 2~10mg/(kg·min),静脉滴注

C. 50% 葡萄糖静脉推注

D. 硫酸吗啡 4mg,静脉推注

二、填空题

1. 左心衰竭最早和最常见的症状是____,主要是因为____循环淤血所引起。

2. 心房颤动的治疗原则是____、____和____。

3. 心脏传导系统包括_____。

4. 造影后为促进造影剂排泄,要嘱咐病人_____以促进造影剂排出体外。

5. 氧浓度(%)的公式为 =_____。

6. 冠脉支架术后双联抗血小板药物为_____和_____。其最常见的要让病人关注的并发症为_____。

7. 临床上需要紧急抢救的 4 种致命性心律失常为_____、_____、_____、_____。

三、根据心电图图谱,判断下列为何种节律

1.

2.

3.

4.

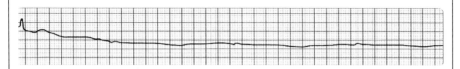

5.

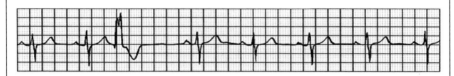

四、论述题

病人,男性,65 岁,诊断为"扩张型心肌病"收住入院,22:00 病人解大便后突发胸闷、气急、咳嗽、咳痰,不能平卧,当时血压 180/90mmHg,SaO_2 85%,心率 140 次 /min,呼吸 36 次 /min,两肺听诊布满湿啰音,如果你当时正好值夜班,你考虑病人可能发生了什么? 证据是什么? 对于该病人如何处理?

考试示例

实习中期理论考试（护理部层面）
——其中的甲状腺疾病手术护理自学后考试

李某,女性,40岁,体检时触及右侧颈部甲状腺处小核桃大小肿块1周,质硬、无压痛,随吞咽上下移动,主诉无不适,怀疑该结节可能为恶性肿瘤,故病人收住入院进行进一步的检查和治疗。

请根据以上案例,选出下列问题的最佳选项

1. 在做入院评估时,病人告诉你她平常非常喜欢吃海产品,家里用的是有碘盐,自己的父母都很健康,病人询问为什么她的甲状腺会长出肿块,对于病人的问题,下列护士的哪种回答是不恰当的?

    A. 这个问题我不清楚,你去问一下你的主管医生。

    B. 病因尚未确定,但从流行病学调查和临床观察可能与碘摄入过多或过少有关。

    C. 病因尚未确定,但从流行病学调查和临床观察可能与长期促甲状腺素(TSH)刺激有关。

    D. 病因尚未确定,但从流行病学调查和临床观察可能与基因突变有关。

2. 甲状腺肿块病人入院后要进行一系列的诊断性检查,针对各种检查和可能的诊断,病人有许多疑问,针对病人的疑问护士下列哪种解释是不正确的?

    A. 局部甲状腺B超是筛查甲状腺癌的首选非侵入性诊断方法。

    B. 甲状腺癌中的乳头状癌预后最好。

    C. 如血清中的降钙素升高,发生甲状腺癌中髓样癌可能性就大。

    D. 甲状腺癌中未分化癌可发生于青壮年。

3. 甲状腺髓样癌除甲状腺癌的一般症状外,还可出现腹泻、心悸、脸面潮红和血钙降低,这与甲状腺髓样癌组织可产生降钙素及下列哪种物质有关?

    A. 多巴胺　　　　　　　　B. 5-羟色胺

    C. 儿茶酚胺　　　　　　　D. 肾上腺素

该病人在全麻下行甲状腺全切+选择性颈部淋巴结清扫术。术中顺利,安返病房,神志清,生命体征平稳。右锁骨下有一引流管接墙式中心负压,引流畅,引出血性液。

4. 术后最适宜给病人安置的体位是

    A. 平卧位   B. 半卧位

    C. 右侧卧位   D. 左侧卧位

5. 甲状腺次全切除或全切除术后病人床边常规不需要准备下列哪种用物?

    A. 氧气   B. 吸引器

    C. 气管切开包   D. 气管插管用物

6. 术后当晚,当你巡视到病人床边时,病人向你抱怨感到胸闷、呼吸费力,这时你最恰当的护理措施是立即

    A. 通知医生

    B. 鼻导管 3L/min 吸氧

    C. 给予半坐卧位

    D. 评估病人生命体征、切口引流等情况

7. 你评估上述病人时发现其颈部肿胀明显,引流管内有鲜红引流液 50ml,血氧饱和度 93%,脉搏 100 次 /min,血压 110/80mmHg,此时你考虑病人可能正在发生"窒息:呼吸困难",该健康问题与下列哪种因素相关

    A. 伤口内出血

    B. 双侧喉返神经损伤

    C. 喉头水肿

    D. 气管塌陷

8. 当你确定上述病人发生"窒息:呼吸困难 与伤口内出血有关"时,除了马上通知医生外,你要采取的首要措施是立即进行

    A. 加大氧流量给病人吸氧

    B. 床边拆除病人缝线、敞开伤口、清除血块

    C. 遵医嘱大剂量激素治疗

    D. 遵医嘱静脉推注 10% 葡萄糖酸钙

9. 甲状腺癌病人经手术治疗康复准备出院,并带回左甲状腺素钠片口服,出院前护士对病人进行左甲状腺素钠片服用方法的出院指导,下列病人的回答中哪种说明病人还需要进一步健康指导

    A. 我每天早餐前 0.5~1 小时用清水服用

    B. 服药后 1 小时我就可以喝牛奶吃早餐

    C. 我要定期复诊,根据医嘱服用,不能擅自减药或停药

    D. 服药后过 2 小时我才能服用补钙营养品

10. 对于甲状腺癌手术康复后病人出院前除了正确的药物宣教外，护士还需要对病人进行下列解释，下列哪种解释是不正确的

　　A. 颈部硬结要过 2~3 个月才能消退

　　B. 10 天之内伤口不要浸水

　　C. 饮食清淡但可以吃甲鱼、鸽子

　　D. 避免吃含有激素的保健品

11. 甲状腺癌病人手术治疗后病理报告提示为甲状腺乳头状癌，医生建议病人做 ^{131}I 治疗进行辅助治疗，病人不解地问你 ^{131}I 治疗是什么？作为护士如何向病人解释 ^{131}I 治疗原理，下列哪项护士的陈述是不正确的

　　A. 你的甲状腺癌分型为乳头状癌，属于分化型甲状腺癌。

　　B. 你手术治疗后机体内可能有残留甲状腺组织、复发灶、转移灶能摄取 ^{131}I。

　　C. ^{131}I 衰变时会释放 β 射线，β 射线集中照射使癌细胞死亡。

　　D. 它是未分化型甲状腺癌的手术治疗后的辅助治疗。

12. 甲状腺癌手术治疗后病人经过评估，准备做 ^{131}I 治疗，作为护士你应指导病人做好治疗前的准备，下列哪项病人教育是不正确的

　　A. 停止吃海产品如海带、紫菜 1 个月

　　B. 停止吃无碘盐 1 个月

　　C. 停止服甲状腺素片 1 个月

　　D. 停止服抗高血压药物 1 个月

13. 甲状腺癌术后病人计划做 ^{131}I 治疗，治疗前你指导病人治疗后要遵守的注意事项，下列哪项病人教育是不正确的

　　A. 服药后住院隔离 5 天左右。

　　B. 1 周内口腔经常含或咀嚼酸的食物或咀嚼口香糖。

　　C. 多饮水，及时排空大小便，便后及时冲洗坐便器。

　　D. 治疗后立即可以吃你喜欢的海产品，用碘盐。

14. 甲状腺癌手术治疗后第 3 天，病人出现呼吸困难，根据临床观察，最有可能的原因为

　　A. 低钙　　　　　　　　　B. 出血

　　C. 黏痰堵塞　　　　　　　D. 双侧喉返神经损伤

15. 甲状腺癌病人手术治疗后发生低血钙，饮食宣教下列哪项是不正确的

　　A. 术后两天进温凉半流质食物

> B. 避免辛辣刺激性食物
>
> C. 多吃富含维生素的水果
>
> D. 多吃肉、蛋、牛奶等高蛋白食物
>
> 16. 甲状腺癌病人手术治疗后发生低钙血症,血钙值为 1.8mmol/L,医嘱予 50%GS 20ml+10% 葡萄糖酸钙 10ml 静脉推注。护士在静脉推注过程中,发现病人穿刺部位肿胀明显,局部发红、疼痛。此时护士立即拔除针头,接下来要采取的护理措施包括
>
>   A. 抬高患肢　　　　　　　　B. 局部冷敷
>
>   C. 局部热敷　　　　　　　　D. 硫酸镁湿敷
>
> ……

三、整体综合能力考核评价

整体综合能力考核是围绕临床真实的病人考查学生对所选择病例在认知、动作技能、情感领域所需知识技能的综合运用能力,包括对病人病史的回顾汇报,进行从头到脚的系统护理评估,根据病人评估资料提出护理问题,根据该病人当前的护理问题制订护理计划,然后抽取一项护理措施如病人教育或护理操作进行实地操作示范,并陈述治疗和护理效果的评价要点,最后对该病人所患疾病的病理生理作出分析,回答老师的提问,判断老师设置的临床应急情景并能阐述应对的措施。整个考试过程一般要花 1 小时以上的时间,由 2 位临床带教老师担任监考,尽管耗时,但从学生和临床带教老师对该考核方式效果的反馈反映出这种考核能很好地帮助学生成长。有的医院会安排每位学生在内、外科实习阶段的第 8 周组织学生考核,一般大内科、大外科各考核 1 次。该评价方法是对学生综合能力的考核,能考查学生护理病史采集、病情汇报、护理评估、护理操作技能、护患沟通、临床护理问题的识别判断、评判性思维等能力。表 5-3 是某大学附属三甲医院所使用的学生床边整体综合能力考核评价。

表 5-3　床边综合能力考核评价

类别	总分	具体条目	分值	得分	扣分原因说明	备注
护理评估	35	仪态端庄大方	1			医疗诊断:
		学习考核态度端正	1			
		与病人交流、汇报交流清晰	2			

续表

类别	总分	具体条目	分值	得分	扣分原因说明	备注
护理评估	35	体现关爱尊重	1			
		自身及用物准备充分	2			
		从头到脚基础评估流畅	8			
		针对病情有进一步评估	6			
		总结教育,体现 Teach-Back	6			
		动作利索,少于 15min	2			
		病史采集全面	3			
		资料、组织层次分明,重点突出	3			
护理诊断	9	护理诊断关键点有充分依据	3			护理诊断名称
		排序合理	3			
		重点护理诊断齐全(至少 3 个)	3			
护理计划	16	预期目标陈述规范: 可实践、可测量、有针对性、有时间限定	4			预期目标:
		评估: 观察全面,重点突出	4			措施:
		治疗措施: 有针对性、可操作性、及时	4			
		教育: 恰当、有效	4			
护理措施	35	病理生理知识提问(至少 2 点)	6			提问内容: 1. 2. 3. 4. 5. 操作项目:
		药物相关知识提问(至少 1 点)	4			
		并发症的识别与处理 (结合情景设置至少 1 个)	10			
		护理相关知识 (结合护理实践指南至少 1 个)	5			
		操作:按操作评分标准打分(考核 1 项)	8			
		日常操作印象分	2			
护理评价	5	针对并发症处理后的评价	5			评价:

下面介绍一下医院组织的综合能力考核过程。

1. 汇报病史　汇报病史一般在病区示教室举行,内容包括:所选病人病史(包括生理的、心理的、社会的、情感的、智能的5个方面),生理是指病人由于疾病导致的生理病理的变化;心理是指病人患病后内心、思想上的一些变化;社会的是指病人患病后由于角色的改变而导致的社会地位、社会角色的变化而产生的影响;情感是指病人患病后家庭成员对病人的关心和支持程度;智能是指病人受教育的程度和对疾病的了解程度。

汇报病史时要求被考者关注下列要点:①病史的采集全面性(包括主诉、现病史、医疗诊断、治疗、辅助检查);②要系统地、有针对性地收集并汇报相关的资料(包括学习需求);③在汇报中体现良好的交流技巧、敏锐的观察力;④熟练掌握病人资料;⑤病史资料组织层次分明、重点突出;⑥汇报病史语言使用恰当、连贯。神经内科病史汇报模板见表5-4。

表5-4　某医院内科护理病历汇报模板

类别	具体步骤	备注
基本信息	一般资料:床号,姓名,性别 年龄,籍贯,入院日期	
	主诉	
	现病史	不要完全抄写医生病历
	过去史:疾病史,用药史,手术史,过敏史	
	个人资料:婚育史(女性,月经史,生育史) 家庭遗传史 个人工作学习情况 经济与家庭支持系统等	包括个人信仰,疾病保密等
	入院医疗诊断	
	入院系统护理评估	参照入院系统评估要求
诊断性检查	胸部 X 线摄片(CXR),EKG	
	B 型超声波检查(BUS)	包括心脏超声检查,颈动脉、主动脉弓及三叉处、腹部及下肢深静脉超声,经颅多普勒(TCD)等
	CT,MRI,肌电图,脑电图等	CTA,CT 平扫及增强,MRI 平扫及增强,MRA,核磁共振血管成像检查(CEMRA),核磁共振弥散成像检查(DWI),明确结果的意义
	各种内镜结果	
	新斯的明试验,美多芭试验结果等	

续表

类别	具体步骤	备注
实验室检查	三大常规,CX7,PT,同型半胱氨酸,ESR,维生素 B_{12},叶酸,乙酰胆碱受体抗体,CSF 化验,各种培养结果,特殊的血药浓度,HbA_{1c} 等	熟悉各项化验异常的阳性意义
目前的主要治疗方案	饮食,静脉用药,口服,皮下注射,肌内注射药物,雾化治疗等	熟悉主要药物的作用、副作用,健康宣教等
治疗经过	经过治疗后病情演变,要简明扼要,不要把每天的情况一一陈述,以免重点不突出	
主要护理措施	气管切开护理,鼻胃管护理,吸氧,SaO_2 监护,胸部叩击,翻身,压力性损伤护理,功能位摆放,误吸防范,导尿管护理,约束带,安全等	
护理诊断		根据不同疾病,轻重缓急的原则,提出病人主要存在或潜在的问题,参考电脑内的护理诊断,如需汇报护理计划,按照 A、T、E 即评估、护理措施、病人教育三方面来进行计划汇报
病人目前的状态		汇报病情当日,病人的情况如何

2. 从头到脚系统评估   系统评估在床边进行,在评估中要求护理体检方法恰当,能体现学生的沟通能力、病情观察能力、专业知识能力、综合护理能力。在做任何一项评估时,都要向病人解释,如听心率时,就解释说"我给您听一下心率",听肠鸣音时,就解释说"我给您听一下肠鸣音"等,以增进学生和病人的沟通。考试者对所选病人进行从头到脚系统评估,包括心理社会、神经系统、呼吸系统、心血管系统、皮肤骨骼肌肉系统、消化系统、泌尿系统的各种症状与体征,以及安全、疼痛、引流管等的评估。表 5-5 是某大学附属三甲医院所制订的系统评估操作流程和考核评分标准。

表 5-5　系统评估操作流程与评分标准

操作标准			分值	扣分点
操作前评估	1. 评估病人有无需要外出检查或者特殊治疗等情况		1	没有评估减 1 分
	2. 评估病人是否有急需处理的临床状况,给予对应处理		1	没有评估及处理减 1 分
自身准备	着装整洁,发型符合规范		0.5	着装、发型不符合规范减 0.5 分
	热情大方		0.5	态度生硬或冷淡减 0.5 分
	七步洗手法		1	没有洗手或洗手方法错误减 1 分
用物准备	备齐用物包括体温计、血压计、指氧饱和度仪、听诊器、手电筒、手表、压舌板、清洁手套(必要时),放于治疗车上推至病人床边		2	少一用物减 0.5 分
操作过程	自我介绍		0.5	没有自我介绍减 0.5 分
	解释系统评估的目的		1	没有解释减 1 分
	询问病人是否需要大小便		0.5	没有询问减 0.5 分
	拉上床边帘子、关好门窗、关注室温是否合适		1	没有拉床帘减 0.5 分;没有关好门窗、关注室温是否合适减 0.5 分
	取平卧位或者低位半卧位,注意保暖及保护隐私		1	没有取合适体位减 0.5 分;没有保暖及保护隐私减 0.5 分
	正确测量体温、脉搏、呼吸、血压、氧饱和度并反馈		3	一项没有测量或方法不正确减 0.5 分;没有反馈减 0.5 分
	评估睡眠指数		2	没有评估睡眠指数减 2 分;评估方法不正确减 1 分
	头面部评估	观察病人的面色、神志情况	1	没有观察病人的面色、神志情况减 1 分
		检查眼睑有无水肿、下垂	2	没有检查眼睑有无水肿、下垂减 2 分;检查方法不正确减 1 分
		双手置于病人下睑中分,嘱病人向上看;置于上睑中分,嘱病人向下看,检查双侧巩膜及结膜的颜色	2	没有检查双侧巩膜及结膜的颜色减 2 分;检查方法不正确减 1 分

续表

操作标准			分值	扣分点
操作过程	头面部评估	用手电筒灯光投射于两眉间，观察双侧瞳孔是否等大等圆；3~5s后行左、右眼直接对光反射检查	2	没有检查瞳孔减1分；没有检查直接对光反射减1分；检查方法不正确减1分
		检查口腔情况（口唇、舌面、左右颊黏膜、上颚、牙龈等）有无出血或感染；有无义齿及牙齿松动；有无咽喉部红肿、溃疡等	2	没有检查口腔情况减2分；检查方法不正确减1分
		相关专科可行专科补充检查如鼻部管道、吸氧管道等，询问有无鼻部不适、疼痛，有无器械相关性压力性损伤	2	没有做针对性检查减2分；针对性检查不全减1分
	颈部评估	各专科根据实际情况，进行补充检查（如颈部深静脉置管、颈静脉怒张、疼痛等）	2	没有做针对性检查减2分；针对性检查不全减1分
	胸部评估	根据病人的耐受情况调整体位	0.5	体位不合适减0.5分
		询问病人有无咳嗽、咳痰，痰液的性质，能否自主咳嗽，有无胸闷、气急等	1	未询问减1分
		听诊肺部6个部位呼吸音：两肺尖、两肺中（两腋中线平第5肋间）及两侧肩胛骨底部	3	没有听诊呼吸音减3分；听诊部位不正确或少听1个部位减1分；没有识别出异常呼吸音减1分
		病人取坐位，听诊者检查病人枕部、背部皮肤；取卧位，听诊者检查病人枕部、背部及尾骶部皮肤	1	没有检查减1分；少检查1个部位减0.5分
		询问有无心慌等不适	1	没有询问减1分
		听诊心率、心律，时间≥30s；若不规则者须测1min	2	没有听诊减2分；听诊时间不足减1分；听诊部位错误减1分
		根据病人情况进行针对性的护理评估如胸部手术病人局部切口、疼痛、引流管、功能活动等	2	没有做针对性检查减2分；针对性检查不全减1分

续表

操作标准			分值	扣分点
操作过程	上肢评估	观察指端色泽	1	没有观察减 1 分
		各选择病人左右手 1 个甲床,用手指轻压甲床末端,移除压力后观察毛细血管充盈情况	2	没有检查减 2 分;少检查 1 个甲床减 1 分;检查方法不正确减 1 分
		轻轻提捏病人手背部皮肤,观察皮肤弹性	1	没有检查或检查手法不正确减 1 分
		如病人有静脉置管,需检查置管的刻度、局部情况,固定情况等	2	没有检查减 2 分
		检查双上肢肌力,嘱病人分别抬起上肢,检查者一手置于病人肘关节处往下施加阻力,另一手置于病人上肢下方,保护肢体	2	没有检查减 2 分;少检查一侧肢体减 1 分;检查方法不正确减 1 分
		根据病人情况进行针对性的护理评估如疼痛、功能活动、水肿、双侧桡动脉触诊等	2	没有做针对性检查减 2 分;针对性检查不全减 1 分
	腹部评估	询问病人的胃纳、排便情况及有无胃肠道反应	1	没有询问减 1 分
		协助病人平卧位、屈膝,暴露腹部	1	没有安置合适体位减 0.5 分;没有暴露腹部或暴露不充分减 0.5 分
		视诊:从切线方向观察腹部有无明显膨隆,伤口敷料有无渗血渗液等	2	没有视诊减 2 分;方法不正确减 1 分
		听诊:选择右下腹或距脐部 5cm 处听诊肠鸣音,听诊器轻轻向下压,听诊至少 1min	2	没有听诊减 2 分;方法不正确减 1 分;听诊时间不足减 1 分
		触诊:触诊前先评估病人腹部疼痛区域,触诊从无痛区到有痛区,避开伤口,主要采取浅触诊的检查方法,从左下腹开始逆时针全腹触诊,下压深度 1cm 左右;局部如有压痛,则行反跳痛检查	3	没有触诊减 3 分;没有评估腹部疼痛区域减 1 分;触诊方法不正确减 1 分;触诊顺序不正确减 1 分;局部压痛者没有行反跳痛检查减 1 分

		操作标准	分值	扣分点
操作过程	腹部评估	根据病人情况做针对性评估如疼痛、伤口、引流管、活动情况、移动性浊音叩诊、腹股沟部位的触诊等	2	没有做针对性检查减 2 分；针对性检查不全减 1 分
		病人是取坐位听呼吸音的,此时协助病人翻身行骶尾部皮肤检查	0.5	没有检查减 0.5 分
		听诊时注意听诊器的温度;触诊时注意检查者手部温度;检查过程中注意保暖	2	听诊时没有注意听诊器的温度减 0.5 分；触诊时没有注意检查者手部温度减 0.5 分；没有注意保暖减 1 分
	泌尿生殖评估	询问病人排尿情况,有无尿痛、尿频、尿急等情况	1	没有询问减 1 分
		根据病人情况进行专科护理相关检查如疼痛、伤口、引流管、膀胱充盈情况,女性病人月经情况、阴道出血等	2	没有做针对性检查减 2 分；针对性检查不全减 1 分
	双下肢评估	询问双下肢有无肿胀、麻木	1	没有询问减 1 分
		检查双足跟皮肤	2	没有检查减 2 分；少 1 个部位减 1 分
		分别在双足足背、踝关节内外侧及胫前位置按压检查双下肢水肿情况	3	没有检查减 3 分；少 1 个部位减 0.5 分；检查方法不正确减 1 分
		检查双下肢肌力,嘱病人分别抬起下肢,检查者一手置于病人膝关节处往下施加阻力,另一手置于病人下肢下方,保护肢体	2	没有检查减 2 分；少检查一侧肢体减 1 分；检查方法不正确减 1 分
		双手示指和中指同时置于病人踝关节前方第一、二趾骨之间,在趾骨基底部触诊双侧足背动脉搏动	2	没有检查减 2 分；少检查一个部位减 1 分；检查方法不正确减 1 分
		根据病人情况进行针对性评估如测量病人的小腿围等	2	没有做针对性检查减 2 分；针对性检查不全减 1 分

续表

	操作标准	分值	扣分点
补充	任何部位的疼痛评估均需完整评估疼痛的部位、性质、程度、伴随症状等	2	没有评估减 2 分； 评估内容不全减 1 分
	询问病人目前活动情况：活动的方式、频率、时间、是否需要借助工具，活动时有无伴随症状，如头晕、胸闷、气急等	2	没有评估减 2 分； 评估内容不全减 1 分
	注意有无遗漏的其他问题：如正在使用的特殊药物、镇痛泵等	2	没有评估减 2 分； 评估内容不全减 1 分
操作结束	整理用物	1	没有整理用物减 1 分
	洗手	1	没有洗手减 1 分
进一步评估	针对病情有进一步评估	6	没有针对病情进一步评估减 6 分； 评估内容不全面或错误酌情减 1~5 分
反馈总结	反馈评估结果及主要存在的问题，并询问病人有无其他不适	2	没有反馈减 2 分； 内容不全减 1 分
宣教	根据评估后存在的问题，用 teach-back 方式进行针对性宣教	4	没有宣教减 4 分； 宣教方法不正确减 1 分； 宣教内容不全酌情减 1~3 分
记录	结合系统评估的结果，记录于护理评估单的各系统内	2	没有记录减 2 分； 记录内容不全减 1 分
综合评价	操作熟练、流畅；评估用时 15min 以内	1	操作不熟练减 0.5 分； 超时减 0.5 分
	沟通自然，体现人文关怀	1	操作不自然，缺少人文关怀减 1 分
总分		100	

3. 总结并提出护理诊断　收集完资料后，带教老师根据学生评估到的病人资料，要求学生提出该病人的护理诊断。护理诊断要求符合病情，护理诊断相关因素明确，排序合理，能体现个体的差异性、动态性和阶段性，符合首优、中优、次优问题原则，预期目标要可观察、可测量。如以慢性阻塞性肺部疾病（COPD）二氧化碳潴留的病人为例，护理诊断排序应为：①气体交换受损　与肺的有效呼吸面积下降有关；②潜在的并发症（PC）：肺性脑病；③活动无耐力　与缺氧有关；④知识缺乏：缺乏疾病相关的知识。又如支气管扩张伴有出血的病人，护理诊断排序应为：①有窒息的危险　与咯血形成血块阻塞呼吸道有关；②清理呼吸道无效　与有大量脓痰、无效咳嗽有关；③营养失调：低于机体需要量　与长期咳嗽、长期脓痰消耗有关；④知识缺乏：缺乏疾病相关的知识。

4. 记录和汇报护理措施　护理措施要有针对性、可操作性,护理措施要按 A、T、E,即评估(assessment)、护理措施(treatment)、病人教育(education)的次序阐述。如以护理诊断"气体交换受损"为例,首先是"A",应评估呼吸的频率、节律、深浅度、氧饱和度、血气分析报告情况等;其次是"T",给予相应的护理措施包括取舒适的体位、低流量持续鼻导管吸氧、按医嘱予抗生素治疗、解痉平喘治疗等;最后是"E",给予疾病相关知识的宣教包括低流量吸氧的意义、药物的作用、副作用及注意事项,疾病的注意点等知识。

5. 相关知识提问　考试过程中,带教老师就疾病的相关知识进行提问,如慢性阻塞性肺部疾病,提问的内容可涉及如何判断血气分析报告、何谓Ⅰ型及Ⅱ型呼吸衰竭、低流量吸氧的意义、肺性脑病的症状体征是什么、如何进行雾化宣教、注射用甲泼尼龙的作用及副作用、β-受体激动剂的副作用是什么等。

6. 根据情景设置提问　一般以设置病人发生了某种并发症或意外事件为临床情景,根据特定情景,提出相关问题,考核学生对并发症或意外情况发生的识别和处理能力。通过这一环节,评价学生独立分析问题、判断问题、解决问题的能力,促进学生临床综合护理能力的提升。

案例示例

根据情景设置提问

慢性阻塞性肺部疾病(COPD)情景设置

病人,男性,72岁,反复咳嗽、咳痰30余年,加重伴气急10年,双下肢水肿1年,以"COPD、Ⅱ型呼吸衰竭"入院。该病人入院后经过抗炎、解痉、平喘治疗后,气急好转,双下肢水肿明显减轻,以持续低流量吸氧2L/min。今在如厕过程中突发气急加重,取端坐位休息,面色发绀,休息和吸氧后未缓解,你作为责任护士认为可能发生了什么? 还要收集哪些资料? 有哪些护理诊断和护理措施?

肝硬化病人情景设置

病人,男性,48岁,因"肝硬化食管静脉曲张出血"入院,用三腔二囊管压迫止血。在你上夜班时病人突然呼叫,你到病房后发现病人面色发绀、烦躁不安,你认为最有可能发生了什么? 如何紧急处理?

胆石症病人情景设置

病人,女性,36岁,因"胆石症"入院,今医生为其做了 ERCP 及 EST 手术,术后回病房,4小时后病人主诉腹痛,你作为责任护士认为可能发生了什么? 还要收集哪些资料? 有哪些护理诊断和护理措施?

7. **病理生理分析**　病理生理分析要求学生根据疾病的发病过程,按"病理生理变化、临床表现、并发症、预后"的顺序进行简单的介绍,使学生举一反三,把学到的知识融会贯通。

8. **操作考核**　带教老师指定所选病人需要执行的一项护理操作作为考核项目,如氧疗、输液、胸部叩击、吸痰等,同时对该操作的相关理论进行提问,如以"吸氧"为例,可就"吸氧"的注意事项、氧疗的方法、氧疗的副作用、氧中毒的临床表现等进行提问。

9. **反馈**　考试结束后,针对学生在考试过程中的表现进行反馈,对学生做得好的加以肯定;对存在的问题及时指正,扬长避短。然后老师根据学生的表现按照评分标准进行打分。通过整体综合考试,虽然老师对每个学生要花 1 小时以上时间来考核,但通过这样的考核过程,能有效地提高学生的人际沟通能力,提升了评判性思维能力,提高了学生的学习积极性,强化了整体护理的理念,锻炼了对临床考核和工作评价的心理应对能力。因此,每位学生应当利用好这样的机会,这不仅是对自己过去所学知识进行了回顾总结,同时也是对自己综合能力的一个考查和学习机会。

四、模拟考核评价

模拟考核(simulation)是应用模拟病人和模拟临床情景对学生进行评价的一种方式,根据模拟仿真度的高低,通过模拟法,可评价学生各种操作技能和工作流程的实践能力、评估能力、临床情景分析和决策能力,实施护理措施,评价护理效果等。详见第四章第八节"模拟教学法"的讨论。

五、客观结构化临床考试评价

客观结构化临床考试(objective structured clinical examination,OSCE)是一种在模拟实验室而非临床环境下评价学生实践行为表现的一种方式。由一系列模拟临床情景的考站组成,受试者在规定的时间内依次通过各个考站,部分考站考核学生收集病史、体格检查、干预措施执行能力,检查者采用考核清单(checklist)或等级评分法对学生的行为表现进行打分;部分考站考核学生的知识和认知技能如分析病人资料、选择干预方法与治疗、处理病情等。客观结构化临床考试大多用于总结性临床评价。

六、书面作业评价

书面作业(written assignments)是对学生解决问题能力、评判性思维能力、高层次目标学习状况、对临床实践相关内容的理解、书面表达能力等方面评价的有效策略。有关书面作业法在第四章第六节"书面作业法"中进行了详细的阐述。对学生布置的书面作业可以作为临床评价的一部分,有的书面作业用于形成性评价如临床周记;而有的书面作业可作为总结性评价的一部分进行成绩评定。这种评价方法使用的关键是老师首先要明确书面作业要达到的教学目标,然后确定怎样呈现作业最能评价教学目标的达到。

七、档案卷宗评价

档案卷宗评价(portfolio)又称"学习卷宗评价"或"学生成长记录卷宗评价"。档案卷宗是指学生在教师的主导下收集起来的,可以反映学生的能力、学习的进步、习得的能力等教学结果的一系列学习作品的汇集。它真实地记录了学生的学习过程,可以通过前后比较看到学生的成长轨迹,促进学生的成长。它与传统的评价最大的不同在于学生在自我成长的过程中能够直接参与对自己成长的评价并能及时调整。档案卷宗的内容取决于学习要达到的结果和能力,如对临床某个实习阶段进行总结反思、对临床观察的分析报告、小组项目的汇报作品、案例分析等。使用这种评价策略的关键是选择的资料要能展现出学生的学习和临床能力的发展,老师能够确定学生是否达到了教学目标。有关档案卷宗法在第四章第六节"书面作业法"进行了详细的阐述。

八、临床讨论会评价

根据要达到的不同学习目标,老师可组织临床讨论会(conference)对学生进行临床评价,包括实习前讨论会(pre-conference)和实习后讨论会(post-conference)。临床讨论会主要起到形成性评价的目的,老师对讨论的一组学生或个体给予指导性反馈,从而促进学生的成长。有关临床讨论会在第四章第三节"讨论法"和第六章第八节"实习后讨论会"都有相关阐述。

九、自我评价

自我评价(self-evaluation)是学生对自己的临床护理实践行为表现和能力的评价,确定自己的优势和需要改进的方面。自我评价需要老师组织讨论会,对学生的临床护理行为给予反馈,引出学生对自我能力的感知,确定优势,从老师和学生的角度考虑要学习的方面并计划进一步的临床学习活动来改进护理实践行为表现。

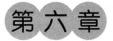

第六章

护理临床教学实践指导

第一节　护理始置于"心"

"我从小就向往成为一名护士,在我小的时候,我会给洋娃娃绑绷带,照顾它们。"

——学生 A

"小时候,外婆生病时,我曾经到医院去探望她,看到那些身穿白衣、头戴燕尾帽、步履轻盈的护士,我真的好羡慕,希望自己长大后能够成为一名护士,因此当我填写志愿时,我就毫不犹豫地填报了护理专业。"

——学生 B

"父母说家里需要有一个在医院工作的人,这样看病看医生就会方便多了,因此我选择读护理。"

——学生 C

"当前大学生毕业后工作难找,但护士专业毕业后容易找到工作,因此我选择读护理。"

——学生 D

不管你是什么原因选择进入护理专业的学习,这份职业需要你的加入,也希望你对自己的选择感到快乐并充满期待。

南丁格尔从小对受伤的生命心生"怜悯之情",在她 24 岁那年立志成为一名护士,履行"为众人服务"的使命。当克里米亚战争爆发后,她义无反顾地率领数十位妇女奔赴前线,采取了改善伤员饮食与居住环境,用"心"倾听疾苦,燃起伤员生的希望,帮助伤员写家信等,降低了伤员的死亡率。她的贡献对护理事业的发展产生了深远影响。她用自己的实际行动向护士诠释了护理本质是关怀,护理始置于为众人服务的仁爱关怀之"心"。

当你走进医院开始实习,就会发现病人有太多的需求需要护士去关注。如准时正确给药,护理好各种引流管,进行全面系统的评估,帮他们翻身拍背、行走、进食,倾听他们的不适和抱怨,指导他们如何护理或管理自己,偶尔会遇到他们的生命受到严重威胁时需要及时抢救等。所有这些看似平凡的工作,都需要护士具备特有的专业性,这种专业性不仅需要丰富的专业知识和娴熟的专业技能,同时也需要护士对病人具有仁爱关怀之"心"。护理学者莱宁格(Leininger)最先提出"关怀"是人的天性,护理的本质就是"关怀"。"关怀"是一种促进身体疗愈的能量,源于心与心的信任与沟通。当病人能感受到这种"关怀"的能量时,将帮助其身体康复或安详地面对死亡。当你开始实习时,需要有意识地培育自己的仁爱关怀之"心",在平凡的护理工作中不仅满足病人的需要,同时去感受病人因你的照顾而发生变化所带给你的幸福感和成就感,使自己的生命从此变得丰富而有价值。

相信你一定曾经有过这样的体验,那就是当你的家人、朋友、邻居从你那里获得需要的帮助并为此向你表示感谢时,你会感到非常快乐开心。护理工作意味着你每时每刻都有机会去帮助那些需要帮助的人,当你带着"愿意照护他人"之心去护理病人时,你会感到平凡的护理工作充满了快乐。就让你自己从"心"出发,认识病人的脆弱与敏感,并在护理点滴中践行"关怀",去开始一名专业护士的成长之旅吧!

一、认识病人的脆弱与敏感

人一旦身体出现问题,精神也可能随之变得脆弱而敏感。生病的人一方面要承受身体疼痛和其他不适所带来的打击,另一方面会感受到健康的威胁、住院治疗带来的经济压力、生病可能导致的失业、即将面对未知的手术或治疗所带来的不安等,这种由生病所带来的问题都会让病人感到焦虑、恐惧。因此在医院中,多数病人可能会因为这些压力源而出现心态上、性格上以及处理问题的方式的变化。学生同时需要意识到因其亲人生病所带来的各种生活问题和压力也会使身处医院环境下的病人家属变得焦虑、紧张、不安、易抱怨,表现出对医务工作人员过多、过高的要求与期望。因为在医院的病人和病人家属,他们处在人生的黯淡时期,内心易变得脆弱、敏感、易受刺激。所以当你在医院工作时,难以避免与那些焦虑的、哀伤的、抱怨的人接触。意识到这点将有助于你愿意用自己的爱心去帮助他人度过人生困难、黯淡时期;当能理解到病人和家属所要面临的压力时,你就更愿意去倾听他们的焦虑与不安,避免对他们作出负面判断。

生病的人内心脆弱与敏感的另一原因是他失去了原有生活的独立性和私密性。想象一下,当穿上背部敞开的病员服,解大便后不再能把自己擦干净;担心自己的病难以痊愈等,所有这些都让人感到不安与不适。当人们处在这种脆弱状态时,他会意识到自己需要他人帮助,这种认识使他内心变得卑微、谦和、感恩。此时,当你愿意花时间倾听他诉说,轻轻地拍一下他的肩膀,握一下他的手等,这些点滴的关心、关爱、关怀都会让他感动,病人和家属都会由衷地感谢你。

一名学生在反思周记这样写道：我在普外科实习虽只有 1 周的时间，但是有一件事却使我印象深刻。那一天我上班时看到 5-2 床电铃响起，心想也许是液体滴完了，便进治疗室去查看。过去后发现这位病人的输液已完成了，便拿着封管液到他床边，查看病人的确是液体滴完了，便遵循常规封管后拔除液体（该病人为留置针），刚想转身离开，病人叫住了我说："怎么不是晶晶（我们科室的一位护士）来给我拔？""哦，是这样的，晶晶老师在忙，就我来了，你找她有什么事吗？""没什么。"他嘟囔了一下，"就是想让她帮我把这个针固定得牢固一些。"我低头一看发现他的针固定得挺好的，一点都没有松动的迹象，便说道："大伯，您的留置针固定得挺好的，不需再加固了。"谁知他硬要再加固一下，而且还越来越激动，我心想：既然他这么想加固一下，我就再给他贴上一条胶布吧，省得他闹腾，把一件微不足道的小事闹大。

于是我便拿出随身携带的敷贴准备给他固定，谁知他却一把推开我的手，还把我手上的敷贴打落在地，大声吼道："我不要你做，我要晶晶来做，你叫晶晶来。"我的委屈霎时涌上心头，心想我又没有做错什么，你凭什么对我大吼大叫。虽然心里很难受，但是我还是强忍着泪水，哽咽着说："好的，我去帮你叫晶晶来。"回到护士站，我叫了晶晶老师过去处理后，我的泪水再也忍不住了，实习以来所有的委屈、辛苦、压力涌上心头，便躲到示教室大哭起来。老师知道以后，向我说明了那个病人的情况，我才知道他是一个癌症病人，刚入院的时候接受不了患病的事实，脾气很暴躁，见谁骂谁，大家都很受不了，而晶晶老师那几天刚好是他的责任护士，不管他再怎么为难她，晶晶老师总是耐心地劝慰他，乐呵呵地为他护理，几天下来，那位病人对晶晶老师的态度居然发生了改变，对晶晶老师有了一定的信任和依赖，只要晶晶老师在上班，无论什么事都希望晶晶来为他做。

二、在护理点滴中践行"仁爱关怀之'心'"

临床实习让你开始接触真正的病人，把你带入要触及陌生人的私密话题或私密身体的状态，如在询问病人病史时，必定会问到一些诸如最后一次大小便时间，当咳嗽或大笑时是否尿裤子了，最近一次来月经的日期，需要时还要问及夫妻性生活等非常私密的问题；当你为病人进行从头到脚的系统评估时，必定要查看病人所有私密部位如会阴部、乳房等；有时需要帮病人沐浴、协助病人进食、解大小便、清洁肛门，做会阴和口腔护理，查看病人骶尾部皮肤等。所有这些对刚进入临床的你都是很大的挑战。在一个陌生的环境下，在陌生的病人身上，在严格的老师面前做操作，回答提出的问题，担心病人对你在他身上所做的操作会有什么反应等，这些都让你感到紧张和不安。对于刚到临床实习的你,这是正常的反应,但你要相信自己已经做好了"成为一名专业护士"的准备,你已在学校学习了很多知识,知道生病的人希望如何被他人对待,知道如何成为一名有仁爱关怀之"心"的护士,将这些理念即刻实践在每次实习中,随着你临床实践的深入,你的成长便会随之而来,你会变得越来越有信心和能力去面对陌生的病人。下面列举在工作点滴中如何体现护理关怀的几条原则。

1. 在最简单的护患交互中去体现护理人文关怀　一名实习生在骨科病房的护士站查看化验报告,一位女士走近护士站期待地看着护士,显然她有疑问,需要帮助,学生注意到当时没人回应她,于是他微笑地走上前去问女士:"你需要什么帮助吗?"这位女士如释重负地微笑着说道:"是的,谢谢,看你们护士这么忙,我真不想来打扰你们,我要……"

一位学生在她的反思日记上这样写道:在实习期内,与病人的三次握手使我深刻体会到一个简单而小小的握手竟然能对病人产生如此大的作用。

第一次是一个小女孩,因为很胖,留置针很难,换了两个老师,到第三个老师才成功。在这个时间里,她很勇敢,一直忍着没哭,但是她脸上的痛苦让人心疼,我试着轻握住她的小手,没想到她居然紧抓住我,自始至终她都很配合,没有哭闹。

第二次是一位孕妇剖宫产腰麻时,我在一边扶着她。她很紧张,我明显感觉到她的肩膀在发抖,就握住她的手,对她说:"你知道,再过半小时你的宝宝就要出来了。不知是男孩还是女孩呢?你眼睛那么大,宝宝肯定也很漂亮。""是啊,我也很期待,有点激动。"就这样我们断断续续说着话,慢慢地感觉她的肩膀放松,没有发抖……心里松了一口气。

第三次是一位重症胰腺炎病人,气管插管呼吸机维持呼吸。一次呼吸治疗师给她吸痰时,她很难受,手在那里不断抖动,我赶紧跑过去,握住她的手,她却死死抓住我,我说:"你要好好透气,深呼吸放松,痰液吸干净了呼吸就通畅了。"她眼睛眨眨,表示理解,然后又用手握紧我一下。就这样,病人安静地配合呼吸治疗师将痰液吸干净。

在这三次握手里,其实我做的事情很简单。可是就是这么个简单的肢体动作,使我同病人之间有了更深刻的沟通。我感觉自己能够设身处地理解他们的痛苦、他们的不安,就是这样才能发自内心地照顾好他们。

2. 护理关怀不仅对病人,也可针对同事　一名学生在普外科实习,病房护士都非常忙碌,一名护理员(助理护士)急匆匆地从一位病人房间出来,无奈地摇着头说道"每次我给他洗干净了,他又把自己弄脏,要我再给他洗",当护理员走向被服储藏室时,学生主动地提出协助护理员一起擦洗病人并说:"2个人一起干活总比1个人干活要好"。主动与他人分担工作负荷是发展团队合作精神的基础,当同事需要帮助时,你能主动帮助他人,反过来,当你需要帮助时,他人也会主动帮助你。

一名护士经历了自己妈妈患癌症,她这样写道:很多人认为"关怀"只需要施于那些晚期癌症的临终病人,其实不然,它同样是普通病人的需要,甚至是健康人包括医护人员自己。我是一名护士,当被作为一名护理对象时,深深地感受到了"关怀"的意义。当确定妈妈患癌症的那刻,对照自己的健康标准,我出现了心理问题及社会适应不良,这个时候,我的同事(护士们)的一个眼神,一个小小的拥抱,或在一旁静静地守候,或是一句"你憔悴了,照顾好自己才能更好地照顾好你妈妈啊!"都能温暖我,感动我,觉得自己是幸福的。这一深刻的体会,让我对护理工作有了更大的热情,也为自己作为一名护士所能创造的价值而感到骄傲。

3. 护患交互应聚焦病人而非护士　一名学生在护理一名因为脑血管意外所致的右侧肢体瘫痪的病人,给病人安置好舒适体位后,学生将食堂送来的稀饭慢慢地喂给病人,边喂边与病人攀谈起来,学生告诉病人自己有一个妹妹正在读高中,病人插话问了一些她妹妹和家里的事,当早饭吃完后病人对学生有了许多的了解,而学生只知道病人的一点点情况。将问题转向病人最好的方法是当病人问你"你有弟弟妹妹吗?"你可以这样回答道:"是的,我有。在你的窗台上我看到一些问候卡,这些卡片是你家人送来的吧?请和我聊一聊你的家人吧!"在询问病人时,最有效激励病人交谈的方法是将你想要知道的信息以开放式问题向病人提出,你会发现人们是很喜欢谈论自己的事,你能从他的谈论中了解到很多关于他的事,对病人的了解有助于护士更好地照顾病人,因此,要聚焦于病人来展开你与病人之间的谈话。

4. 即使在非常令人尴尬情况下,也要去安慰病人　一位学生在实习日记反思中写道:在换药室,有一位足部溃疡的病人来换药,由于他已经1个多星期没有换药了,渗液浸透了厚厚的纱布,当我将纱布揭开时,看到的是一双溃烂伴很多黑痂的脚,空气中弥漫着臭味和血腥味。刹那间,周围的病人纷纷叫喊着离去,我当时也感到阵阵恶心,也想离开一会儿透透气,忽然我看到病人那受伤的表情以及让我永远都不能忘记的动作——病人费力地合拢手指向我鞠躬,双眼紧盯着我,满是无奈、无声地恳求与感激。那一刻,我被病人的行为所感动,也为自己从事的工作而感动。什么是"关怀"?"关怀"就是在大多数人都无法忍受而弃之离去时,护士能坚定地守在病人身边,给病人"真诚、信心和爱。"我继续忍着恶心感,做着手里的工作,并开始和病人聊天,一方面转移他的注意力,一方面转移自己的注意力,直到将病人的伤口清理包扎完为止。

5. 不要评判病人,做你能做的专业工作　一位少女在朋友的聚会上遭到一位男青年的伤害被送到急诊室,原因是少女参加了一个青年聚会,当时无大人在场,一起酗酒,喝醉后相互殴打。少女的父母急忙赶到急诊室,看到女儿伤得不重便松了一口气,但对女儿的行为非常生气。这是父母自然表现出的一种反应,但对于照顾病人的护士,教训少女或对这一情况进行判断不该是护士的反应,作为一名护士既不能赞同少女的做法,也不能找理由为少女开脱让父母以为护士在支持少女。护士所做的就是做好护士该做的事。

　　一名护士在关怀护理反思日记中这样描述道:一位年轻的女士由于服用了过量的安眠药物企图自杀而被送到急诊室抢救,经过抢救病人意识逐渐清醒,但情绪很不稳定,不得不用约束带。后来从病人家人口中得知她是与新婚不久的丈夫闹离婚而导致的,于是我通知了病人的丈夫,病人的丈夫极其不情愿地来到医院埋怨病人怎么不多吃点药物。这时,我走过去说:"这样吧,你们既然都在医院里。我建议你们每个人都给对方5分钟的时间来回忆一下你们谈恋爱的时光。"稍许,男子深呼吸了一下,首先打破僵局,说:"你为什么昨晚这么迟回来,还让一个陌生男人扶着?"女士哽咽着很委屈地说:"那男人是我乡下的表哥,我父亲昨天出车祸去世了,他刚从外地赶回来,怕我一时接受不了,是专程跑来告诉我的!你根本就没有机会让我解释,我不但要忍受失去父亲之痛,还要被你侮辱人格,你……"丈夫恍然大悟,后悔极了,后悔自己不该太急躁不分青红皂白差点把妻子害死了,于是抱着妻子求得妻子的原谅,夫妇俩重新和好。在离开急诊室前,丈夫感激地对护士说:"真的谢谢你们,5分钟宝贵的时间让我明白了今后50年生活的重心。"然后相互搀扶着离开了,留下了幸福的背影……有时候我们护士只需给对方一点时间或一个空间。

　　6. 许多最感人的护理关怀往往出现在病人生命末期　一位学生的关怀反思日志这样写道:在放疗科实习,这里住的全是癌症病人。其中有位病人,40多岁,肺癌晚期,已全身转移。病人起先精神还可以的,然而就在几天之内,病情恶化迅速,吞咽困难,精神极差,完全无法进食,医嘱予24小时TPN维持,尽管已经在用三级止痛药,癌痛的折磨仍使她痛不欲生,同时,病人也开始散发出一股难闻的气味。病人的母亲一直陪在她的身边,总是用手抚摸着女儿。看到这一幕,每个人都会于心不忍。那天早上,我的老师带着我去评估病人,一进那个房间一股气味扑鼻而来,我本能地皱了一下眉头,然而,老师没有表现出任何异样,跟往常一样很自然地走到那位病人床边,温和地询问"×××,现在感觉怎么样了?"一只手轻轻地握住病人的手,此时,病人本来闭着的眼睛慢慢睁开,但是她太虚弱了,没有力气说话,她的母亲说"晚上一直喊痛,根本没怎么睡觉。""哦,那等下医生查房的时候跟他们说,医生会再开些药的。现在还是一点都吃不下,水也喝不下去吗?""是的呀,一喝就吐,有什么办法呀？"说着说着,这位母亲的声音开始哽咽了,于是老师慢慢地把母亲带到病房外走廊上,此时母亲的眼泪一下子掉了下来,老师轻轻地安抚着她的肩膀。她们说了些什么我不知道,但是这位母亲慢慢平静了下来。出了病房老师对我说:"像这位病人其实时日已经不多了,很可怜的,我们更应该关心她。"后来医生查完房出来,老师对他说"×××病人要不要叫她回家休养,在这里也无济于事,还不如回家去好好过完剩下的日子。"医生也这样认为,就给她开了几张芬太尼贴片,让病人回家。于是,老师去跟病人和家属沟通,当病人听到这个消息时,精神一下子振奋了许多,当时我就知道,这个决定是对的。临走的时候,老师又去病房跟他们道别,并鼓励病人好好地过每一天。

生老病死,是人类的自然规律。而对于身患绝症或濒临死亡的病人,如何使他们能够正确认识死亡和生命的价值,如何在有限的时间内减轻痛苦,使其安然祥和地告别人生,这是医学界甚至全人类面临的新问题。与此同时,家属也承受巨大的痛苦和折磨,因此安抚病人家属同样也是临终关怀的内容。而这些,我的老师都做到了,而且做得很好！她让我感觉到我们护理工作的价值和意义所在。

从以上学生或护士以"仁爱关怀之'心'"护理病人所体验到的,可以看到病人和家属是多么地感谢护士为他们所做的一切,相信在你今后的实习过程中也能够感受到这样的感动,不管你是在什么情况下选择了护理专业,欢迎你加入护理队伍！从"心"开始你不平凡的护士职业历程,体验生命的感动。

第二节　将课堂知识迁移到临床实践

"我的朋友去年到医院进行了毕业实习轮转,她原先在学校时考试很棒,总是拿到高分,但她说到医院实习与考试是两回事,那是'真枪实弹',照顾真正的病人,我希望我也能做好。"

——学生 A

"我的朋友去年到临床进行实习,她说这太棒了！不只是单纯地坐在教室里听老师讲疾病以及相关的知识,照顾真实的病人让她明白了她当初为什么要选择做一名护士。"

——学生 B

"当外婆生病时,我曾自愿到医院去照顾她,但我没有意识到做一名护士要做那么多的事,学那么多的东西,我希望我能够将知识学到,护理好我的病人。"

——学生 C

在校学习期间,学生通过解剖学、生理学、病理学、药理学、各临床护理学等课程的学习与考试,以为自己掌握了许多医学知识,可以将自己当作一名准护士了。但对护理专业来说,仅记住书本的知识是远远不够的,对知识真正的掌握是要在临床实践中将这些知识应用到真正的病人护理中,临床实习为学生将课堂知识迁移到临床实践提供了机会。下面将阐述以怎样的思维框架来帮助学生将课堂知识向临床实践进行迁移。

一、"6 问法"思维框架

临床实习时,学生会遇到患有各种疾病 / 健康问题的病人,如何将课堂知识迁移到病人护理中,建议学生们可用"6 问法"建立思考框架,通过回答下列 6 个问题将课堂基础知识与临床病人护理结合起来,达到从理论知识到临床实践的迁移。6 个问题为:①该疾病 / 健康问题是与人体哪个系统的生理病理变化有关? 该人体系统正常情况下的生理功能应当怎样? ②当该人体系统功能受损时,你会评估到病人哪些症状与体征? ③针对病人所患的疾病 / 健康问题,护士可采用哪些措施帮助病人缓解不适和 / 或恢复健康? ④针对病人所患的疾病 / 健康问题,医疗措施有哪些? ⑤病人所患的疾病 / 健康问题能治愈吗? 能改善吗? 会发展为慢性病吗? ⑥如何判断病人的治疗护理措施是有效的?

从哪里去获取以上问题的答案呢? 你可以向你的带教老师和其他临床护士咨询,可以查看院内网和参考书。除你之外,病人有可能也想知道这些问题的答案,为此,你应当使用你的交流技巧去了解病人对自己健康问题的知晓程度,如医生已告知病人哪些信息了,或许病人对自己健康问题有了初步认识,但病人一定会希望自己健康状况相关信息能得到他人的进一步核实与扩展。

示例一:以"伤口感染"这一简单的临床问题为例,阐述如何用"6 问法"将理论知识迁移到临床实践中。

(1)该疾病 / 健康问题是与人体哪个系统的生理病理变化有关? 该人体系统正常情况下的生理功能应当怎样?

它涉及了皮肤(称之为皮毛系统),皮肤是抵御病原菌侵入机体的屏障,帮助机体保持正常的体温和体液的平衡;同时"感染"是通过机体的防御机制来控制的,即血液中的白细胞和淋巴系统吞噬病原菌来控制感染。

(2)当该人体系统功能受损时,你会评估到病人哪些症状与体征?

在感染伤口的局部,能看到伤口和周围皮肤红肿,有时会有引流液,所有这些表现是机体对侵入细菌的防御反应。机体防御反应会使病人发热,血液中白细胞升高,病人感到全身乏力,感染部位疼痛或全身疼痛。

(3)针对病人所患的疾病 / 健康问题,护士可采用哪些措施帮助病人缓解

不适和 / 或恢复健康？

　　清创换药、细菌培养和药物敏感试验，换药后彻底洗手，鼓励病人饮水、提供营养饮食来促进愈合；如病人有发热，保持室温阴凉，给予物理降温如前额部毛巾湿敷；教育病人抗生素的用法和感染控制的方法；让病人有足够的休息。

　　(4)针对病人所患的疾病 / 健康问题，医疗措施有哪些？

　　一般应用抗生素治疗来控制感染，如体温过高可用退热药降温，如疼痛可用轻微的止痛药；医务人员要采取防护措施如接触伤口后洗手和接触湿透的纱布前应戴手套，恰当地处理好污染的纱布；对严重感染的伤口可能需要表面清创和外科清创；如果病人存在其他影响伤口愈合的疾病，如糖尿病、局部感染伤口循环不良，那么需要同时治疗控制这些疾病以促进伤口的愈合。

　　(5)病人所患的疾病 / 健康问题能治愈吗？能改善吗？会发展为慢性病吗？

　　对一般感染性伤口，如果病人没有其他医疗并发症发生，感染伤口往往可以控制得到治愈，愈合后的伤口会在原感染的部位留下瘢痕。

　　(6)如何判断病人的治疗护理措施是有效的？

　　如果提供的舒适护理有效，那么病人整体感觉会好转；如果抗生素有效，病人血常规检查中的白细胞会随着感染的控制而下降；如果退热药有效，病人的体温就会下降至正常；如果止痛药有效，病人的疼痛就会降低；如果医务人员洗手得当，那么感染就不会传播；如果病人教育有效，病人就会遵从医嘱。

　　以上例子中对这些问题的回答很直接简单，但如果疾病复杂，那么答案也就会复杂，不过，仍可以以这"6 问法"为框架来进行案例的思考与分析，借此将习得的书本理论知识迁移到实际的病人护理中。

　　以上案例看起来回答很直接简单，但要进行病人真实护理时，所涉及的课堂理论知识与技能并不简单。它包括：①解剖、生理、病理学课程学到的皮肤解剖结构与生理功能，伤口愈合的不同阶段，人体抗感染的白细胞类型；②药理学课程学到的抗生素的类别与药物应用管理，包括使用途径、注意事项、副作用的观察等；③护理实验操作站学到的如何采集血培养和药物敏感试验标本；④护理基础课学到的正确地洗手、戴手套、物理降温；⑤临床课程中进一步学到的感染及人体对感染的反应，如影响伤口愈合的因素包括糖尿病和其他疾病等，指导、评价治疗护理效果的实验室检查项目；⑥体现重要护理课程内容的病人教育，学生要学会先评估病人对自己健康状况的知晓程度，有无学习障碍，适合病人的教育方式等。在该案例中，学生要识别病人需要"洗手、按医嘱服用抗生素、饮食中适量蛋白摄入"的教育需求，通过病人教育让病人清楚地明白"为什么要正确地服药、摄入或避免某些食物、洗手等"的重要性。护士对病人教育得越细致到位,病人对治疗的依从性就越好,就越能看到更好的临床效果,因为当病人真正理解到某种干预措施"为什么"使用、"怎样"使用能帮助他们生病的身体好起来时,他们会毫不犹豫地"拥抱"这些措施。

在学校,通过课堂考试来考查学生们对上述课堂知识的掌握情况,但在临床,学生要将这些课堂知识迁移临床实践中,与真实病人的病情和干预措施发生联结,只有这样,才能真正地体现学生走上了一条"成长为一名护士"的道路。学生将课堂习得的知识应用到病人护理中,标志着开始进行评判性思维或临床推理,在实现"一名护士"的目标道路上迈出了一大步。

示例二:下面用"6问法"举例来阐述常见的内科健康问题——慢性充血性心力衰竭(CHF)。

(1)该疾病/健康问题是与人体哪个系统的生理病理变化有关? 该人体系统正常情况下的生理功能应当怎样?

这类病人的健康问题涉及人体的心血管系统。正常情况下心脏像一个泵,收集来自全身的静脉血,然后将血泵入肺进行气体交换成为氧合后的血液,再泵入全身供机体使用。当病人心衰时,由于心肌损伤,心肌收缩力减弱导致不能有效地将血液泵入全身。

(2)当该人体系统功能受损时,你会评估到病人哪些症状与体征?

由于血液不能有效地输出到全身,使部分的血液倒流至肺部导致肺组织淤血,病人会感到气急,这时如果用听诊器放在肺底部听诊便可听到湿啰音,这提示了病人有肺水肿。病人又因全身缺氧(血氧饱和度下降)容易感到疲乏,导致生活不能完全自理。因毛细血管通透性增加使血液中的液体漏到下垂的组织间隙从而导致局部水肿如足踝部水肿,又称足背水肿。由于心脏泵血功能下降,病人血压会降低,肾血流量减少,肾脏功能受损,会导致病人尿量减少以及水潴留,其结果是病人体重增加。当病人24小时内体重增加超过0.90kg或1周内增加超过2.27kg时,便可判断病人为体液过多。

(3)针对病人所患的疾病/健康问题,护士可采用哪些措施帮助病人缓解不适和/或恢复健康?

护士应及时给病人吸氧,在2次身体活动之间让其休息,准确地记录出入量,每天测体重,如有显著的体重增加要报告医生,向病人宣教药物的使用、自我护理措施、控制饮食中盐的摄入量以最大可能地减少液体的潴留。如果出现足背水肿,鼓励其抬高下肢,尽可能地协助病人进行心脏康复锻炼,如在监测下进行身体活动和肌力增强锻炼,正确地给药并评估药物效果。

(4)针对病人所患的疾病/健康问题,医疗措施有哪些?

对CHF一般采取保守药物治疗,包括改善心肌收缩力的药物如地高辛,促进多余液体从尿中排出的利尿药,由于利尿药导致电解质丢失过多,同时须服用钾离子补充剂；各种生化实验室检查和心功能试验监测心功能；监测下的身体锻炼以改善心肌力量。终极治疗方法是人工机械泵植入或心脏移植手术。

(5)病人所患的疾病/健康问题能治愈吗？能改善吗？会发展为慢性病吗？

由于心衰是一个不可逆的健康问题，因此是不可治愈的，是一种慢性疾病，随着时间的流逝逐步加重。如果病人对治疗的依从性好，如根据医嘱正确按时服药、正确限制钠盐摄入、恰当地锻炼，病人的心肌功能可得到一定的改善，这样病人能继续独立生活多年。有少数案例会进行心脏移植术或人工心脏植入术，病人通过这些手术虽说是治愈了心衰，但手术本身会导致病人产生新的健康问题。

(6)如何判断病人的治疗护理措施是有效的？

病人的生命体征改善、活动耐受力增加、肺水肿和足背水肿消退、体重下降，说明对病人的治疗护理措施是有效的。

从以上两个案例可以看出，当学生将课堂所学的生理病理、疾病知识结合到所护理的病人时，就能看到在真实病人身上所表现出来的症状体征，所提供的治疗及达到的效果，并能理解"为什么"会这样。以这样的思维框架去回答问题并结合到病人护理时，对学生来说，护理就变得生动有趣，并能真实地看到护理工作在提高病人生活质量与临床结局中所发挥的作用。

二、搭建"病人"与搭建"护士"课堂练习

让学生形成如何将课堂知识迁移到临床实践的"6问法"思维框架，并不一定要等到学生进行毕业实习时才开始进行训练，学校老师在进行临床课程的课堂教学时，可组织学生进行"搭建'病人'与搭建'护士'"的教学活动，通过这种教学活动练习可促进学生将课堂知识综合到"病人护理"情景中。

作为一种课堂教学活动，学生可主动地将课堂讲座和书面材料阅读过程中所获取的病理生理、治疗与护理等知识片段信息转化到某个虚构的病人护理情景中，这样能使学生不再是简单枯燥地背记某种疾病的一个个的症状名称或病理生理相关词语，而是将这些事实性知识综合到学生能对某个个体生命发挥影响作用的所造的"病人"护理中。

前面讨论到的"6问法"思维框架可用于指导学生学习与搭建"病人"与搭建"护士"。在搭建"病人"时，学生可以画一个有着某些症状表现的病人，也可先画出一个人体，然后将评估到的病人表现粘贴到人体恰当的身体部位。以COPD病人为例，将病人因缺氧而判断能力下降、不能记住/跟从他人的指导，因气急而出现焦虑、恐惧，因丧失独立性而变得抑郁这些表现资料粘贴到

人体的头部；将因气体堆积在肺内，病人出现的桶状胸、呼吸音降低、呼吸困难，缩唇呼吸这些表现粘贴到胸部；将心跳加快粘贴到心脏部位；将病人因活动减少和肠蠕动下降，易发生便秘粘贴到腹部的消化系统；将病人因气急限制了活动，病人活动耐受性下降，从而腿部肌肉变弱、萎缩粘贴到腿和其他肌肉上；将因激素的长期使用使皮肤变薄、变得干燥、容易瘀斑等表现粘贴到皮肤上等。

当然，患有某种医疗诊断的每位病人并不都会出现所有的症状，但在进行搭建"病人"练习时，要将所有可能的症状都呈现在画面中，这样有助于学生为护理同种疾病的病人做更好的能力准备。

当你搭建好"病人"并将"病人"的临床表现展现在画面上后，接下来就要思考针对这样的病人护士能做些什么来帮助病人，即搭建"护士"

搭建"护士"要从"病人"画面中的临床表现出发，推断要采取的护理措施，当学生以这样的方式进行学习时，就会明白为什么要采取相关护理措施，而不再是简单的死记硬背。

在搭建"护士"中，某些护理措施是针对疾病的病理改变而进行的医疗诊断性检查和医疗措施，如感染性疾病中使用抗生素的医嘱，但护士不能把自己局限在单纯地给药操作上。在执行医嘱时，有很多方面需要考虑，包括：①病人有无过敏史致病人禁忌使用该药物？②该药物与病人当前正在使用的其他治疗药物有无矛盾冲突？③该药物的最佳给药途径是什么？如果静脉给药是最佳途径，那么护士就需要为还没有建立静脉通路的病人建立恰当的静脉通路。④该药物与食物和其他药物是否存在相互作用？⑤如果病人出院后继续服用该药，要做怎样的给药教育？⑥需要什么实验室检查来确定药物效果或可能存在的潜在药物不良反应？

在搭建"护士"中，护士要考虑到病人有可能要做的任何诊断性检查操作和实验室检查以及护士在这些检查中所要起到的作用。包括：①病人检查前的准备，要做什么指导？必须禁食吗？②确定检查操作过程中的具体细节，让病人清楚地知道应当如何配合？③检查是医生在病人床边做，还是要送到其他部门去做？病人是躺在硬的检查床上还是躺在一个封闭舱内？④检查完后多久可以出结果？⑤通过该项检查最终能提示身体什么方面的状态？

在搭建"护士"中，护士要采取许多人文关怀护理措施。如当你在做护理时，给病人一个微笑，在床边停一停倾听一下病人的讲述，真诚地关心一下病人，拍一下病人的肩膀以示鼓励，帮病人联系一下他的家属，这些体现护士人文关怀的服务可以一直列举下去……。搭建"护士"时，这也是不可忽视的部分。

在搭建"护士"中,护士需要不断地评估病人的健康状况。对病人健康状况的评估要避免简单的死记硬背课堂讲座中所列的信息条目,如监测生命体征、测体温、评估体液平衡等,而是要超越这些条目,想象当你真正面对该病人时,要监测的具体内容什么? 如前面提到的 CHF 病人,不只是列出监测体液平衡这一条目,而是要想象一下,当你的病人有体液问题时,你会在病人身上评估到什么,如病人体重的增加(水是有重量的),因此在具体护理时要监测病人的体重是否超过 0.90kg/24h 或多于 2.27kg/ 周,这样就体现了你怎样将学到的体液问题相关知识应用到临床病人护理中。

在搭建"护士"中,护士需要给予病人恰当的教育,教病人哪些信息?"对病人进行药物教育"这样的表述并没有错,但一个有深度的护士要具体地告诉病人服药中的关键注意事项。如前面提到的 CHF 强心药地高辛的使用,不能简单地告诉病人怎样服用地高辛,而需要更具体地教育病人如何测脉搏,如果脉搏小于 60 次 /min 时,要停服当时 1 次单剂量,及时向医生报告地高辛的中毒反应,如有无恶心、脉搏慢、黄绿视等神经系统的改变。对这些细节的关注随着学生不断地学习,他的知识积累会不断地提高。

在搭建"护士"中,护士需要提供恰当的病人饮食及相关指导。病人所患疾病造成的病理生理改变需要病人在饮食方面进行怎样的改变? 如前面提到的 CHF 病人要限制盐的摄入,为什么? 因为病人有体液过多的危险,钠盐会留住水,如果不控制,体液就会潴留在身体内加重体液过多这一症状,限制钠盐就能限制水的潴留,从而减轻心脏的负担。

在搭建"护士"中,需要针对病人的活动采取恰当的护理措施。有些疾病需要病人休息,如有早产倾向的孕妇就需要卧床休息,这能使子宫的重量不再压迫子宫颈,从而使妊娠尽可能地延长至足月;当病人骨折时,骨伤处往往需要固定并休息来促进骨伤处的愈合,另外护士要常鼓励病人活动来改善肌力和其他状况,降低因活动受限而导致并发症发生的风险;对于脑栓塞的病人,护士应当认识到活动对机体带来的多种益处并不断鼓励病人进行恰当的活动。

在搭建"护士"中,要促进学生将基础护理学知识运用到病人护理中。如有"活动受限"的病人,可定义为由于病人无力运动或运动受限,不能很好地进行行走的病人,不管这种"活动受限"是短期的还是长期的,护士都需要特别关注,因为"活动受限"使病人发生各种并发症的风险增加,需要采取标准化护理措施来预防。可以想象一下,当病人比健康人更长时间地躺在病床上时,他身体各系统会发生怎样的变化? 这些变化包括:

1. 皮肤系统　骨突处会受到压迫,微小血管血流受到阻滞,导致局部组织细胞缺失营养和氧气的供应而发生压力性损伤。病人一旦发生压力性损伤,愈合是比较困难的。为预防压力性损伤,护理措施包括了每 2 小时翻身,保持皮肤的清洁干燥,在病人的护理计划中应当包括这两点。

2. 心血管系统　活动减少就会使血流变得缓慢,血流缓慢使血液形成血块的危险性增加(通常易发生在腿部),当静脉形成血栓后,血栓有可能会脱落并随血流流向全身直到阻滞在不能再通过的血管内,这样就导致这一血管远端的血流阻滞,那么受那段血管供应血液的组织就会坏死,如血块阻滞在肺静脉,就会出现肺梗死,阻滞在脑动脉就会出现脑栓塞。预防这一问题出现的护理措施包括:①病人每 2 小时活动一下腿部,及时在床边行走等简单的活动;②穿弹力袜或使用加压治疗仪给腿部加压,促进血液回流从而不易发生血栓;③病人遵医嘱服用抗凝药物来降低血栓形成的风险。

3. 呼吸系统　当身体平躺在床上时,会因重力作用使分泌的黏液沉积在肺部,导致肺不能很好地扩张,末端支气管肺泡塌陷,卧床病人发生肺炎的危险性就会提高。减少这种危险性的护理措施包括让活动受限的病人做深呼吸、有效咳嗽,使用呼吸功能锻炼仪进行肺扩张运动。

4. 胃肠道系统　当个体不能正常活动时,肠蠕动就会减慢,导致便秘,更严重的会导致肠梗阻。降低这一风险的护理措施包括:①鼓励病人尽量活动,必要时给予大便润滑剂;②每天记录大便的次数、形状,防止便秘;③鼓励病人喝足量的水,有助于保持小便的清澈,也有助于大便的润滑,更易排便;④必要时用导泻药或灌肠。

5. 心理方面　活动受限的病人,特别当这种受限改变了病人通常的能力或 / 和成为永久性的改变时,病人常常因为个人生活要依赖他人照顾而感到抑郁。可以想象一下,每天能独立进行日常工作生活的你,突然间不能下床,不得不用起尿壶,大便后不能给自己擦干净了,更糟糕的是如果这种状况将持续长期存在,不得不以这样的生活方式活着,你会有怎样的感受? 针对这种状况,在护理上就要体现出护士的同理心,包括在帮助病人满足生理需要时,脸上不要表露出对病人身上异味的厌恶;让病人明白你愿意去护理他;如果病人的活动受限只是暂时的,那么就告知病人,这会使病人对生活更有信心和希望。

以上都是对活动受限可能导致的各种并发症的预防性护理措施,这样的练习能让学生清楚地看到良好的基础护理会对病人健康结局产生多大的积极影响,体会到护理工作在保障人类健康中所能发挥的作用。

将课堂上所学的理论知识迁移到真实的病人护理中是护士成长历程中的重要概念,护理不是简单的复制,也不是按照食谱烹调出一道鲜美的菜肴。好护士需每天积极主动思考病人当时评估到的病情,思考这些评估发现意味着什么,病人当前的需要是什么,病情将会如何进展? 如果能做到这些,那么护理既充满挑战,又富有价值。

案例示例

将课堂知识迁移到临床护理的成功案例

令人欣慰的是,在临床实习中,有不少学生能成功地将理论很好地迁移到临床病人护理中,这里介绍一位学生如何成功地将知识结合到病人护理中的案例。

一位学生护理一名因血糖控制不好而反复入院的病人,病人患有1型糖尿病,医院里的医护人员都认为该病人不遵从医嘱,吃得不恰当,不认真地监测血糖,不按医嘱用胰岛素。该学生在课堂里已经学习了糖尿病的生理病理,知道1型糖尿病是由于胰岛不能分泌胰岛素而引起的,学习到食物消化吸收后最终转化为糖进入血液循环供全身使用。胰岛素的作用是能将血液中的糖转移到细胞内而产生能量供机体细胞使用,当机体不能产生胰岛素时,会出现两个问题:血糖升高和细胞仍处于饥饿状态。血糖升高将损害人体大脑和全身毛细血管床;由于缺乏胰岛素,机体就不能有效地将糖转移到细胞内而产生能量,从而使细胞处于饥饿状态。学生也学习到机体如果不能产生胰岛素,就只能靠注射胰岛素来维持生命,控制糖尿病还需要有一些其他的条件包括功能运行正常的血糖仪监测血糖并恰当地进食。

该学生针对病人的情况,不是简单将病人血糖控制不好归咎于病人对治疗的依从性差,而是与病人进行了一次深入会谈来评估病人对自身疾病的理解以及如何进行自我管理。通过会谈,学生发现该病人具有良好的糖尿病自我管理的相关知识,于是学生让病人的女儿将病人在家中使用的血糖仪带到医院,对病人的血糖仪功能进行检测,发现病人的血糖仪没有被正确地设置,从而病人测得的血糖数值都不正确,按照不正确的血糖值来控制血糖当然就无法很好地控制血糖了。

从这一成功的案例中说明该学生不是简单地假定病人医疗的依从性差,而是愿意去寻找原因,因为她知道如何将控制糖尿病的相关理论知识应用于实际工作情景中,学生将护理程序始于评估的原则应用于该病人中,使病人避免了因血糖控制不佳而住院的可能。而在那天,该学生确实做到了一名好护士所做的正确的事。

案例示例

让学生从临床问题中学到更多的案例

另一种将课堂所学的知识应用到临床护理中的方法是学生可以通过与带教老师讨论临床问题来达到。学生向带教老师解释对病人的理解时,通常那些文静内向的学生往往不善于表达想法,有时很难展现出对知识的理解和应用,但如果学生有意识地说出自己知道的和感到疑惑的,很多时候,所提出的问题能对学习启发很大。

有位学生向学校带队老师解释他所护理的一名脑肿瘤病人,学生了解到该脑肿瘤病人需要做化疗,根据他习得的知识,即通常情况下一般药物是不能通过血脑屏障进入脑组织,为此学生向学校带队老师提出问题:该病人的化疗药物是如何抵达肿瘤组织的? 能提出这样问题的学生说明他能将解剖学、病理生理学知识运用到该病人的实际情况中。为搞清楚这一问题,带队老师与学生一起查看病人的病历,与病人进行了交谈,发现该病人的脑部植入了一个泵,带队老师和学生在以前都没有遇到过这种治疗方法,于是他们就去查询资料、咨询相关医生。原来是将化疗药物注满植入脑内的泵,这个泵能让药物一点点地泵出,直接地作用于脑肿瘤组织。该学生把这个病例的资料进行整理并在临床讨论会上分享,使其他学生都了解到脑肿瘤病人的化疗药是怎样发挥作用的。这是一个非常好的案例,说明了学生如何将课堂知识运用到实际病人护理中,如何从临床问题中学习到更多。

第三节   看全画面中的病人

成为一名护士,学生要意识到所护理的服务对象,如眼前这位躺在病床上,头发凌乱、衣衫不整、虚弱、缺乏安全感、脾气暴躁的病人,依然是某位担当着不同社会角色的人,他或许还在工作,或许已经退休在家,他有自己所爱的人,他是家人的依靠……。认识并理解病人作为"某个人"的社会存在对护理人员来说是非常重要的,作为学生要尽可能地了解病人,你所管的"病人"到底是怎么样的一个人? 他做什么工作? 担负着怎样的社会和家庭责任? 等等。学生可通过对病人既往、病人当下、病人即将三方面的探寻看到全画面中的病人。

一、病人既往

"病人既往"是回答病人住院前作为"某个人"的状态如何的问题,包括病人一般资料、家庭情况、有无慢性病、本次入院的"主诉"等。它不是简单地从医生入院病程记录中抄录病人的年龄、性别、习惯、职业、喜好等,而是需要学生更深入地了解病人作为一个社会人各方面的过往经历。随着社会的老龄化,入住病房病人的年龄越来越长,你可想象这些老年人会有多少人生经历的积累,这将影响到你怎样与其进行交流,尝试去理解病人的人生经历是人性化护理的开始。

"病人既往"需要你简单地了解病人背景,他是个怎样的人,这将影响你对病人采取何种干预措施。比如今天你护理了一位退休前是一名机械工的糖尿病病人,从"病人曾经是一名机械工"可以推断出这位病人的动手能力一定强,如果教他学习胰岛素自我注射,你可以结合他作为一名机械工所拥有的生活经验,找到与胰岛素注射类似的动作技巧来帮助病人快速掌握这项操作技术。对病人背景的了解能帮助你明确病人健康恢复要达到的程度与目标。如住院前是位马拉松运动员的病人和住院前是位躺在老人院的病人,他们对健康恢复的期望值是不同的。这看起来似乎简单,但学生需要训练自己深入病人的过往,在脑海中勾画出每位病人的常态画面。

"病人既往"需要你了解病人的家庭状况,包括他的婚姻状态,退休与否,孩子及孩子的年龄,居住地址。通过对这些信息的了解有助于你从大的家庭背景中去认识病人,因病人支持系统会影响护理目标的设定和采取的护理措施。如某病人出院后需要避免提重物,但当护士知道该病人家里有一个刚刚学会走路的幼儿时,护士就需要在病人的出院指导计划中添加"如何照看家中幼儿"的措施。

"病人既往"需要你了解病人过去是否患有某种慢性病及慢性病的病情控制状态。当今收住医院进行治疗的病人不会单纯地患有一种疾病,往往同时伴有其他的疾病,尽管伴有的疾病不是此次住院原因,但却影响着病人整体的康复。例如某病人因患有胆石症需要进行胆囊切除手术,但同时患有糖尿病,一直以来以口服降血糖药结合糖尿病饮食控制着血糖,尽管此次入院不是因为糖尿病,但作为病人的责任护士,需要评估其对糖尿病相关知识的了解程度,居家血糖控制情况,病人对口服药物以及糖尿病饮食控制的依从性,这些都会影响病人的手术和手术治疗后的康复,是该病人护理计划中的重要内容。

"病人既往"需要你了解迫使病人此次到医院看病的原因,即病人的"主诉",是因突发的胸痛去急诊室看病?是多日咳嗽后出现高热伴有呼吸困难?总之,你需要知道是什么紧急问题迫使病人到医院看病。对病人"主诉"的了解有助于护士预见病人入住病房后要执行的诊断性检查以及可能的结果,在讨论病人"主诉"时,要关注到病人的情绪。

通过对"病人既往"资料的收集,护士能够勾画出对病人既往状态的画面,接下来阐述全画面病人中的第二部分"病人当下"。

二、病人当下

"病人当下"是回答病人住院期间整体状况如何的问题,包括入住第几天,当前病情状况,做过什么治疗检查,结果和效果如何等。作为学生的你需要学会在短暂 1~2 天的护理中能够了解到病人住院期间的整体状况:入院第几日;当前生命体征是否稳定;做了哪些诊断性检查;检查的结果是什么;医疗诊断是什么,是否明确;开始了哪些治疗;治疗效果怎样;对病人所做的治疗和检查,护士应进行哪些护理评估、聚焦哪些重要的观察等。对"病人当下"的了解与总结有助于学生关注到病人当下主要的护理需求。

病人入院后,医生首先会聚焦于明确病人的诊断,称之为诊断期。然后开始对病人进行治疗,称之为治疗期。有些病人通过治疗能达到痊愈,有些病人通过治疗无法达到痊愈,只能起到控制病情的作用。病人痊愈或病情控制后准备回家阶段称之为准备出院期。

做好对病人病情的评估是处于诊断期病人的主要护理需求,通过收集更全面的病人评估信息如病人症状出现时间、什么情况下症状加重或减轻、有无发作史等有助于医生作出正确的医疗诊断和鉴别诊断。同时,处于诊断期的病人,需要护士对其进行诊断性操作、实验室检查的相关教育和检查前的准备以确保病人顺利完成检查并得到准确的检查结果。例如,某病人预约了某日做结肠镜检查,如果对病人教育做得不够到位,病人没能认识到做好充分肠道准备对顺利完成结肠镜检查操作的重要性,病人有可能因肠道准备所带来的不适感而没有充分做好肠道准备,结果镜下视野不清导致检查效果不佳或需要病人重做肠道准备后再做检查。

聚焦于病人对治疗效果的评估是处于治疗期病人的主要护理需求。例如病人明确患有急性肺炎,医生会开出医嘱进行抗生素治疗,当抗生素有效地抑制病原菌时,病人的症状一般会在 24~48 小时内得到改善。如果你护理了这位病人,可以向你的带教老师进行如下的病情汇报:"该病人诊断是急性肺炎,昨日开始使用了红霉素,今日病人高热已退,白细胞计数下降且咳嗽症状减轻"。这样的病情汇报不仅展示了你把病人照护好了,同时也展现了你能评判性地思考和判断病人的病情。

病人通过住院治疗后准备出院,进入准备出院期,此时,你要学习勾画全画面中病人的第三部分"病人即将"。

三、病人即将

"病人即将"是回答准备出院的病人身体状况和需求如何的问题。这部分对大多数学生来说比较难,因为学生对很多疾病的发展转归过程还没有积累经验。当病人要出院时,学生要考虑病人处在怎样的身体状态,出院时病人有什么需求;在回家之前,他身体的活动能力恢复得怎样;有没有出院带药或饮食教育;需要在家里安置什么样的辅助性医疗设施等。对这些问题的回答帮助学生勾画出病人出院后的需要。虽然这部分经常被置于工作记录表中的最后,但并不说明这些工作要等到病人出院时才开始实施,而应在病人入院当时就要预测到出院后病人可能有的护理需求并贯穿于后续的护理中。

评估病人出院后的需求可以借助不同资源获得信息。首先,你可以问你的病人,让病人复述医生已告知了他什么情况,这样既可帮助你了解医生对病人说了什么,又可帮助你了解病人对这些知识的理解程度。你也可以询问你的带教老师和该病人的责任护士,这有助于你理解病人的"期望"或"需求"。这些经验丰富的护士会告诉你这些病人通常需要的康复时间及身体恢复或不能恢复时在病人身上可看到的临床表现,可能会与你讨论有关病人继续要面对的健康问题或其他需要考虑问题。查询教科书或网络信息也有助于你了解病人的需求以及怎样去帮助他们,但在利用网络资源信息时,要注意网站信息的可靠性和权威性,一般来说由国家卫生健康委员会、国家疾病预防控制局等政府性部门建立的权威性网站信息,你可以放心地采纳使用,但当你浏览那些以推销某种产品和服务为目的的商业性网站时,要考虑其信息的可信度。

护士通常采用病人教育干预措施来解决病人的出院需求。如外科手术治疗后,如果出院时病人手术切口还没有愈合,那么护士在病人出院前要教会他正确地洗手及切口护理相关知识,使病人出院回家后能自己照顾自己;还要教育病人当出现哪些不适症状时要及时就医,何时去医院复诊等。如果医生要求病人出院后限制某种日常活动以及出院带药的话,护士便要教育病人回家后怎样服用这些药物,应当注意些什么,日常活动要注意些什么等。护士是病人家庭护理的老师,这也是在护理工作中最令护士感到快乐满足的工作内容之一,因为病人及家属通常会很感激护士所提供的有用信息,如果护士在提供信息时做得更细致并尊重他们的爱好与风俗文化,充满了人性化关怀,那么病人会更加感激,你将成为病人心中那位能帮助他积极应对未来生活的人。

为了更好地满足出院需求,学生要学会应用各种资源来帮助病人,询问你的带教老师以及那些能为病人提供各种帮助的员工如康复治疗师、糖尿病教育者、营养师、各种主题讲座老师、心理咨询师、各专科护士和医生,尽可能多地跟这些医务人员交谈,获得更多的信息与帮助。你在帮助病人的同时也在不断地提高自己帮助病人的能力,同时向你的带教老师展现你的评判性思维、主动性和同理心,这是一种双赢。

下面文框中展现了学生不同层次水平(一般、优秀)对同一名急性心肌梗死病人所勾画出的全画面中的病人。当你阅读时,请注意病人的整体画面是如何被勾画出来的,就像你看到了真实病人一样,用这种思维方式去不断地探询病人。

案例示例

看全画面中急性心肌梗死病人(A)
——一般水平与老师点评

病人既往:病人入院前状况

1. 一般信息 年龄、职业(如果已退休,退休前的工作)、文化、家庭、生活习惯、娱乐等。

M 先生,62 岁。已婚,和妻子育有 3 名子女,均已成人。

2. 既往病史 有无慢性疾病以及病情控制状况。

服用降血压药物。

3. 是什么情况迫使病人去医院看医生的,即主诉。

某晚,病人感到胸部不适到医院就诊,入住病房观察以排除急性心肌梗死。

病人当下:当下住院第几日?处于诊断期还是治疗期?总结当下情况,明确该阶段的护理需求。

病人住院了 3 天,刚从 ICU 转到病房,没有再抱怨胸痛,生命体征平稳。当问到病人关于他的胸痛及住院时,M 先生仍然说"没事的"。

主要的护理需求:我努力让病人谈谈有关于对心脏问题的感受,在晨间护理后让他休息(有时候他一次做事太久就会气急)。我给他服用了药物,他这一天过得还好。

病人即将:什么时候出院?入院时的疾病诊断或健康问题痊愈了还是持续存在着需求?护士如何提供帮助以满足病人需求?

病人明天出院回家,我与他的社区护士联系要在病人的家里备好氧气。

需求:M 先生说妻子会接他回家并且认为此次住院"真的是没有必要的"。

老 师 点 评

病人既往:同上。

在病人一般信息、既往史、主诉方面尽管收集到了一些有用信息,但太过粗略。若能够提供更多信息,就能勾画出更全面的画面使护理更系统全面。(可从后面的案例中了解到)

病人当下:当下住院第几日? 处于诊断期还是治疗期? 总结当下情况,明确该阶段的护理需求。

信息正确但不够完整。学生没有描述病人的诊断——病人是疑似心脏病发作(急性心肌梗死)而收治入院的。让带教老师无法判定学生是否知道病人患有急性心肌梗死的可能。急性心肌梗死病人的护理与没有急性心肌梗死病人的护理是完全不同的。

这一份工作表的优点:学生能鼓励病人说出住院感受,病人感到气急时学生建议他休息一会儿后再继续。如果学生能够描述病人为什么会出现气急,那么这份工作表就更好了。(如因为心肌受损,心脏不能像正常的心肌那样有力地泵出血液,为了让心肌得到休息,我们需要给病人吸氧气,并且一次性不要让病人活动过久)。

病人即将:什么时候出院? 入院时的健康问题是否被完全解决或还有持续需求? 护士如何提供帮助以满足病人需求?

由于前面部分没有提供足够信息,学生错失了病人重要的护理需求(可见其他更完整的案例)。如果对病人了解更深,就能帮助护士满足病人的需要。

看全画面中急性心肌梗死病人(B)
——优秀水平与老师点评

病人既往:病人入院前状况

1. 一般信息　年龄、职业(如果已退休,退休前的工作)、文化、家庭、生活习惯、娱乐等。

M 先生,62 岁,已婚。与妻子住在一幢两层楼房里。妻子乐观、健康,有轻微的关节炎。他们不久前从公务员岗位退休下来。喜欢打高尔夫球和钓鱼。育有 3 名子女,已成年,均居住在外省。

2. 既往病史　有无慢性疾病以及病情控制状况。

他说"当我记得时"会服用降血压药物。

3. 是什么情况迫使病人去医院看医生的,即主诉。

一天晚上,他感觉"胸口压榨感,透不过来气,手臂都要被折断的感觉",并说"妻子一定要我来急诊室,我告诉她没事的"。后以"急性心肌梗死待排除"收治入院观察。

病人当下：当下住院第几日？处于诊断期还是治疗期？总结当下情况，明确该阶段的护理需求。

这是住院第三天了。他在急诊室检查了肌钙蛋白和心肌酶谱水平，12 导联心电图示 ST 段抬高，胸片无异常。肌钙蛋白水平升高。心导管术中显示 80% 的血管堵塞，在球囊成形术下予以清除栓塞。医生确诊为急性心肌梗死，但病人依然说"我没事"。在 ICU 里待了两天，现转移至病房的重症监护间。无进一步胸痛主诉。口服降血压药物，血压控制良好。

主要的护理需求：药物控制心律失常，心电监护（警惕心律失常），进行间歇性活动，注意休息以减少心脏对氧气的需求量，对抗凝药物进行化验值的监测（如出院后继续服用华法林），再次确认及解释各项操作，鼓励病人说出自己的感受。与他讨论什么时候应当服药，什么时候进行心脏康复锻炼。病人希望自己能进行更多身体活动后而不会感到气急，"这太好了，我想能够重返高尔夫球场。"

病人即将：什么时候出院？入院时的健康问题是否被完全解决或还有持续需求？护士如何提供帮助以满足病人需求？

病人明天出院，心脏状况稳定，但是完全康复还需要几周时间。根据医嘱病人需要限制身体活动，需要门诊随访，有新药物带回服用。评估病人在爬楼梯时是否会发生心绞痛，需要的话短期内家庭的环境布置应将餐厅、卧室安排在同一层楼。

需求：药物教育，持续服用的重要性及服用华法林时的注意事项；医生希望他家里能配备氧气装置，可让社区卫生保健安排，其妻子能够开车，因此去医院看医生没问题。仍然否认心肌梗死诊断，但是同意参与门诊心脏康复锻炼。

带教老师点评

病人既往：同上。

在一般信息和既往病史方面，学生提供了更全面的信息让老师能够"看到"真实的病人。下面部分对病人急性心肌梗死前正常生活的描述是让学生在出院教育时重点要关注哪些方面如打高尔夫、出院后需要爬楼梯。

在主诉方面，学生的引语细致地描述了病人的疼痛。这样的疼痛性质和病人对潜在风险的否认是急性心肌梗死病人中很普遍的现象。这里学生对病人疼痛描述，不仅只是有疼痛，这样的描述有助于病情诊断并及时采取干预措施。

病人当下：当下住院第几日？处于诊断期还是治疗期？总结当下情况，明确该阶段的护理需求。

注意到了入院诊断不明确"急性心肌梗死待排除"此处学生展现了他的评判性思维，注意到病人做过不少诊断性检查，由此可以看到医生的诊断，这对提供优质的护理是非常重要的。很多时候病人入院诊断不清（如"意识改变待查"或"腹痛待查"），这里的"意识改变"或"腹痛"是症状而非明确的医疗诊断，一旦诊断性检查完成后，医生会明确病人的诊断，护士应当知道这些结果。

这位学生对病人的护理需求有较好的解释如学生不仅提到病人需要心电监护，还提到急性心肌梗死病人有发生心律失常的危险。

病人即将：什么时候出院？入院时的健康问题是否被完全解决或还有持续需求？护士如何提供帮助以满足病人需求？

这部分展示该学生如何利用工作表中其他部分得到的信息来提供护理满足病人的需求，也提到与其他医务人员的合作如家庭护理中备好氧气和参与心脏康复项目。病人从原先根本不愿去看医生到目前有效的治疗以及出院后需进一步跟踪的需求，使病人完全恢复。但这个计划应当向病人宣教什么没有详尽的描述，如饮食方面的教育。

第四节　专业化交班与病情汇报

"病人现在的情况尚可，虽做了很多的检查，但医生还没查出病因。病人腹泻得很厉害，有时来不及上厕所，今天我帮她换了好几次床单。她患有糖尿病，需要注射胰岛素，今天我帮她注射了一次。"

——学生 A

以上是一名刚到临床不久的学生写的交班报告，虽在这份交班报告中体现出学生从病人角度看问题，但内容不够完整且缺乏条理性，未能体现出护理交班的专业性。在一份完整的交班报告中，除了关注病人目前状况外，还需关注更多问题，包括病人的诊断、入院日期与时间、完成的检查项目以及检查的结果、需要进一步检查的项目等。通过本节内容的学习，将促进学生更有条理性地收集交班内容并能了解几种专业的交班格式。

一、交班的重要性

各班护士之间在病人护理上的交接非常重要,任何一名护士不可能连续上 24 小时的班,而病人需要 24 小时连续照护。为保障护理工作的连续性,上一班护士必须向下一班护士交接病人的情况,这种从上一班护士向下一班护士的口头交接称之为交班。对于学生来说交班是向带教老师或其他护士汇报他所经管病人状况的一种口头形式,展现出学生对病人的熟知程度。好的交班能向他人展现病人的整体画面,包括接班前病人发生过什么、已经采取了哪些治疗与护理措施、近期病人做的检查和尚未做的检查、病人家属的一些想法、病人一些重要的变化等,能为接班者提供准确、及时的病人信息,从而使护士在接班后尽快熟知病人情况并投入工作。

对于初入临床实习的学生来说,认真学习如何听取他人的交班和向他人进行交班都非常重要。认真听取护士之间的交班报告可使学生获益良多,你能从老师交接中了解到病人的相关信息以及病人所接受的治疗护理,这能帮助你从老师的经验中拓展你的临床知识与经验。而当你向你的带教老师或他人作病人交班报告时,带教老师可从你的交班报告中判断出你的学习情况,当你能很专业化地向带教老师交班时,表明你对病人情况作了思考,已理解了该病人的病情和护理。规范的交班思路能帮助你系统地、有逻辑地收集并组织交班资料,从中展现出你具有的评判性思维能力或临床推理能力,即能识别重要的病人信息并能将这些信息联系到你所做的护理评估、相关的实验室检查和诊断性检查的结果,最终达成对病人存在问题的判断;基于病人存在的问题,思考怎样来帮助病人,应采取什么护理措施(计划护理);实施后,要思考实施的措施是否真正地帮助了病人(评价效果)。刚开始,学生学习简单的病人交班,随着临床经验与知识的积累,会护理到病情越来越复杂的病人,病人的交班也会变得越来越复杂,但交班的思路模式是一致的。因此如何进行专业化交班是学生要学习的重要技能之一。

二、专业化交班

交班报告中会涉及病人许多具体信息如诊断、治疗及治疗效果、用药及用药反应、引流管及引流液情况、疼痛情况、血压和体温是否正常、辅助检查及实验室检查结果等。这些信息帮助下一班护士了解病人的情况和需求。规范统一的交班格式能将以上的这些信息整理得更有条理。下面介绍两种比较全面的交班格式,但是在应用过程中可以根据具体需要进行灵活调整。

（一）交班格式一

1. 交班中应包含的内容

（1）病人一般信息：床号、姓名（可以加上主管医生的姓名）、年龄、性别、入院日期、入院诊断（可包括过敏信息）、随时更新诊断（如病人入院诊断可能是一个症状，但现在诊断已经明确了）、如何确诊、当前手术或介入性操作的日期。

（2）病人目前的状况：生命体征和实验室检查、任何重要的变化，如果是术后病人，还要包括疼痛、切口情况、肠鸣音、活动情况、敷料和引流液情况。

（3）病人存在的需要关注的慢性病。

（4）病人身上的一些管道和所用设备（如监护仪，血氧饱和度仪）的情况。

2. 不应该包括的内容　①个人判断；②个人观点；③闲言碎语；④非专业的描述。

下面举例说明交班格式一的使用。

学生写的交班报告：7-3床，王×，78岁，男，2天前以"腹痛、发热"入院，病人现在已经不发热，既往有糖尿病和高血压。病人留置导尿，大便失禁，2L/min鼻导管吸氧，右上臂置留置针。现病人主诉无疼痛，但仍有腹泻，医生怀疑是感染性结肠炎，今天已送大便标本化验。

老师点评：这份交班虽然还存在很多需要改进的地方，但比本节开始的例子要做得专业。这份交班基本遵循了以上的交班格式，下面分析一下该学生的交班在哪些方面可以改进。第一，对病人现在怀疑的诊断"感染性结肠炎"应提前到入院诊断"腹痛发热"后，这样使内容更有连贯性。第二，对于病人目前情况的描述应将同一系统的症状和体征放在一起进行交接，如腹泻、大便失禁、无腹痛，这样使交接内容更加系统化，而不至于显得凌乱。第三，对于该病人还应收集的其他症状、体征和已做的检查及结果，如肠鸣音、腹膜刺激征、腹部平片、腹部B超或者其他已做的检查结果，而对已收集的资料应详尽，如腹泻的次数，大便颜色、性状及量等，只有这样才能体现出你做了思考，并对病情有了更好的了解。第四，该学生对病人的慢性病史进行了交接，这点做得很好，虽不是病人本次入院的原因，但这些慢性疾病需要医务人员持续关注，而此处不足之处在于交接中没对慢性病是如何控制及控制情况进行交代，比如是否用降血压药和降血糖药，血压及血糖值如何。第五，最后应对留置在病人身体内的管道和所用设施进行交接，导尿管、鼻导管、留置针一般放在最后进行交接，而不是放在中间显得杂乱，此外如能具体地描述一下管道情况那就更好，如导尿管是否通畅，尿液颜色、量，吸氧后氧饱和度情况，留置针有无局部红肿等。

现根据以上分析对该学生的交班进行修改如下：

7-3 床,王×,78 岁,男,2 天前以"腹痛、发热"入院,现诊断还不明确,医生还没找到病因,腹部 X 线和腹部 B 超结果都正常,医生怀疑可能是感染性结肠炎,今已送大便标本化验。现病人体温正常,主诉无腹痛,腹泻 3 次,呈水样便,量少,色黄,无腹膜刺激征,肠鸣音 10 次 /min。病人有高血压和糖尿病,平时服用降血压药,血压控制在正常范围,今天早上的血压是 120/76mmHg,血糖依靠饮食进行控制,平时血糖正常,今天监测的血糖在正常范围。病人留置导尿,导尿管通畅,固定好,尿色清,24 小时尿量是 1 200ml,2L/min 鼻导管吸氧,血氧饱和度监测正常,右前臂静脉置留置针,局部无红肿。

交班如能改成这样就非常完整、有条理,并体现出你对病人的情况做到真正了解,而且这样的口头交班可能只要花费你不到 3 分钟的时间进行交接,但如果接班者自己去了解这些信息的话就需要花费很长时间。

另一种情况是对病人信息交接过于简单,没有交接到重点内容,这也说明你对病人情况还没做到全面的了解,而接班者听了这样的交班更是不明所以。下面这一例子就出现了这样的问题。

6 号 3 床,×××,女,54 岁,因要行髋关节手术入院,没有过敏史,胃纳可,液体滴注完毕,病人饮食正常,能自己上厕所,我们给她口服了止痛药,现在疼痛好多了。

听了这样的交班,你无法真正了解病人的情况,还会有更多的疑问,甚至不知道病人手术相关的一些情况。

另一种容易出现的交班问题就是交班内容过于琐碎,常会出现一些与病情无关的内容,如下面的交班就出现了此类问题。

6 号 3 床,×××,女,54 岁,3 天前因为摔倒髋关节外伤入院,她本想出去遛狗,开门时走廊里出现了一只老鼠,狗跑去抓老鼠,把老太太拽倒了,她丈夫把狗打了一顿。她伤得有点重,但用药后疼痛好多了,她自己不想动,我今天早上帮她翻了几次身,这样她感觉舒服多了。

根据上例中出现的问题,可把这个交班按照交班格式一重新整理如下。

6 号 3 床,×××,女,54 岁,3 天前因为摔倒致髋关节外伤入院,昨天已行右髋关节固定手术,手术切口绷带包扎,敷料少量陈旧血性渗液,医生说今天不需要换药。病人无法自主翻身,需要我们的协助。中午病人主诉切口疼痛 6 分,医生医嘱予散利痛 1 片口服,现疼痛已缓解。今液体已经输注结束,左前臂留置针,无红肿。

(二) 交班格式二

交班格式二是采用 PACE 模式进行交班内容的描述,它是下列英文单词首字母的简称。

1. P= 病人 / 病人问题（patient/problem）　病人的一般信息、诊断、入院原因、主要问题、近期的操作或手术，总结该病人的既往史、过敏史等。

2. A= 评估 / 措施（assessment/action）　针对病人问题所做的护理评估与干预措施。

3. C= 持续措施 / 变化（continuing/changes）　持续的护理措施，关注每班都需要重视的治疗与护理措施，根据病人情况关注可能会出现的病情变化。比如病人的阳性实验室检查结果、用药、治疗、已预约的检查或下一班需要做的检查预约等，也包括可能的出院时间和病人需要。

4. E= 评价（evaluation）　评价病人对治疗、护理措施的反应，护理计划和预期目标的有效性等。

下框举例说明如何进行这种交班格式书写。

案例示例

PACE 模式交班描述举例

P：病人，2 号 1 床，×××，女，68 岁，诊断为"脑栓塞"，因"口齿含糊伴左肢无力 1 天"急诊入院，急诊 CT 显示：右侧额叶及顶叶低密度灶，病人既往高血压史 10 年，服用氨氯地平 1 片 q.d.，血压控制良好，有青霉素过敏史。

A：病人 GCS 评分 4+5+6，瞳孔对光反应灵敏，左侧肌力 4 级，右侧正常，口齿含糊，饮水偶有呛咳，大便 5 天未解，腹软，肠鸣音正常，已给病人服用通便药，小便自控力下降，病人入院时主诉前额疼痛 6 分，医嘱予甘露醇 100ml 静脉滴注后疼痛缓解。

C：今天急查血示血钾 3.0mmol/L，已静脉补钾，明早将复查血钾，继续关注病人头痛情况，q.4h. 测血压，本班血压在正常范围，q.4h. 监测神经系统体征。

E：现病人已无头痛主诉，进食半流，胃纳可，无呛咳。

三、病情汇报

护理工作中除了向下一班护士进行交接外，还经常要向医生电话汇报病人病情变化，称之为病情汇报或病情报告。下面介绍一种常用的病情报告模式——SBAR 模式，它是下列英文单词首字母的简称：

S= 状况（situation）

B= 背景（background）

A= 评估（assessment）

R= 建议（recommendation）

SBAR 模式能帮助护士在向医生汇报病情前收集到所需要的资料，并有序地组织病人资料，使资料汇报完整、有条理，而听取汇报的医生能清楚看到护士为他所展现的病人状况的画面，体现了护士专业能力水平。该模式要求护士在向医生汇报病情时首先汇报病人当下出现的问题，接着提供病人的背景资料，包括入院诊断、简要相关病史和治疗检查结果，随后汇报护士对病人的评估结果，包括生命体征、是否吸氧、氧饱和度以及其他症状与体征，最后陈述护士认为需要做的，包括下列一种或多个建议：①请求医生到床边查看病人；②请求医生与病人和家属做些沟通；③请求相关会诊；④开始使用或更改某种药物；⑤需进行的进一步检查；⑥如果病情没有改善，什么时候可再次呼叫医生，在什么情况要通知医生。下框举例说明如何应用 SBAR 模式进行病情汇报和描述。另在汇报病情前要做好病人可用的资料准备如书面病历、电子病历，做到这点很重要，因为你在向医生汇报病情时医生可能会随时有问题，这样你可以快速从病历中找到。

以上介绍了几种交接与病情报告格式，你所实习的医院可能会用其他的格式，但是不管使用哪种格式，都要学会有序地组织资料，系统地呈现相关病人的信息。

案例示例

SBAR 病情汇报举例

案例 A

S：张医生，您好，您的病人 ××× 现在出现了左侧颜面麻木。

B：病人 54 岁，昨天因为左手麻木急诊入院的，昨晚做的 CT 检查是正常的。

A：病人现在除了麻木外，还出现了左侧鼻唇沟变浅，其他神经体征跟昨天一样，左手握力比右手差，瞳孔对光反应正常，血压入院时 210/110mmHg，早上仍然高，为 200/100mmHg，昨天开始已经服用利尿剂了，现在血压 200/90mmHg，心率 66 次 /min。

R：您是不是来看一下病人，看看是否需要复查一下 CT？

案例 B（表 6-1）

表 6-1　SBAR 病情汇报

病人姓名＿×××＿　床号＿3-2＿　日期1.3＿　汇报者＿王护士＿
S：状况（situation）病人出现了什么问题？ 病人血压高。
B：背景（background）入院诊断、相关病史、总结近期相关治疗与检查 病人因子宫肌瘤拟行子宫全切术于昨天入院，既往有出血史和子宫肌瘤史，没有相关用药史，术前血压正常，昨天已行手术。
A：评估（assessment） 体温37℃　脉搏90次/min　呼吸22次/min　血压168/96mmHg；是否吸氧是 SO₂ 98% 术后血压都偏高（150~160）/（80~90）mmHg，病人主诉有轻微的头痛，无其他不适主诉，切口敷料有少量陈旧性渗血，用 PCA 泵控制疼痛，主诉切口疼痛4分，病人没有体液过多的表现，肺部听诊正常，没有水肿，早上的电解质化验正常，血红蛋白和血细胞比容偏低。
R：建议（recommendation） 您是否到床边看一下病人？ 您是否需要请会诊，用药控制一下血压？ 病人需不需要做进一步的检查？ 如果病人血压还没改善，需要什么时候再通知您？ 血压高于多少需要通知您？

第五节　智慧地进行护理记录

"护理病人是一件很美好的事，但是有太多的记录工作要做。"

——学生 A

"我的带教老师告诉我说她刚毕业工作时总是不能准时完成护理记录，通常要在下班后花 1 小时的时间来补写。我不想以后跟她一样。"

——学生 B

"今天我在重症护理单上写错了好几个地方，我不知道该写些什么，看老师那么忙，我就把自己认为重要的内容写上去了，结果老师让我重抄了 2 遍，唉……"

——学生 C

"每次记录的时候,我总是小心翼翼地落笔,就怕写错了要重抄,那简直是太浪费时间了"

"我希望护士只要做事情就可以了,而不需要写这么多的东西"

——学生 D

护理是一个非常具有挑战性的职业,它不仅需要激情和智慧来把事情做好,还需要把我们所做的和所观察到的东西完整、真实地记录下来。一名优秀的护士必须具备正确书写护理记录的能力。一份优秀的护理记录不仅可以体现护理专业的价值,还可以看出一名护士的专业知识、技能、评判性思维、观察、应急等方面的能力。这节介绍正确书写护理记录的方法(SOAP 方法和PIE 方法)。

一、护理记录概况

1. 护理记录　护理记录是护士对病人的病情观察和实施护理措施的原始文字记载,它是临床护理工作的重要组成部分。

2. 护理病历的类型　不同医院护理记录表的量和格式会有所不同,如某大学附属三甲医院入住医院普通病房的护理记录单包括入院护理评估单、体温记录单、出入量记录单、每日系统评估单、护理计划单、病人教育记录单、医嘱实施记录单、护理病程记录单、重症护理记录单等。对一些特殊部门如急诊室、监护室、手术室会制订专科的特殊护理记录单。为减少护士书写负担,目前有很多医院都采用表格式的护理电子病历,护士只要在相关的栏目上打"√"或"×"就行,这样可很大地节省护理记录时间。

3. 护理记录很重要　护理记录很重要是因为:①提供病情变化的第一手资料;②是护理科研的资料来源;③是护理质量的评价依据;④为法律诉讼提供依据。

4. 护理记录的基本要求　护理记录的基本要求是记录完整、及时、准确、真实和客观。

5. 电子病历　电子病历(EMR,electronic medical record)是用电子设备如计算机的保存、管理、传输和重现的数字化的病人医疗记录,取代手写纸张病历,具有减轻医护人员的工作量、方便病人信息传输和共享等优点。电子病历的内容包括纸张病历的所有信息。当你记录时,需要有所在医院护士的代码和密码进入后才能输入。

6. 病历属于病人的隐私　病历属于病人的隐私,护士有保护病人隐私的责任。因此每次做完护理记录后,都要把病历放在医院规定的位置,不能随意放置病历,避免其他无关人员翻看病历而泄露病人隐私。如果你所实习的医院使用的是电子病历,那么每次记录后都要及时退出电子病历的界面。

7. **当护理记录写错时,绝对不可以涂改或刮除**　护理记录写错时绝对不可以涂改或刮除,否则内容的真实性会受到质疑。当你写错时,应在原来的记录上用笔画双线并签名。

8. **学生没有独立书写护理记录的资格**　作为学生还没有独立书写护理记录的资格,因此学生写的护理记录必须经过带教老师的审阅,最后带教老师以分子的形式签名,如张老师／王同学。学生在取得职业资格并成为一名注册护士后,就有独立书写护理记录的资格了。

9. **如何让自己更快地适应所实习科室的护理记录**　每个医院所用的护理病历会有所不同。在进入科室的第一天,第一,你应该仔细阅读该科室的各种护理记录表格,这样等你记录的时候就会熟知这些表格的内容,否则的话你一边做记录,一边还要熟悉表格内容,会浪费时间导致不能准时完成护理记录。第二,要了解该科室护理文书书写制度,只有这样你才能快速正确地书写并避免因记录错误而重新抄写。第三,可以拿几份护理病历作模板看一下老师是如何进行护理记录的,以进一步熟知这些护理记录表格和书写制度。

二、护理记录中常见的问题

除了字迹潦草、页码写错外主要有以下几问题,这些问题不仅可以发生在实习生身上,而且也可以发生于任何一位在职护士身上。

1. **记录不完整**　漏记病人某些重要的记录信息如过敏史、既往史。

病人对某种药物或食物过敏、既往有糖尿病或高血压等,作为病人的主管护士就应该知道这些信息并记录在病人的病历上。如果忘记记录了,就会对病人造成严重的伤害并且可能还会引起医疗纠纷。

护士在入院评估单上忘记写病人有青霉素过敏史。一个实习生不知道病人有青霉素过敏,给病人静脉注射了青霉素。另由于该病人当时神志不清,不能告知实习生他有青霉素过敏史,最终导致病人发生了过敏性休克和不可逆转的脑损伤。

所以在病人入院时一定要询问病人是否有药物或食物过敏史以及既往是否有慢性病史,对有过敏史的病人一定要及时记录在该病人的入院评估单和护理记录单上,同时在病历外壳上作醒目的标记,具体可根据你所实习的医院制度来做。

2. **记录不及时**　当护士对病人实施了一些干预措施或观察到一些病情变化时,一定要及时记录。如果不及时记录,容易忘记记录,或凭回忆来记录而造成信息的不准确或不完整。这样会影响下一班护士对病人病情的判断和处理。下面举例说明及时记录的重要性。

早班护士发现3号1床病人切口周围渗血很多,就给病人更换了敷料。

但她在下班前忘了记录伤口渗血的量以及更换过敷料。前夜班护士巡视病房时虽发现病人伤口周围渗血很多,但她翻看该病人护理记录时,没有发现有换过药的记录。于是她认为这么长时间有这些渗血也属正常。根据这样的判断,她只是更换了敷料,但同样没有记录到病历中。接着后夜班护士也继续相同的做法,换了敷料但没有记录。如果这样继续下去,谁会关注到病人有可能在内出血,病情在逐渐恶化? 没有护士会意识到这一点。

从这一案例可以看出,及时记录你所观察到的和所做的是非常重要的。所以,在实习期内就应该培养自己"做了什么就记录什么的"的好习惯。

早班护士给病人静脉注射了肝素但没有记录。前夜班护士看到了这个医嘱并且发现没有执行的记录,于是他又给病人注射了一次肝素。病人开始出血并且出现了低血容量性休克。在这件事中两名护士都做得不对,第一名护士是忘记记录了,第二名护士应该怀疑药物已经用了只是没有记录的可能,另外在注射前他还应该询问病人是否打过肝素,或打电话给早班护士问清楚是否已经用过药了。

这一案例说明每次用药后都要及时记录,包括给药时间、剂量和途径,否则可能会造成重复给药。

病人在口服氧氟沙星片剂后主诉恶心、头晕、腹痛以及皮肤瘙痒。当班护士没有加以重视,也没有在护理单上记录和交班。结果,前夜班护士又给这个病人口服了氧氟沙星片剂。病人开始出现呕吐、全身红斑和休克的早期表现。

由于大部分病人在口服氧氟沙星片剂时不会出现这些副作用,因此易导致护士思想上的轻视。但作为一名护士,当病人主诉不适时,一定要给予关注并及时进行记录。在临床工作中,护士只是观察病人对药物的效果还不够,还应能识别药物的副作用以及病人病情的早期变化,从而早期处理,避免严重并发症的发生。

医生怀疑他的一位关节炎病人因使用阿司匹林剂量太大而导致了胃溃疡。于是他停止了这个医嘱,但是护士忘记在给药单上停止这个医嘱,下一班护士又给病人服用了阿司匹林。病人开始出现呕血,并最终做了胃部分切除术。

当医生开出停药的医嘱时,护士一定要及时处理并在给药单上停止这个医嘱。

3. 记录不准确　护士应将准确的信息记录在准确的病历上,否则会造成严重的医疗意外事件。

张大毛和张小毛住在同一个病区。张大毛是因为高血压住院,而张小毛是因为急性血栓性静脉炎住院。张小毛的医生开医嘱：4 000U 肝素每日静脉注射。护士把这个医嘱错误地抄到了张大毛的医嘱单上了并给张大毛注射了 4 000U 的肝素。结果张大毛出现神志不清、左侧瞳孔对光反射消失，急诊头颅 CT 提示脑出血。

这是一例把医嘱错误抄录到他人病历上所造成的医疗意外事件。当你护理的同一病房病人名字相似、疾病诊断类似时，有可能出现这种情况。因此，记录时一定要仔细核对病历上的病人姓名和住院号是否正确，在为病人提供各种护理时，一定要做到三查七对。

在心内科，一名医生开了阿托品 5mg 立即静脉注射的医嘱，但这个医生在开医嘱的时候心里想的是 0.5mg 而写的是 5mg。护士在抄写医嘱时也抄了 5mg，虽然她觉得这个医嘱有问题，但她觉得医生是最懂的，也是最权威的，所以在抄写之前也没有与医生澄清这个医嘱。结果用药后病人出现了恶性心律失常——心室颤动。

所以任何时候当你对一个医嘱有疑问时，一定要跟开医嘱的医生澄清。如果医嘱确实有问题而医生又坚持那么做，那么你要拒绝执行这个医嘱并告知你的带教老师或主管。

完整、及时、准确的护理记录不是浪费时间，相反，它正好反映出你提供的优质护理，可以避免一些不必要的投诉和医疗纠纷。

三、常用护理记录格式

尽管大部分的护理病历做成了表格式的，只要在相应的栏上打个钩或填空就可以了，但是病情变化的描述往往无法做成表格，而需要护士自己组织语言来描述。下面将介绍两种方法：SOAP 方法和 PIE 方法。相信对刚接触临床的学生来说，在进行病情变化的描述时能提供一定的思路。

1. SOAP 护理书写法　　SOAP 是 4 个英文单词首字母的简称。

S= 主观的信息（subjective）

O= 客观的信息（objective）

A= 评估（assessment）

P= 计划（plan）

在使用这种方法书写护理记录之前，应该首先理解什么是主观的信息，什么是客观的信息。一般来说，主观的信息来源于病人的主诉或家属的诉说，客观的信息则来源于护士对病人的观察和评估。

S：一般是指病人的主诉，如病人说她手术刀口很痛，那么这就是主观的信息。因此可以这样来记录：病人主诉切口疼痛。

O：是护士所看到的或所测量得到的，如血压升高、心率加快、疼痛数字评分法(0~10 分)病人报告 8 分、面部肌肉紧张、呼吸浅快等,这些仅仅是一些词或短语而不是一个完整的句子,但是却很清楚地表达了病人的一些关键信息。在我们的护理记录中要倾向于使用简单的词和短语来描述一些关键的信息,这不仅可以减少记录的时间,也可以减少其他护士或医生阅读的时间。

A:代表基于病人客观和主观资料的基础上你判断病人出现了什么问题。继续上面的例子,你可以这么写:病人存在疼痛。这样的记录不仅简短而且表达了病人的主要问题。

P:是为了解决病人的问题你所采取的措施。例如,护士会给予止痛药、摆放舒适的体位、转移注意力等措施来缓解病人的疼痛。也就是说 P 代表的是你计划采取哪些措施来解决病人所存在的问题。

按 SOAP 方法护理记录举例如下:

日期 ××× 时间 ××××

S:病人主诉疼痛。

O:血压升高、心率加快、疼痛数字评分病人报告 8 分、面部肌肉紧张、呼吸浅快。

A:病人存在疼痛。

P:报告医生,给予哌替啶 25mg 肌内注射,左侧卧位以及按摩疼痛部位,1 小时后再评估疼痛是否缓解。

老师的签名 / 你的签名

2. 护理书写的 PIE 法　PIE 是 3 个英文单词首字母的简称。

P= 问题(problem)

I= 干预措施(intervention)

E= 评价(evaluation)

按 PIE 格式护理记录举例如下:

上面的例子如果用 PIE 方法就可以这样来记录。

日期 ××× 时间 ××××

P:病人主诉疼痛,发现病人血压升高、心率加快、疼痛 8 分、面部肌肉紧张、呼吸浅快。

I:报告医生,给予哌替啶 25mg 肌内注射,左侧卧位以及按摩疼痛部位。

老师的签名 / 你的签名

可以看出,PIE 法是把 SOAP 法中的主观信息和客观信息整合在一起了,而不是单独分开进行描述。

PIE 法的评价部分会过一段时间后写上,也就是在你采取措施过一段时间后再来描述所采取措施的效果。如肌内注射哌替啶一定时间后或采取其他措施一定时间后,护士再重新评估病人的疼痛是否好转。记录如下:

日期 ××× 时间 ××××

E: 病人主诉疼痛减轻，为 3 分。

老师的签名 / 你的签名

3. SOAP 方法和 PIE 方法记录共同点　无论是用 SOAP 还是 PIE 来进行护理记录，它都可以帮助护士记录得更加有条理和更完整。两种记录方法都是以病人问题为中心展开的，对正处于实习阶段的学生来说，因经验缺乏、课堂所学的知识还不能很好地与临床结合，相信这样的记录模式可以帮助学生更好地进行病情描述，使记录有条理、更完整。

下面就 SOAP 与 PIE 法护理记录作进一步举例与点评。

日期 ××× 时间 ××××

P: 病人在家属搀扶下行走约 15m 后出现大汗，无法继续行走，脉搏规则 103 次 /min，血压 147/72mmHg，呼吸 26 次 /min，自诉"我感到不对劲"，否认有胸痛。

I: 取来轮椅，将病人安置到轮椅，推回病房后，将病人安置到床上休息，协助病人卧床休息，并给予 3L/min 鼻导管吸氧。报告医生。

老师的签名 / 你的签名

日期 ××× 时间 ××××

E: 15 分钟后再次检查病人，病人主诉"感觉好多了，可能是因为我走路太多了一点"。脉搏规则 96 次 /min，血压 138/70mmHg，呼吸 22 次 /min。

老师的签名 / 你的签名

日期 ××× 时间 ××××

S: 病人主诉胸闷。

O: 病人在家属搀扶下步行约 15m 后出现大汗，主诉胸闷但无胸痛，脉搏规则 103 次 /min，血压 147/72mmHg，呼吸 26 次 /min。

A: 活动无耐力。

P: 协助病人坐在轮椅上推至病房后，协助病人卧床休息并给予 3L/min 鼻导管吸氧，报告医生，15 分钟后查看病人。

老师的签名 / 你的签名

在上面这个例子中，不管用哪种方法写，病人的问题都很清楚，也描述了病人主诉胸闷后实习护士所评估的内容和所采取的干预措施。这不仅是优秀护理记录书写的表现，也是优秀护理工作的体现。

日期 ××× 时间 ××××

P: 左下肺呼吸音减弱。病人主诉左侧卧位时更加舒适。早上 8 点听呼吸音时两肺呼吸音清。病人没有发热和咳嗽。在使用简易呼吸功能锻炼器时发现病人不能正确使用。

I: 报告医生，向病人宣教简易呼吸功能锻炼器的正确使用，宣教病人应每隔两小时翻身 1 次,如果出现了术后肺不张或肺部感染的话,那么住院的时间就可能会延长好几天。

老师的签名 / 你的签名

日期 ××× 时间 ××××

E:病人意识到了翻身和进行呼吸功能锻炼的重要性,能正确使用简易呼吸功能锻炼器。

老师的签名 / 你的签名

日期 ××× 时间 ××××

S:病人主诉左侧卧位时更加舒适。

O:左下肺呼吸音减弱。早上 8 点听呼吸音时两肺呼吸音清。病人没有发热和咳嗽。在使用简易呼吸功能锻炼器时发现病人不能正确使用。

A:病人可能存在左下肺不张。

P:向病人宣教简易呼吸功能锻炼器的使用方法和重要性,并宣教病人应每隔两小时翻身的意义,报告医生,2 小时后重新评估呼吸音。

老师的签名 / 你的签名

　　以上例子描述了一名实习生发现一位术后病人左下肺呼吸音减弱的情况。左下肺呼吸音减弱意味着病人的左下肺可能存在问题。一般来说,术后病人有可能会发生肺不张即肺泡塌陷和肺部感染。还能记得在学校里学到的关于呼吸系统的解剖和生理方面的知识吗?气体交换的部位是肺泡,如果肺泡塌陷了,那么气体交换就会出现问题。由于这位病人没有咳嗽或发热这些肺部感染的表现,这名学生认为病人最有可能出现了肺不张而不是肺部感染。另外,记录中还描述了早上 8 点钟的呼吸音是好的,这就提示左下肺呼吸音减弱应该是刚发生不久的。这份护理记录很好地体现了这名实习同学的评判性思维。此外,该同学所采取的措施也很正确。她的这些措施都聚焦在改善肺的功能,以达到重新让肺泡扩张的目的。

　　所以学生在评估病人时,不仅仅是要记录评估的结果,更重要的是要从评估的结果中发现一些有意义的信息,并将这些异常的信息报告给带教老师或医生。另外,在你的班内要特别关注那些评估有异常的病人。

日期 ××× 时间 ××××

P:病人呼吸急促伴出汗,床边心电监护仪显示:呼吸 28 次 /min,血氧饱和度 92%,心率 133 次 /min,窦性心动过速心电波形,血压 86/42mmHg。听诊双肺布满湿啰音,经鼻吸出粉红色泡沫痰。

I:立即停止输液,报告医生,加大鼻导管氧流量至 5L/min。遵医嘱静脉注射毛花苷丙注射液 0.2mg 和呋塞米注射液 20mg。

老师的签名 / 你的签名

日期×××时间××××

E：15分钟后，床边心电监护仪显示：窦性心律，92次/min，血压135/72mmHg，呼吸22次/min，血氧饱和度99%。1小时后尿量有450ml，听诊双肺有少许湿啰音。

老师的签名/你的签名

日期×××时间××××

S：因该病人昏迷，住在监护室，因此无病人或家属的主诉，可以不写。

O：病人呼吸急促伴出汗，床边心电监护仪显示：呼吸28次/min，血氧饱和度92%，心率133次/min，窦性心动过速心电波形，血压86/42mmHg。听诊双肺布满湿啰音，经鼻吸出粉红色泡沫痰。

A：急性左心衰。

P：立即停止输液，报告医生，加大鼻导管氧流量至5L/min。遵医嘱静脉注射毛花苷丙注射液0.2mg和呋塞米注射液20mg。继续严密观察该病人的生命体征、血氧饱和度、呼吸音、痰液和尿量。

老师的签名/你的签名

上面这个例子涉及的是一位监护室的昏迷病人。由于该病人昏迷，无法进行主诉，因此细致的观察力对监护室护士来说就非常重要。这位护士发现病人呼吸急促伴出汗，监护仪上显示窦性心动过速，心率133次/min，呼吸28次/min，血氧饱和度92%，立即测量血压为86/42mmHg，并且听诊了呼吸音和吸痰，发现双肺布满湿啰音，痰液为粉红色泡沫痰。根据这些信息，你能判断出这个病人发生了什么情况？你能回忆起在学校里学到的关于急性左心衰的临床表现与处理吗？这个病人真的是出现了急性左心衰，而且症状非常典型。知道了病人的问题后，这个护士的处理也很正确，马上停止了正在输注的液体，并且报告医生。由于病人在3L/min鼻导管吸氧情况下氧饱和度为92%，于是调高氧流量至5L/min。随后遵医嘱使用了强心、利尿治疗。另外该护士又提到继续严密观察该病人的生命体征、氧饱和度、呼吸音、痰液和尿量。这些都是急性左心衰病人应重点观察的内容。所以这个护士做得很棒！她有很强的评估能力、判断能力和处理能力，做得好也记录得很好！

一份好的护理记录可以展现护理评估的价值，它可帮助护士发现病人的某些潜在问题，从而早期处理这些潜在的问题，避免严重并发症的出现，这也体现了护理工作重要性。对有问题的病人，护士频繁地去观察，避免病情恶化，从而缩短住院时间、减少医疗费用等。因此，从实习开始就要养成及时记录和正确记录的好习惯。一旦养成这样的好习惯，你就不再觉得护理记录是一种负担了。

第六节　克服"作业性焦虑"并熟练操作

"当有人看着我做事时,我就会感到紧张。"

——学生 A

"在示教室我做得很好,然而今天老师和我一起时,我怎么也做不好,真是太沮丧了。"

——学生 B

"今天,听到我老师如何与我的病人交流,真是太棒了。她让病人真正地打开了话匣子,而她所说的唯一一句话就是'与我谈谈你自己',但我注意到她坐在病人的床边,真正地倾听病人,我希望某一天我也能够成为像她一样的好护士。"

——学生 C

"今天有位病人问我问题,可我听不懂她的话,她又不会写字,她很着急,可是我的老师又很忙,我不知该怎么办? 这时边上的家属和她手舞足蹈,还画画,终于明白她想叫医生,她胃不舒服,哎,我怎么就没想到呢? 这也许是种很普通的交流方式,因为我的恐慌而失去了与病人沟通的技巧。"

——学生 D

"今天我给 3 个病人进行留置针穿刺都失败了,等到给第 4 个病人进行留置针穿刺时,我的手开始发抖,病人看到这种情景就坚决不要我打了,其实病人的静脉挺好的,这对我以后穿刺留置针都有心理阴影了,哎,我的心理素质怎么这么差啊!"

——学生 E

一、克服"作业性焦虑"

"作业性焦虑(performance anxiety)"在这里指初入临床的实习生开始在老师或他人的注视下在真实病人身上进行护理操作时感到焦虑与紧张的一种现象。临床实习是学生在真实病人身上进行各种护理操作的开始,有的学生能沉着冷静地进行各种护理工作任务,而有的学生则会感到紧张与焦虑,尤其当老师在场时表现得更紧张而易发生操作上的失误,这种现象称之为"作业性焦虑"。假如你有类似问题,下面这些建议将帮助你克服内心焦虑。

1. 学习在老师权威面前保持镇定　"当病人的女儿表扬我如何把她妈妈护理好时,带教老师出现该有多好,看现在多糟糕,老师一站在我面前,我就犯错误。"在临床实习时,确实有某些学生在进行操作时,一旦老师在场就会感到紧张不安。如何在老师面前保持镇定,你可采用下列方法来训练自己。

(1)正向性训练自己:许多有问题的学生往往会负向性地对自己说:"老师在时,我永远不会把事情做好,尤其当老师在给我考试时我会更紧张""平常学习时,我都知道这些,但一旦考试时,什么都乱套了""每次在示教室练习时我做得好好的,但当老师站到我面前时我就手忙脚乱地会把无菌区污染"等,当这些负性想法反复盘旋在我们的脑海中便会触发失败的结果。在生活中,你会鼓励你爱的人准备做某件重要事情时,让他认为自己不能把事情做好吗? 你当然不会这样做,但我们有些学生就会用这样的方式来"鼓励"自己。所以在这里给这些学生一个重要的建议,就是积极地正向性训练自己。正向性地对自己说:"我能行""太棒了,我有机会在老师的指导下给病人导尿""护理真实病人真是个好机会,我的带教老师有那么多的经验值得我去学习""虽然在别人眼前操作这件事,我会有点紧张,但我知道我能做好的"等。反复盘旋在我们的脑海中正性想法就会触发成功的结果。因此要训练自己用积极正向的思维来鼓励、认识自己。

(2)准备好自己:在老师面前保持镇定的另一种方法是准备好自己。如果你知道第二天要护理的病人,应当事先了解该病人情况并做些必要的功课,如复习一下课本,对照课本知识思考一下你要如何护理该病人,如果对操作不熟练,在示教室反复练习直到熟悉每一个步骤。准备好自己是对自己在做的事做到心中有数,明白自己在做什么;准备好自己也包括准备好去临床实习的必要物品如听诊器、手电筒、有秒针的手表、小剪刀、药物手册和实验室化验结果手册;准备好自己还包括服装和鞋子穿戴整齐、干净、端庄,这样让老师认为你对自己的角色感到自豪。

(3)应用放松法:慢而深地呼吸、正向性地自我交流、有意识地放松自己的肩膀、低声吟唱等,你以前尝试过这些放松法吗? 这对你紧张情绪的放松有效吗? 临床实习时,你可以应用这些或其他你觉得有效的放松方法训练放松自己,通过这些方法的使用不仅能放松自己,同时也能积累这方面的经验体会,当你遇到即将手术的病人时,就有自己的经验与体会指导病人应用这些方法来放松紧张情绪,帮助你更好地护理好你的病人。此外,健康的生活方式也有助于人们应对压力,如充足的睡眠、足够的锻炼、健康的饮食、良好的生活习惯,这些有助于人们能拥有健康的体魄去应对各种压力。教育病人健康的生活方式是护士的工作之一,身体力行能使护士在病人教育中更好地运用健康生活方式原则指导他人。

(4)多与你的带教老师交流:让自己能在老师面前保持镇定的另一个重要建议是多与你的带教老师交流,这能让你熟悉你的老师。当你与老师越熟悉时,你就会在老师面前越感到放松镇静。在实习期内,学生之间不可避免地会谈论某某老师如何,建议不要随众,以自己的方式,去认识你的老师,但要把握好分寸,打听老师的个人生活是不合适的,问些老师的专业背景、毕业的学校、工作经历、他喜欢的护理工作、他对学生的要求是有益的。

2. 了解你的带教老师 了解你的带教老师需要你理解带教老师在临床带教过程中所要面临的压力,当他带教学生时,他要承受护理好他的病人和指导好学生的双重压力。随着越来越忙碌的医疗护理工作和病人对医疗服务期望的不断提高,你的带教老师经常会疲于完成病人的各种日常护理与治疗;而带教是需要花时间的,每天在完成繁忙的工作之余,要帮助学生完成教学目标,这样一天工作下来,老师下班后往往会感到精疲力尽,如果学生出了差错,他还要承担所有的责任。面对这么多压力,有的老师会觉得带教是个负担,有了这种心态的老师就可能会影响你的学习和学习效果。因此,作为实习生的你要关注到老师的这些情绪,积极配合老师工作,认真仔细地完成各项工作任务,减少老师的工作压力。

了解你的老师意味着了解老师的背景、经验和职位。这有助于你理解老师对你的期望和要求,了解到不同老师的优点与爱好,这样你可以从不同的老师身上学到不同的知识和技能,从而帮助你成功地完成临床实习。

在不同的科室进行临床实习时,你会遇到不同性格、喜好、专业技能知识的带教老师,有的科室安排同一名带教老师从头到尾地带你完成某专科临床实习轮转,有的科室可能会安排不同的老师带你。不管用哪种方式带教你,与你的带教老师建立良好的关系始终是促进临床实习顺利完成的关键。

3. 展现老师对你的期望要求 不管老师的背景如何,每个带教老师对学生都怀有一定的期望要求,这些期望要求一般会罗列在实习手册上或在学生实习岗前培训中强调过,请同学牢记这些要求并在实习中做到。此外,虽然老师们有不同的性格和喜好,但任何老师都喜欢那些学习主动、做事踏实、对他人尊重的学生。当学生展现好学、真诚的学习态度时,尽管老师们工作很忙,也愿意花时间教学生。老师最不喜欢的是那些对学习抱无所谓态度,对工作、学习缺乏主动性的学生,一旦老师对你形成了这样的印象,你就会在与老师的交互中感到压力与紧张。有时候你与老师的不同性格和喜好也会影响你与老师之间的和谐相处,当然比较好的方法是根据学生与老师的个性特点进行搭配。这种搭配一般是内向的学生搭配外向的老师,粗心的学生搭配细心、严谨的老师,浮躁的学生搭配温和、耐心的老师,这样使老师与学生在个性上达到取长补短的互补作用。有的医院每个护理单元会设置一名负责学生临床教学的总带教老师,他能在你与带教老师之间起到良好的桥梁作用。如果你与临床带教老师之间存在着问题或关系上的不协调,你可及时向总带教老师反馈,让总带教老师协调,必要时做恰当的调整。总之,了解老师对你的期望要求并在实习中做到这些期望要求,这样你就会在与老师和谐的关系中学习到更多。

二、熟练操作

对于操作,实习生刚进入临床一定有很多感叹。本已在模特身上练过多次的操作怎么到了真实病人身上会有这么大的差别,眼看着老师操作做得如此流畅、优美、熟练,可轮到自己动手去做怎么会变得如此笨拙。护理操作是实习生不得不需要学习和掌握的基本技能,无论从心理层面还是从具体实际操作层面,对刚入临床实习的学生是一个很大的挑战。实习生如何尽快熟练操作呢? 以下建议供参考学习。

熟练操作最好的方法就是不断地实践操练,任何操作技能都需要通过不断地实践操练才能掌握。这就如我们学开车一样,初学者往往感到有很多高难度动作一边要思考动作该如何做,一边要操作手脚动作,如踩油门、刹车,当汽车开动后向哪个方向转方向盘,同时看后视镜、刻度盘和仪表,还要停车等。随着操练驾驶次数的增加,驾驶者逐步从边努力思考边操作的状态过渡到不假思索地、自动地操作起来。是什么让汽车驾驶者发生这种改变? 是实践操练。护理操作技能也是如此,需要我们在临床上不断实践操练。当我们实践操练多次后,就不再思考操作的每一步骤该做什么,动作该怎么做,手就能流利地动起来,经过反复不断操练逐步达到运用自如、得心应手的熟练程度。

在实验室模拟人身上和到真人身上操作是有差别的,而且某些操作只能在一些特殊轮转科室才会遇到。到了临床,你如何去获得更多的实践操练呢? 首先,学生到实习科室报到当天,科室总带教老师会为所有的学生进行该科室基础常用操作如无菌操作、会阴部护理、静脉留置封管、指测血糖等的操作示范,每项操作示范结束后都会讲解该操作的关键点和注意事项,然后让实习生们在科室的某个示教室进行练习,练习的方法是让一名学生练习一项操作时,让其他学生观摩,结束后先让观摩的学生对练习的学生所做的操作进行评价,然后带教老师再对这位学生的操作进行点评反馈。采用这种方法能强化同学的观察力,同时后面的同学尽量在操作中避免前面学生所犯的错误。但是学生在示教室练习所遇到的情景与在学校实验操作室练习一样,不会遇到在真实病人身边遇到的问题,如病人拒绝你在他身上操作,与病人交流困难等问题。因此,真正的实践是接下来每位学生跟一位临床带教老师到真实病人身上的练习。学生在真实病人身上练习操作时,要遵循下列步骤:①首先评估病人是否适合进行该项操作并征得病人同意。例如一病人需要放置静脉留置针并进行输液治疗。带教老师让你去做这项操作,你进入病房后应面带微笑,自信地向病人介绍你是一名实习护士,并向病人说明来意,在征得病人同意后开始进行操作。找到一根适合穿刺的静脉对静脉穿刺的成功非常重要,所以不要心急,花一些时间好好寻找,如果花了时间还是找不到满意的静脉,请不要在病人身上随意尝试。如果你找到了合适的静脉,带教老师会帮你再评估一下,有些病人也会告诉你他的好静脉在哪里。告诉病人你将为他做静脉穿刺,有的病人也会说一些鼓励的话,如"好护士都是这样开始的""胆子大点,没事的"这些话会减轻你的紧张,并让你顿时觉得与病人距离拉近了。②明确你将要做的。在进入病人的病房前,你要对整个操作流程熟知,在对病人进行操作时你的脑海里要能清晰地回忆起在示教室时操作是如何进行的,并对自己说"我能行!"然后按照脑海里的步骤一步一步操作下来。如果成功了,首先应该微笑着感谢病人,整理床单位及用物后离开病房。如果失败了,应向病人表示歉意,并请带教老师帮忙。③操作完成后,与带教老师分析一下操作存在的优点和不足之处,下次对同样操作应如何改进,并记录下来。当你能够顺利完成一项操作时如静脉留置针穿刺,你一定会感到非常高兴,为你自己的努力所取得的结果而高兴,为你自己在病人面前显示出一名专业人员的能力而高兴,并以此鼓励自己。如果你这次没有成功,和你的带教老师分析一下,哪些方面做得好,哪些方面还需努力。"我一定有做得好的方面,通过实践、实践、再实践,我一定能成功!"要不断地这样鼓励和鞭策自己。

案例示例

学生在真实病人身上的操作尝试

一天,小王跟着临床带教老师一起去静脉输液,刚好碰到一位当天准备手术的病人需要打留置针,小王在示教室已经练习过,也看过老师操作,所以她很希望自己能实践一下,老师也想该给学生这样的机会,于是对小王说道:"这位病人你去操作应该没问题,你去吧,胆子大一点,我会站在你旁边给你加油!"于是小王就备齐了物品走进病房,与病人进行短暂交流说明来意后,病人欣然答应由小王给他打留置针,老师微笑地站在旁边听小王和病人交流,当小王要开始打针时,老师和病人开始攀谈起来,但是眼睛却始终看着小王的操作。小王进针见血后,听到老师轻声对她说:"放平并绷紧皮肤将针向前推送。"在完成整个操作后,小王很有礼貌地对病人说了声"谢谢!"病人也对她说:"你做得很好,继续加油!"

在整理完操作用物后老师让小王谈一下自己的感受,小王说:"自己还是有点紧张,虽然进针了,但对留置针进针以及进针后继续推送针管不是很熟练,手感比较陌生。老师与病人的交谈让我觉得放松了一些,这位病人很好,他很鼓励我!"老师回应小王说道:"你总结得挺好,你对输液这个操作流程是比较熟悉的,和病人交流也不错,对自己的操作还是比较自信的。但有些方面需要改进,对于进针以及后续推送针管比较陌生这一点是因为你还做得太少,需要在以后每次操作中去体验。对于进针速度你以后可以再快一点,皮肤再绷得紧一些,这样可以减轻病人的疼痛。还有一些细节,你没有询问过敏史,操作前没有再次进行核对,这可能与你紧张有关,虽然这些都是细节,但是这些细节的落实可避免酿成严重的后果,如果病人对某种药物有严重过敏反应,询问病人过敏史可避免这种后果。另外,每次操作后自己要对自己不足的地方进行总结,记录下来并不断翻阅,在下次操作时就能避免再次发生,还要不断地实践,有机会就去尝试,胆大心细,就会越做越好!"

　　在实习期内,你会被安排到不同的科室进行轮转,对于一些基础的常用护理操作,有的医院会将它归纳在统一的目标清单里(见第七章第一节:通用基础护理实习目标清单),这些如静脉输液、肌内注射、指测血糖等通用基础护理操作,在你进入第一个内、外科成人护理病房单元轮转时,带教老师会着重教会你如何在真实病人身上执行这些操作,你需要积极寻找机会去熟练这些操作。每个轮转科室除了通用基础护理操作外,还会遇到某些专科护理操作,这些操作取决于你遇到的病人所能提供的机会。如心胸外科可能有机会实践胸腔闭式引流管的护理、配合医生进行胸腔穿刺操作;普外科可能遇到胃肠减压、"T"管护理、腹腔引流管护理、鼻胆管护理的操作;肛肠外科可能遇到人工肛门袋的更换与护理、肛门坐浴操作;泌尿外科可能会遇到人工尿道引流袋的更换与护理、膀胱冲洗操作。每一个专科都有各自的专科护理操作清单,在不同专科轮转时,你不仅要抓住机会加强对通用基础操作的实践,同时要利用你在某一专科的实习机会主动地寻找机会和资源使自己能够观摩到或实践到这些专科操作。

第七节　在特殊实习背景下,做有心的观察者

　　"哇,太有趣了,我们在学校学习到胃肠的解剖,但当我们真正看到胃肠的内壁以及长在内壁上的息肉,那完全是另外一回事。"

——学生 A

"因医院没有儿科病房,我被安排到儿科门诊,这样也好,但当我到了那里,他们不让我做任何事,只是叫号,安排看病的小孩到诊室,这样怎么能帮我成为一名护士呢?"

——学生 B

除内、外科成人护理单元实习外,实习期内,你可能会被安排到一些特殊部门进行短期的观察实习如内镜室、门诊手术室、社区、精神科等,在这些特殊部门,学生能够看到与内外科护理病房完全不同的病人状况、治疗与检查方法。有时为了让学生获得更多的静脉穿刺机会,会安排学生去日间病房或门诊手术室几天练习静脉穿刺,如果所在综合性实习医院没有儿科和产科,学生不得不安排到外院完成这些科室的实习。无论实习轮转如何安排,每个部门的安排都是你的学习机会,此时的你不要做被动的观察者,要做积极参与学习的有心人,寻求各种机会学习。

一、寻找学习机会

无论什么时候到某个实习部门报到,学生都应当面带笑容并向那里的护士表示你非常感激有机会去学习,这样你就会发现护士们很欢迎学生的到来。如果你能与他们和谐相处,融入其中,他们会给予你很多的学习机会。老师们最不喜欢的是学生无聊地坐着、不主动参与他们的工作,因此,在短暂的与老师的交往中,你要在老师心中留下这样的印象:你想学习、想帮助他人,不管有什么样的治疗、护理活动,你想看、想实践操练一下。

向老师提问总是件令人害怕的事,但当学生掌握什么时候向老师提问最恰当时,那提问对我们的学习会非常有益。一方面学生要认同老师们工作上的繁忙情况,另一方面要知道你什么时候提问对老师的临床工作干扰最小,比如跟老师说"我真的非常感激您能让我观看心导管手术,请从您专家的角度告诉我这究竟是怎么一回事? 请让我知道我在什么时候向您提问合适? "这样事先交流就更有利于你获得机会学习。

当然在你去特殊部门前,老师能列出明确的教学目标和教学活动时,你就可直接按你的学习目标清单来学习,老师会根据学习目标清单安排你要观看的工作流程和操作。如果老师没有给予你明确的目标清单,你怎样让学习变得更主动,收获更多呢? 这里列举几个问题来指导你如何在特殊部门更有效率地学习。

1. 护理单元、特殊部门是什么名称?

2. 部门服务目的　为什么要把病人送到那里? 手术或治疗是诊断性的还是治疗性的,如果是治疗性的,这一治疗手段能把病人治愈吗? 如果不能,病人一直会存在的健康问题是什么?

3. 在那个部门工作的医务人员有哪些？每类工作人员的角色作用是什么（特别关注一下护士的角色作用）？

4. 到那里做治疗或检查的病人需要做什么样的前期准备吗？是护士协助这些准备的吗？如何来准备？

5. 那里接受治疗或检查的病人会经历怎样的感受？

6. 当治疗或检查的病人离开那里后，可能会发生什么？如果发生了，护理有什么样的责任？

7. 你在那个部门为病人做了哪些护理工作？

下框举例说明用上述指导性问题来帮助学生聚焦于实习体会，寻找可学习的机会，而不是被动地观看。

案例示例

围绕指导性问题在内镜室一天的学习反馈

1. 护理单元、特殊部门是什么名称？

内镜室门诊。

2. 部门服务目的是什么？

病人被送到这里做内镜检查，内科医生将胃肠镜的管道插入到胃肠道观察胃肠道的内壁情况，可通过食管到达胃肠道的上部或从肛门向上到达结肠。在内镜下，医生可以看到胃肠道是否正常，是什么导致病人恶心、呕吐、出血或疼痛等问题。内镜室的护士还告诉我除了检查外，如果将胃肠镜管直接置入胃内，还可做必要的镜下手术，但今天我没有看到这样的操作。内镜下，医生有时做的是诊断性检查如取下息肉或溃疡的组织进行活检；有时是做治疗，如我今天看到一位病人结肠镜下正在出血的痔疮，当时医生发现后就立即把它摘除了。当然，结肠镜也是一种筛查性检查，查看结肠内有没有癌变或其他问题。我记得在课堂里学到过，50岁后，普通人需要每隔5年或者10年做1次结肠镜检查。对于今天的这位病人，摘除痔疮后一般不会再出血，但如果不能保持每天大便通畅的话，就会有再长出痔疮的风险。对某些病人，如结肠镜下发现了肿瘤，肠镜本身不能解决他的问题，这样的病人检查后往往紧接着要做治疗。假如是其他疾病类型，有可能需要使用药物、手术、饮食改变或其他方法进行治疗。

3. 在那个部门工作的医务人员有哪些？每类工作人员的角色作用是什么（特别关注护士的角色作用）？

在内镜室，一个房间有一位麻醉师、一位医生、一位护士，麻醉师负责在检查前安置好病人体位,给病人执行静脉镇静给药,当病人镇静达到一定程度后,医生进行内镜操作检查。护士的角色是检查前准备好病人,然后根据医嘱静脉推注镇静药并观察病人(有的医院由麻醉师来执行),配合医生进行检查操作。今天和我一起工作的护士简直太棒了,这位病人很紧张,说这么多人看着他屁股感到很难为情,这位护士握住病人的手,微笑地说:"我们只是想让你好起来"(这位病人因大便带血来做检查)。我看到了护士对病人的态度和关切很快缓解了病人的焦虑,病人回捏了护士的手表示对她帮助的衷心感谢。我非常高兴看到这一幕,护士只是对这位病人表示了一种友好,并没有做什么,但病人很受益,也很感动。我喜欢这样的一幕。

4. 在那里做治疗或检查的病人需要做什么样的治疗前或检查前的准备吗? 是护士协助这些准备的吗? 如何来准备?

这位病人是直接从家里来门诊的(有的来自住院的病人),因此病人自己做的结肠镜前准备,我问她感受如何,她做了个鬼脸告诉我太不喜欢了。她吃了通便的药,然后要喝 3.7L 的温水,这让她在后面的几小时内不断地要上卫生间直到解出来的是清黄色的水为止。不痛,也没有其他不适,只是前一整晚都没有吃或喝什么。但她能理解为什么要这样做,只有把肠内清理干净了,医生们才能看清楚肠腔内的情况。如果是住院的病人,管床护士要确保病人做好同样的准备。

5. 那里接受治疗或检查的病人会经历怎样的感受?

当病人刚到检查室时,身体有点发抖,我们帮她安置在检查床上,因前晚的肠道准备病人看起来有点虚弱,我看到护士开通了静脉通路并从静脉注射了一些药物,她看上去真的一点都不知道周边发生着什么(我的意思是在整个检查过程中她没有痛苦地皱一下眉或其他任何不适的表情)。医生检查操作完后,她放了许多响屁,使得她不停地说"对不起",护士向她解释说放屁是正常的,因为在做检查时,要打入空气来扩张肠腔能使医生在镜下看得更清楚,检查后当然会放很多屁。尽管护士对病人已经很温柔体贴了,病人仍然说最好不要再经历这样的事了,我想病人对整个过程还是觉得很尴尬的。

6. 当治疗或检查的病人离开那里后,可能会发生什么? 如果发生了,护理有什么样的责任?

医生告诉她后面的几天大便中可能带有一点血丝,因为摘除痔疮的局部组织受到损伤,需要几天时间才能愈合,护士对饮食做了一些指导以保持大便的通畅,这样可避免再次得痔疮,对这个病人来说还要注意不可用力解大便。

7. 你在那个部门为病人做了哪些护理工作?

病人刚到时,我想给病人留置静脉针,但病人是位老妇人,血管又细,肠道准备让她有些脱水了,所以老师就只让我观看。后来有2位病人的静脉很好,老师都让我打了。第一位病人的静脉有点滑,我打了2次才打进,尽管这位病人很善良,没说什么,但我心里还是觉得过意不去,老师向我演示了怎样在进针前用大拇指绷紧固定静脉。我学会了打针,感觉很好。我也做了些让病人感到舒服的事,我喜欢在医生给病人检查前能与病人交流,去认识这些病人也很有意思。

二、抢救病人场景

在临床轮转时,可能会遇到抢救心跳呼吸骤停的病人,采取的急救措施为心肺复苏(cardiopulmonary resuscitation,CPR)。如果你刚好在场,你要有心地去观察急救场景。如果当时你拥有 CPR 证书或者经历过相关的培训,你就有可能配合老师参与抢救,为病人做心脏按压。在抢救病人时,你会看到护士如何呼叫抢救小组,抢救小组到达后如何采取措施,小组人员站立的位置和每个角色的作用是什么? 图 6-1 可帮助你在脑海里复习或形成该有的抢救画面。

1. 当班护士是抢救现场病人生命的第一拯救人　第一位确定病人对呼叫没有反应的护士就要立即启动抢救呼叫,要大声呼叫"帮助"或者按压墙上安装的抢救按钮(如果有的话),同时立即将病人放置仰卧位并放到硬质平面上(可以拆下病人床头板作为硬质平面置于病人的背部),检查颈动脉搏动并同时检查有无呼吸或无正常呼吸(仅有喘气式呼吸)5~10 秒,如无脉搏,开始心脏按压 30 次,然后打开病人的气道,给予人工呼吸 2 次,继续一人心肺复苏,第二个到场的护士立即接管病人的气道管理,继续 2 人 CPR 直到抢救车到达。一般每个护理单元都配备着一辆储备着各种抢救设施和药物的抢救车,作为学生你需要熟悉抢救车放置的位置和每个抽屉放的抢救物品。一旦抢救车到达(一般第一个护士发现病人后 2~3 分钟内),就立即将除颤仪的"胸骨"电击板置于右锁骨正下方、"心尖"电击板置于前胸心尖部,检查心律,致命性心律失常是很多成年病人心搏骤停的原因,这时给予病人快速除颤会使病人生还的机会大大提高,请注意所有这些反应都是在抢救小组到达前几分钟内完成的,因此护理单元在场的护士是病人生命的拯救者。

当抢救车推进病房时,通常其他的护士也会一起跟来,因为他们知道这里需要帮助,这时其中某个护士要在心肺复苏记录单上精确地记录病情和执行的医嘱,有的开通静脉(如果病人此时没有静脉留置管),有的移开房内的物品以便为抢救小组腾出空间,有的连接气道装置,有的安抚病人家属等。

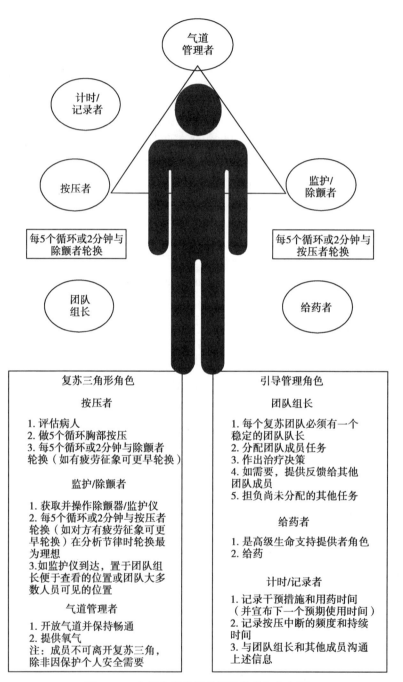

图 6-1   6 人组合高效复苏团队站位和角色图

2. 抢救小组抵达　组成抢救小组，每家医院的情况可能会有所不同。有的医院由急诊室和 ICU 医生、临床护士以及麻醉医生、呼吸治疗师组成。抢救小组有组长一名，通常由医生担任，组长评估病人情况及心跳的节律性，下医嘱；抢救小组中有气道管理者，通常由麻醉师或呼吸治疗师担任；抢救小组中的护士通常接受过 ACLS 的培训，他负责用药和静脉滴注；有些医疗机构还会配有药剂师根据体重精确地算出药物剂量；保安人员也可能会到场，当复苏成功后，帮助控制走道，清理电梯将病人转送到 ICU。如果是教学医院，此时你会看到有不同种类的学生在场，大部分医院在抢救病人时，如果家属不构成对抢救干扰的话，允许家属在场，许多研究表明，让家属看到医务人员如何努力地抢救他们的亲人，对他们来说是一种安慰。此刻护士主动地关心家属，回答解释家属的问题都是护理人文关怀的体现。

3. 抢救病人之后　经过抢救后，有的病人复苏成功后被转送到 ICU，由于复苏后的病人很容易在转送的路上再次发生心律失常，因此需要楼层的护士陪同抢救小组一起转送病人并向 ICU 护士进行详细的交班。当然楼层护士也需要向家属解释、指引家属如何到 ICU，填写从楼层到 ICU 的转科单。如果复苏失败病人死亡，病人家属需要心理的支持和安抚，护士需要做尸体护理，清理尸体上的各种分泌物，拔除管道，清理抢救物品和房间等。此时家属最需要安慰，作为护士可为家属提供必要的专业帮助如与殡仪馆联系以及其他的安排，对家属的悲哀深表同情。当处理完病人尸体，安抚好家属后，最后花点时间护理自己，整理一下自己的情绪，如情绪调适需要帮助，可找老师或同学谈谈，宣泄一下情绪。

第八节　实习后讨论会

实习后讨论会（post conference）是学生经历了一天临床实习后，在实习结束前聚集在一起讨论当天的实习经历，分享彼此的感受与领悟，分析情景，小组共同探讨解决临床问题的一种讨论学习方式。它为学生提供了分享实习经验与体会的机会，当某学生分享体会时，其他学生便能从他的分享中学到知识。它是一种良性循环式的学习，学生一方面能展现自己在一天实习中所达到的学习效果，另一方面能够提高自己向他人学习的能力。这种方法在没有条件由老师组织讨论的情况下，学生自行组织，彼此分享所做、所见、所感也是非常有益的。当然如果由学校老师或临床带教老师在实习结束时组织学生进行实习后讨论会，那将能达到更好的学习效果，因为在场的老师能引导学生针对性展开讨论，老师有机会深入了解学生对知识的理解，对学生的提问给出权威性的答复。由老师组织的实习后讨论不仅适用于毕业实习,也适用于学校课堂教学过程中的临床见习和教学实习。

当实习后讨论会由老师组织开展时,学生该如何参与以达到最佳的效果呢?一句话"积极参与",积极参与意味着:①积极地分享,在分享前,回忆、思考一下你所经历的事;②积极地倾听,倾听在场老师的反馈指导、提问和其他同学的建议。只有这样才能充分发挥好实习后讨论会的作用。

一、积极分享

在分享前,做好分享前的准备:回忆、思考一天实习所经历的事。一天下来 8~12 小时的病人护理,倾听病人的担忧与顾虑,多次来回于护士站到病房之间,回应呼叫铃声,为病人续接输液液体,帮病人起床活动、床上翻身、擦身,为病人和病人家属做健康教育等,这些护理实践活动都消耗着你的体力和精力,在一天实习快结束时,你会因此感到很疲乏。如果此时老师要组织实习后讨论会,你会不自觉地想:我就坐在那里听其他同学讲吧,不想参与进去。但如果你去参加了,请不要将自己陷入这种状态,记住实习后讨论会是临床学习的又一个好机会。紧跟老师指导、回复老师的提问是你利用好讨论会该有的态度。老师可能要求你谈一谈你做的某项操作技能或者评估到的某种罕见病病人的临床表现与体征,也可能要求你谈谈你想要解决的临床问题。因此在参加讨论会前,用 1~2 分钟回忆一下这天实习你所经历的。

想一下:在上班时你做过什么操作能在实习后讨论会上分享。例如今天你为一位病人做了导尿,先分享你做得好的方面,在操作前是否翻看了医院的操作程序与制度? 是否做好为病人导尿的准备比如物品的准备? 在走进病房前,在脑海中回放了导尿的操作流程吗? 向病人做了解释? 洗了手? 初始者往往容易忽视这些环节,谈谈这些环节你做得如何? 病人通常对实习生在其身上操作会感到有所顾虑,你是否愿意花时间倾听病人顾虑并让他感到心安呢? 如果你的"倾听"能消除病人的顾虑,让病人感到心安,那么你的老师和同学都会喜欢听到这样的护理效果,同时不要忘记交代一下在该病人身上做这项操作的目的,是为了收集尿标本明确病人诊断,还是为了解决病人尿潴留问题进行留置导尿? 能阐述出在病人身上做某项操作所要发挥的作用,展现了你的临床推理能力。

接下来谈一下你做的操作本身。你的老师可能在场,你需要获得病人的同意,一步一步你是如何做的? 这样可以让其他学生对某操作步骤有一种画面的想象。如果你在病人身上做了某个操作与你在实验室模拟人身上所进行的操作体会到不一样的感受,那就谈谈这种感受上的差异,例如在麻醉复苏室你有机会为病人插口咽通气管,正确地选择口咽通气管型号不管操作在真人身上还是在模拟人身上都是一样的,但能否成功插入口咽通气管难度是不同的,由于真人身上的湿滑性好,将口咽通气管成功插入到真人身上要比到模拟人身上更容易,如果你操作过,就在讨论会上分享你这一收获,这将增强其他同学今后做这一操作的信心。

如果你能将临床所做的事与课堂所学的知识结合起来进行分享,那效果会更好。例如学生在课堂上学习了肺部听诊,到临床给病人做系统评估时往往会听病人的呼吸音,许多病人的肺部一般没有什么问题,因此学生通常听到的呼吸音是正常的呼吸音,即气体进出肺部的正常声音。但如果某天学生能够听出某个病人的呼吸音不正常,说明该学生能将课堂所学的知识结合到临床病人护理中,同时向老师展现了他理论联系实际的能力。当你听到不正常的呼吸音,但不能识别是什么样的异常呼吸音时,你可请教你的老师或其他护士,让他们与你一起听一下并识别是什么样的异常呼吸音,同时思考是什么因素造成这异常呼吸音的。将这些经验带到讨论会上分享,结合病人确诊疾病的生理病理改变和其他评估资料如气急、咳嗽等,思考异常呼吸音可能的原因。积极地分享与主动地倾听都是非常有价值的临床学习活动,学生们从中可以获益诸多。

二、积极倾听

小组中不同的学生在实习期内会护理到不同疾病诊断的病人,遇到不同的临床情景,在不同的临床护士监护下工作。当学生在分享他的临床观察与故事时,你要想象他所描述的情景并提出你的思考与问题。如果学生们在讨论会中能这样积极地倾听,那么每位同学分享的故事都将成为有价值的小组讨论。有的学生能遇到机会观看一项很罕见的操作或参与到某项操作中,如观看到医生做床边胸腔穿刺、骨穿等,这些机会不是所有的学生都会遇到的。当你听他人讲述现场经历时,其学习效果不亚于你在现场所经历的。因此积极地倾听他人汇报他的经历,不明白时及时地提问,会让你受益匪浅。

在实习后讨论会上,无论是学生向他人分享经历还是倾听他人的经历,都可以从下面几个方面思考并组织内容,这能使实习后讨论会达到更好的效果。这些方面包括:①为什么要做某项操作? ②这项操作期望为病人达到的治疗效果是什么? ③病人或护士在操作前要做什么准备? ④在操作过程中病人可能体验到什么? ⑤在操作过程中护士的角色作用是什么?

下面以上述问题为思考框架指导学生做分享前的准备。

案例示例

分享前的准备

假如你在急诊室实习,一天目睹了医生为一位病人行胸腔闭式引流插管操作,向其他学生分享你所看到的,回答学生的提问,如果事先你能围绕下列问题做些准备,那效果会更好。

1. 为什么要做这项操作?

这位病人的胸部被一把钢刀刺了,当时呼吸困难,呼吸频率 38 次 /min,呼吸浅短,出汗、咯血、喘气,指测血氧饱和度只有 90%,口唇发绀。

2. 这项操作期望为病人达到的治疗效果是什么?

很显然,这是胸壁贯穿伤,肺胸膜已经撕裂,故外界空气和血液涌入胸腔,使肺塌陷,用听诊器置于受伤那侧胸部时,听不到任何呼吸音,这是一种很危急的情况。为病人置入一根胸腔引流管是希望能将病人胸腔内的空气和血液引流出来,让塌陷的肺再度扩张。

3. 病人或护士在操作前要做什么准备?

病情进展得非常快,我们将病人安置端坐位以使病人更易呼吸并给予鼻导管吸氧,急诊室护士立即在病人床边备好了特定的胸腔闭式引流穿刺术操作治疗盘和一些消毒手套,并向病人解释:医生要在他的胸腔上开个口置入一根管子,这样才能使他的肺再次张开,从而缓解他的气急。病人看上去很紧张害怕,我握住了他的手。

4. 在操作过程中病人可能体验到什么?

医生摸到肋骨,局部打了一点点麻药,要将这么粗的管子穿过胸壁放进去,这看上去就很疼,我的意思是只给病人这么一点止痛药,然后就将这么粗的管子插进去,看看都好疼啊!但奇妙的是当胸管插入即刻,就看到有血从引流管流出到与引流管相接的引流瓶里,病人看上去一下子好多了。那管子虽然粗大,但确实让病人立刻平静了下来。

5. 在操作过程中护士角色作用是什么?

在整个过程中护士做得实在太棒了,我看到护士轻抚着病人并说道:"我能感受到你很害怕,请相信我们,医生就在你身边,你很快会好的……"很快就让病人感到安心。在医生提出要求前,护士就将一切东西都准备好了,如手持利多卡因注射剂让医生抽取药液,将胸腔闭式引流系统装备与胸腔引流管连接好等。她让我能更近地看到这里正发生着什么,当医生听到护士在向我解释病人时,医生也向我作了进一步解释,如何来观察不同性状的引流液,引流压力的调节等,放射技师给病人拍了胸片,还让我看了病人的胸片,让我真正地有机会看到胸片上肺塌陷的地方。

假如学生能以这种方式去思考准备所看到的、所经历的,那么就能使其他学生从分享中学到很多,老师也会为学生们能进行这样的全面思考所展现出评判性思维和临床推理能力而感到高兴。

实习后讨论会的主题可多种多样,从分享做过的任何一项护理操作到有过的实习经历,如参与病人抢救和特殊检查,参与一次社区健康博览或健康体检,护理了以前没护理过的疾病类型或手术类型的病人。分享以前没护理过的疾病类型的病人时,可以向在场的老师和其他同学询问这一疾病所涉及的某个身体系统,该系统正常情况下的生理功能,该身体系统受损在该病人身上的临床表现,评估病人时,你会收集到哪些资料等。实习后讨论会也可用于学生学习如何进行交班报告的点评会,如何交班是学生要学习的技能之一,可让学生按前面章节介绍的交班格式或所在医院老师使用的格式向小组其他同学对他的某个病人做交班报告,其他学生听该学生的报告并恰当地记录。当学生交班报告完毕后,学生们可针对交班报告内容进行讨论:哪方面做得好? 有没有遗漏的信息? 医学术语用得是否恰当? 哪些话应当用医学术语来表达? 整个交班报告能进一步改进什么? 在交班报告中,病人的问题陈述了吗? 首要的问题是什么? 为什么? 要采取什么样的护理措施来改善病人状况? 等等。

总之,老师组织实习后讨论会能为学生提供良好的机会分享知识、体会和临床经历。学生在一天实习后分享临床上所做的、所看到的、所听到的、所体会到的并得到老师的反馈和进一步的指导,这是一种非常有价值的临床学习,学生要充分利用好这样的机会,促进共同的进步。

第九节　安排好一轮科室的实习

"哎呀,我刚理出点头绪怎么就要出科了呢? "实习生 A 叹道。

"是啊,我都感觉还没入门呢,一轮实习就这么过去了,时间也过得太快了,出科考试肯定玩完。"实习生 B 回应道。

类似这种哀叹我们常常听到。是的,时间从来不等人,一轮实习通常是 4 周时间,4 周听起来不短,可过得却很快。或许你还没来得及理清思绪,或许你还处在迷茫不确定中,或许你还徘徊在某专科护理门外未曾踏入,这一轮实习就结束了。抱怨、懊恼、遗憾、追悔都于事无补,不如在实习开始前就思考一下"该如何更合理地安排这轮实习?"

一、实习前准备

实习前准备包括物品、理论知识及心理准备。

(一) 物品准备

正式进入临床实习,你需要准备些什么呢? 两套干净平整的护士服、一双舒适的护士鞋,一块精准到秒的手表,一本口袋能塞进的随身笔记,一支书写顺畅的水笔。这些看起来很普通的东西在实习时如果没有携带,你将无法很好地开展工作。按实习医院要求着装,整洁的衣、裤、鞋子能让你有个自信利落的仪表,给老师、病人及家属留下良好的第一印象;手表能帮助你准确地掌握护理操作时间并能精确地评估病人心率、脉搏、呼吸及肠鸣音等;笔记本则帮助你随时记录信息、知识点及疑问,你还可以记录上班工作安排流程,比如某病人需要每 6 小时监测血压,也可以写下"BP q.6h.: 06:00, 12:00, 18:00, 24:00"。每次测量后在相对应时间的旁边写下数据,一方面可以直观看到血压变化,另一方面可以帮助提醒自己,以防忘记监测而造成失误。

(二) 理论知识准备

实习前你最好能预先了解下科室主要疾病种类,复习课堂老师讲授的理论知识,比如疾病病因、症状、体征、辅助检查和实验室检查、治疗方法、并发症等,为临床实践奠定基础。另外还应回顾一下模拟练习或考核过的操作流程,以免让临床操作机会因你的手忙脚乱而错失。当然,如果能在进入科室实习前一天就去"踩点",了解一下科室的特性,就能做出更充分的实习准备。

实习第一天,有 4 位实习生来到消化内科病区实习,等待总带教老师时有位同学忍不住说道:"这里的病人都是黄黄的,还有个肚子挺大的,会不会传染啊?"另一位同学则坦然回应道:"有些因乙肝引起的肝硬化,黄疸和腹水都是肝功能失代偿的表现,相信我们的老师会交代我们如何进行防护,你不用太担心。"对话中的后者最终以优异的成绩被聘用在这家实习医院工作。

(三) 心理准备

从学校踏进医院,当然你还需要有足够的心理准备,做好角色转换的准备,做好辛勤工作的准备,做好脑力劳动加体力劳动的准备。准备好自己是实习的好开端。

二、实习初期

实习初期在这里指的是进入轮转科室的第一周,学生要尽快地熟悉环境、认识老师、初步了解科室病人情况。

初来乍到的你应该礼貌地向带教老师问好,做好自我介绍。科室总带教老师和/或护士长通常会在第一时间来接待你并进行科室制度流程及环境的介绍,然后将你安排给某位指定临床护士作为你的带教老师负责你的实习。实习正式开始时,你的带教老师首先会向你解释各类班次的上班时间及工作职责,带你进入所分管的病房,并把你介绍给病人。这个时期带教老师一般不会让你独立去护理病人,老师需要时间来评估你的基础知识及各种能力,他常常会让你频繁地去取各种护理用品,以此来了解你的适应能力,不要急于定论老师是把你当作免费劳动力,也不要急于能在病人身上进行操作,如果你有这个能力,机会总会有的。先去熟悉科室环境,了解各类物品放置位置,懂得垃圾的分类等,为你下一步工作开展奠定基础。

如果你已经在来科室前就给自己定下了目标,那么开始起来就会得心应手。记住第一周你不要擅自护理病人,要学会多问,不要认为看起来都很简单,就自认为可以独立完成,往往越简单的操作越会被忽视而导致失误。曾有位实习生因没有重视垃圾分类,随意丢弃针头,最终误伤了自己,而后发现是位"大三阳"病人使用过的注射器,她在日记写道:这次教训真是付出了血的代价,我将终生难忘!

三、实习中期

实习中期在这里指的是进入轮转科室的第二、第三周,学生要回顾练习基础操作,同时要结合临床进行专科护理理论知识学习。

经过一周的学习,你已经了解科室环境及病人情况,你也许也已经复习了专科疾病相关课本知识,做好了护理病人的准备,接下来是真正进入专科学习,那么又该如何安排呢? 不如我们以"天"为单位进行设计来讨论实习中期如何更好地学习。

1. 晨间护理　上早班学生通常以"晨间护理"开始一天的工作。每个医院和实习科室一般要求你提早上班5~15分钟不等。到科室后能单独或与其他同学一起进行晨间护理,推着护理车为病人整理床单位,更换衣裤及清理病房环境。晨间护理过程中你可以对你要经管的所有病人做初步的评估,如病人年龄、精神状态、活动能力、管道情况等。现在的你该明白晨间护理不是简单的整理床单位、为病人换衣裤了吧。

小林是位实习生,别的同学都觉得做晨间护理仅仅是体力活儿而已,每天重复又乏味,但小林每次都很认真仔细,晨间护理时总能发现病人的一些点滴,比如哪位病人的口服药物还没服下、哪位病人出汗较多、哪位病人皮肤压红、哪位病人管道固定敷贴松脱等,并能对各种情况做出分析处理,半个月后很多病人对她赞不绝口,同时她的工作开展起来比其他同学要顺畅得多,当然实习结束时收获最多的也是她,出科成绩名列榜首。付出自然会有回报!

2. 参加科室晨交班　晨间护理后准时参加科室晨交班,听取交班报告是一个很重要的学习机会,通过听交班你可以了解老师是如何观察病人和处理病人意外情况,医生如何来分析病人的问题,病人进一步的治疗和护理是什么等,这是你向老师学习如何评判性分析解决病人问题的很好机会。

对于交班,不同的医院有不同的方式,很多医院总交班一般安排在上午8点,所有上班的医生和护士站在办公室听取夜班护士对整个病房夜间病人情况的汇报。听完汇报后,医生对病人的一些情况做适当的提问与分析,提醒医务人员在今后的治疗和护理中应当关注的重点。但有部分医院的交班形式是借鉴国外的护理管理模式,采用医护分开的方式进行交班。夜班护士将病人夜间发生的治疗和护理以及病人的病情变化处理向接班的护士进行交接。无论是哪种形式的交班,护士都要对重病人进行床边的交接。

学生在听老师交班时,要关注自己所分管的病人,仔细聆听夜班护士交班内容,记下重点内容,如病人的诊断、异常生命体征或检查结果、现在主要症状、治疗护理方案等,同时快速回忆你在刚刚做晨间护理时见到的病人整体状况,做到初步了解。床边危重病人交班后你就能知道本班重点关注哪位病人,也就是说你清楚今天实习重心是在哪里。当然这并不是说从其他病人身上就没有可学之处,也不是说不用去管其他病人,只是需要你合理规划,作为一名实习生,与临床护士不同的是你护理病人是为了学习临床知识,如果没有区别地对每个病人提供同样的护理,你可能在一天工作结束了还是所学不多,没精力与时间进一步探寻学习。不如一天中有重点地、有计划地学习护理某种疾病类型的病人,这样下来才能参透本专科疾病护理知识点。例如今天上班所负责病人有几位是急性重症胰腺炎,你就可以将几位病人进行比较性学习,找到他们的共同点和差异点,如病因、症状、检查结果、用药等各个方面,不理解的地方及时请教临床带教老师,系统整体地跟着带教老师护理过这样的病人后,你会发现当你再遇到这类病人时你就能够掌控病人的情况,为病人提供全面的护理。选择合适的病人是一天实习的良好开始。

实习生小陈在日记中这样描述:今天实习好忙啊,我护理了很多种疾病类型的病人,有肝硬化腹水病人、胰腺炎病人、胆总管结石病人、腹痛待查病人等,但是我似乎又都没真正护理过这些病人,因为我一直在忙于输液、连接输液、测体温、量血压,我并没有偷懒,可却无所收获,机械地重复着相同的动作,我的实习就要这样度过吗? 难道以这样流程就能护理所有的病人了吗? 我很困惑,问题到底在哪里?

3. 评估病人　听取晨交班后,你的临床带教老师一般会带你一起来评估病人情况,了解病人的病情、病人当前主要的问题、有什么样的治疗等,以便你规划一天的护理计划,为病人提供系统的整体护理。刚开始评估病人,如果你还不能把握你所管病人的重点、关键点的评估,那么学习从头到脚系统评估开始来提高你的护理评估技能。系统评估程序相信同学在学校或实习医院的岗前培训中进行过学习,一般先自我介绍,让病人及家属认识你,然后向病人与家属解释你这样评估的目的和意义以取得他们的配合。将病人安置舒适的体位,拉上床帘以保护病人隐私,然后从头到脚结合心理、社会、精神文化系统开始,对包括神经系统、呼吸系统、循环系统、消化系统、泌尿生殖系统、皮肤骨骼肌肉系统,以及病人安全、各种留置引流管、病人疼痛状况等进行评估,边询问病人的症状边进行护理体检,评估完后告知你评估出的结果并及时给予相应的病人教育。这样的系统评估因需要病人长时间的配合,如果你在操作过程中没有为病人着想、考虑到病人的感受、关心病人的病痛,那么不会受到病人的欢迎,尤其是重病人,当他处于极度疼痛和不舒服时特别反感你去触碰他。而作为实习生,病人会感觉你当他是"小白鼠"拿他来练手。所以操作之前你给病人的印象特别重要,你要让他感到你在操作的过程中处处为他着想、关心他的病痛。例如当你评估病人口腔时发现病人口唇干燥,你可以先用口腔护理海绵棒帮他湿润口唇,并告知家属口腔护理海绵棒的用法;在进行肺部听诊时,你要先捂热听筒,以防冰冷的听筒刺激病人皮肤;腹部检查后顺手拉平病人背部衣服,使得病人更加舒适。在评估过程中不要机械地为了评估而评估,而是要思考评估到的病人阳性体征产生的原因,同时你还应该关注病人最近的各项检查结果,结合症状、体征动态观察病情,有针对性地分析病人关键信息,确定病人的关键问题和关键护理要点,你能采取什么措施来缓解病人不适等。

4. 实施各种护理措施(包括给药) 评估完病人后需要根据医嘱为病人实施各种治疗护理,其中最常做的工作就是根据医嘱给药,最常用的给药方式有口服、肌内注射、皮下注射、静脉给药、肛门给药等。无论护士执行哪种给药方式,给药时一定要做到三查七对,给正确的病人、正确的药物、正确的药物剂量、正确的药物剂型和正确的给药途径,同时你可以借助药物手册(一般医院的科室都会有备用)了解所用药物的作用及副作用,并做恰当的病人教育。口服药常规分吃饭前、吃饭中及吃饭后服用,这需要你去学习识别。这里我们要特别强调给药过程中如果病人或家属对药物提出疑问,你一定要重视并澄清后再去给药。

曾有位学生就很好地阻断了一起意外事件的发生。一位肝硬化病人因近日来尿量少,主管医生停止了已有的利尿药医嘱,新开医嘱呋塞米 60mg 口服 q.d.,口服药从药房送达病区后,学生自觉去发药(因这位学生已在实习后期,经老师评估后,具有在带教老师监护下独立执行某些护理工作包括为病人发放低风险口服药物),她用 EDA 扫描后显示药物执行正确,当学生为病人宣教利尿药作用时,病人嘀咕着早上也吃过两颗,但还是很顺从准备吃下去,这时,学生马上反应说道:"那我还是再去核实一下吧,你先别吃。"结果发现该医嘱应当从第二天开始执行,只是医生把用药要求写进了备注里,药剂师没能审核出来,结果当天配了药发到了病房。为此病人对该学生非常感激,之后对该学生也非常信任。

5. 记录与观察　上早班的带教老师在执行完他所负责病人的第一批治疗后往往会将病人的情况记录在系统评估单或重症护理记录单上,这时你也可以与老师一起讨论根据刚才评估到的资料该如何来判断病情,如何来描述;讨论与该病人相关的疾病知识,学习老师如何来描述病情以及书写记录的方法。在给病人不同的治疗或更换药物时,应当再次监测病人生命体征并观察各个管路情况。管路观察要点包括管路固定是否妥当,管路是否通畅,引流液的色、质、量,病人对管路护理的了解程度,对管路的重视程度,只有病人及家属重视了自己的管道才能有效防止意外拔管。曾有位老年病人仍留置着已放了气的三腔二囊管,医生护士跟家属解释了继续留置的作用及拔管的注意事项,但病人听不懂普通话,以为医生忘记帮他拔管了,反正留在那里也没什么用,于是自己用力拔出,导致胃黏膜撕裂再次大出血转入 ICU。

观察病人病情的动态变化是护理工作的重要技能,学生要善于学会观察病人,提高对病情变化的敏锐性,预见病人有可能的病情变化和治疗方案的改变。有很多实习生常抱怨自己每天忙于接静脉输液的液体,没有时间观察所管病人,其实聪明的做法就是利用每次接触病人机会,在病人的床边停 1~2 分钟时间,询问观察一下病人,这样做非常有益,一方面让病人感到你对他的关注,另一方面把握点滴的机会训练自己的观察能力。但是临床中,我们发现很多实习生不会有这样的意识去做。为了促进学生养成这样的习惯,有的老师绞尽脑汁想出来一种"一分钟提问教学法"来促使学生如何学会观察以及了解学生的观察能力,从而培养实习生"眼观四路、耳听八方"的能力,慢慢做到忙中有序。比如当实习生换好液体后,老师就接着问学生刚刚你换药后的那位病人输液通路是外周静脉通路还是深静脉?他有没有同时在吸氧?身上有其他的管道吗?如果实习生答不上来就让他再去观察一下后回答。这样的训练所花时间不多,但效果很好。你不妨有意识训练下自己,这样实习结束后你的观察力将迅速提升。你也不会整天盲目奔波于病房,头脑里一片空白,无法从各种病人身上学到知识。如果你能做到带着问题观察病人,那么你将会学习到更多其他实习生可能遗漏的知识要点。

实习生小方发现 3 号 1 床和 5 号 2 床都做了 ERCP+EST 治疗操作,为何只有 5 号 2 床带回管子呢?小方感到疑惑,但带教老师很忙,他还没机会问老师,于是就在工作簿上先记录了下来,当带教老师空下来时,小方拿出来询问老师,这时老师才意识到她还没有机会给小方讲解过鼻胆管护理,于是老师详细地向学生解释了 ERCP+EST 治疗操作包括置管的原因、用途及注意事项。从那以后这位老师始终会抽出时间,哪怕是利用下班后休息时间都要询问小方班内是否有疑惑,是否有自己未能讲清楚的地方。小方通过自己的观察赢得了更多学习的机会,出科时成绩非常突出,在实习小结中对自己在本科室轮转的实习经历非常满意,对老师的带教充满感激与赞美。

6. 跟医生查房,明白医嘱的目的　如果主管医生来查房,你应当充分利用这样的机会进一步了解病人的病情和治疗方案,并能够预见到医生将会开哪些医嘱,你将要做哪些需要的护理,还需要对病人做哪些教育和宣教。当然你现在还是学生,如果对医嘱不懂,就请教你的带教老师,但一定要以评判性的思维来核对医嘱,明白医嘱的用意,从而获得更多的专业知识。

一位炎症性肠病(IBD)病人,医生开出医嘱麻醉科会诊。如果不知道医生的治疗方案,你就很难理解这一医嘱的目的,难道是要进行手术? 但病人目前收治在消化内科。难道是为病人安装 PCA 泵镇痛吗? 但上午评估病人时病人的疼痛并不是很剧烈。如果你跟医生查房,你就知道这位病人需要静脉营养支持,麻醉科会诊是为了深静脉置管,这样你就要进一步去了解病人的凝血功能是否化验过,结果是否正常,需要给病人指导深静脉置管及静脉营养相关知识。

7. 中餐加午休　工作了一上午,该美美享用午餐了,午休时还是该好好放松,劳逸结合才能保持头脑清醒,事半功倍。实习生讨论会上曾有同学说自己有一天上班好忙,忙得连喝水的时间都没有,渴得她回家嗓子都嘶哑了,第二天宣教讲不出话来。偶尔忙成一团是可以理解的,但如果常常这样上班那就要反思下自己的工作安排了。护理工作繁杂琐碎,但如果你能统筹安排好,工作效率自然会高。护理工作像是一件艺术品值得你去探究、创造与欣赏。

8. 出入院病人管理及病人宣教　接收新病人可以学习概括病情,分析症状及体征,并且能够掌握实习科室的收治流程,学会填写入院评估表,了解病人的既往史、过敏史,现在的生命体征及最近治疗用药情况。调查显示,病人在入院时都很迷茫不安,渴望得到引导和关注,第一个接待病人的护士将会给病人及家属留下深刻的印象,并更易与病人建立良好的护患信任关系。如果你已经重点学习并跟老师护理过了急性胰腺炎的病人,当此类新病人入院,老师就会安排你或你可以自己主动地试着单独来接收该新病人,从询问病史到完成入院评估和入院宣教;然后请带教老师核查你的工作,向带教老师报告你评估到的病人资料和你对病人的情况判断,听取带教老师补充与反馈评价,借此复习你已学过的知识点,强化你对急性胰腺炎病人的护理经验。当此类病人出院时,你可以试着对病人进行出院前的指导和教育,将病人教育的原则、技能知识应用到急性胰腺炎病人的出院宣教中。病人宣教最能反映出你所能掌握的知识点,所谓成功的学习就是"学""做""教",你一旦把所学的教给病人了,这个知识就真正为你所有。当然,病人教育是贯穿在整个护理中的,包括出入院教育、疾病教育、药物教育、检查教育等,病人教育也是护士与病人、家属进行交流的最有效载体。如果你将所管病人教育好了,那你所做的护理工作就将事半功倍。

有位病人明天要做数字减影血管造影(DSA),今天护士在做检查前的病人教育时,跟病人强调在被送去检查前,护士要给他用一种药并解释该药物的作用。第二天发送部工人来接送病人时,该护士没有在场,结果是病人坚持不让工人将自己带走,打铃呼叫护士要求打针,由于对该病人的宣教到位,从而有效地避免遗忘给药而导致的严重意外事件。

9. 查阅病历 病历通常都集中放置在护士站,方便治疗小组成员查阅,你可以查阅医生写的病历来学习,特别对危重病人,因其病情比较复杂,病历里清楚记录了病人整个病程、可疑诊断、鉴别诊断、可能的并发症、治疗要点及主任/主管医生查房内容。通过对医生病历的查阅,能够帮助你更好掌控病人的病情,清楚疾病发展趋势,为你能够有效预防并发症的发生或正确处理突发情况做好思想上的预见性准备。你可与临床带教老师共同讨论当天护理的危重病人的病情及治疗护理要点,提出疑问、解决问题。

10. 晚间护理 不管你上 8 小时班还是 12 小时班,在你下班前要习惯性地再去评估一下你所管的病人,特别是危重病人,同时向病人宣教第二天要做的检查准备。开始你可跟着带教老师一起巡视病房,听老师向病人宣教,聆听老师向夜班护士交班,通过这样的跟班与聆听,你就可掌握特殊诊断性检查操作或治疗性操作的准备和注意事项以及病人交接的重点内容(交接重点也就是病人一天的病情总结和护理要点)。如果你都掌握了,那么接下来带教老师就会安排你独立去完成宣教和交班报告,这样你就能很好地结束一天的工作。

11. 回顾复习 你可以把回顾复习放在下班后,今天一天碰到了什么样的病人、学到了什么、有什么不明白的地方,可以晚上躺下后在脑海里像放电影一样过一遍当天所学的、所做的,总结护理过程中学到的知识点,并梳理一下护理此类病人的思绪,今后遇到此类病人必定有信心护理好。在实习期内你会遇到各类危重病人经过治疗护理后进入稳定期,所以要有序地选择不同病种病人护理,从而对知识与技能进行反复学习与实践,下班后再回去翻看课本复习理论要点,如此合理安排后你会觉得每天都有不同收获,每天都很充实,感觉自己在每天的工作中不断丰富专科知识,很快就能蜕变成一名能帮助病人战胜病魔的专业护士。

12. 小讲课　科室会适时安排专科讲课,你要提前预习,并结合你所护理过的病人,认真听老师授课,在讨论中积极提出你的观点,分享临床经验,汲取其他同学有益的学习方法,完善自己的计划。如果你平时工作表现出众,带教老师或总带教老师会让你自己准备小讲课或分享病例,这时不要把这份工作当作任务或负担,这是你的一次很好的学习机会,不仅能锻炼自己的课件制作能力及讲课技能,并且还在你的实习期内增添一份色彩,在老师眼里增加一份欣赏,自然出科小结会多一份"成绩"。

四、实习末期

实习末期在这里指的是进入轮转科室的第四周,学生准备出科的时期。

经过有计划的 3 周学习,你会发现出科考核已不再那么困扰你,你已有足够的护理理论知识和操作技能来面对出科考核。回头看看自己走过的实习路程,没有留下太多遗憾,拿出你口袋里的小工作簿,可能已经密密麻麻记录下很多要点,看到自己出科成绩及老师的评价小结,你会真正领悟到围绕实习目标并进行合理安排的重要性,现在你所习得的将终身受用。

实习结束后,你不再哀叹,只会感觉饱满充实;不再抱怨、遗憾,只会庆幸自己明智;不再感到时间无情,只会感激能拥有一轮的实习机会。

期望本节内容,特别是围绕达到学习目标进行实习,对正在或即将来实习的你能有所帮助和启发,使你不再因不知所措而虚度时光,不再因繁忙而碌碌无为,不再因错过而追悔莫及。

第十节　来自前人的真知灼见

本章的第一节阐述了护理始置于为人服务的仁爱关怀之"心"(caring)。华生(Watson)的护理人文关怀理论让我们认识到人文关怀在护理实践中的重要性,护理人文关怀实践不仅使病人受益,同时也使护士受益。在华生的作品中这样写道:"在人类历史发展的今天,人们渴望亲密的、相互关心的心灵碰撞和人际关系。护理和护士是当前人类社会关爱的典范,在世界每个角落都有护士每天在为人们提供富有爱心的人性化护理,维护着人与人之间的关怀,展现出人性的光辉。护理是一项服务于人类社会古老而崇高的职业,是一项不仅仅要用智力同时要用心去做的职业,照护和关爱是护理专业通向人类心灵最富有人性化的礼物。"

这一节呈现不同护士角色所写的对护理工作的感悟和建议,希望会对你有所帮助,使你能更好地利用好实习机会,为成为一名合格的护士奠定基础。

一位新毕业护士在开始护理工作后这样写道：

当我回忆实习生涯时，还记得第一次将针打进静脉时，我是怎样手忙脚乱，竟然会忘记把输液调节器打开，为此我感到很沮丧。随着临床实习深入，当发现自己在肿瘤、神经肌肉系统、内分泌和电解质以及其他的护理知识方面有了很大进步时，我感到无比自豪。但最让人难忘的是当我理解病人时的一瞬间，我的生命发生了改变。那是我在外科实习的某一天，我到病房去查看第二天要经管的病人资料，在去示教室查看病历的路上，顺便拐进了一个病房，一走进病房，我便与病人攀谈起来，交谈有趣，充满了笑声。那是我第一次遇见的病人，并不知道她得了什么病，实验报告结果怎样？在用什么药？……我只是遇见，认识到自己将要照顾的不仅只是一种疾病而是一名充满生命活力、有各种需求的妇女。这让我对她产生了浓厚的兴趣，想去了解她，理解她的健康问题，希望自己第二天能有信心地回答她的提问，这些让我那天晚上"如何去护理这一病人"的准备工作变得容易多了，这样的体验开宽了我的视野，让我感觉到疾病不再只是"课本的知识"而是一个真实、鲜活的人。对那些将要进入临床实习的学生，我最想说的话是：请记住你照顾的不是疾病，而是"人"，在他生命最具有挑战性的时期，他允许你进入并成为生命中最亲密、最有挑战的部分。我们必须对此尊重，当我们不那么忙碌时，一定要去真正了解他们，花些时间与他们同在。这样说并不是低估护理专业知识和技能的重要性，这些是工作基础，是必需的。但学校教育没有足够强调对病人的真正理解，我们经常会提到整体护理，但事实上很少能真正地去实施整体护理。在你照护病人时，不要把病人当成一堂护理课，而是当成一次生活体验。当我们真正关心病人时，病人都会清楚地感受到，这样便有利于护患信任关系的建立。要说我对学生有什么忠告的话，简而言之，那就是永远记住：不仅用智力，同时要用心去护理病人、理解病人及病人相关的其他事宜，这样能使你的护理技术提高，护理工作变得有意义。工作上的创新，影响力的增加，会使你维护病人利益的能力有了力量源泉和信心基础。更重要的是你所选择的护理工作将使你感受到工作的价值，更多的自我价值实现。总之，护理是一份植根于爱心和理解的职业，在我看来，这点是我其他任何能力成长的基础。

一位研究生写道：

我给任何一名即将进入临床实习学生的建议是停下你的脚步，倾听你的病人并给予关注，其余的便会随之而来。

这位研究生提到了"倾听病人"的重要性，如果你不能停下来真正地倾听你的病人，你就无法为病人提供需要的护理。另一位老师同样提到了"倾听病人"的重要性。躬身与你的病人交流，这让你的病人感到你是一位有爱心的护士，这样能让你比翻看病人的病历更多地了解病人的病情、思想与情感，当你与病人"同在"一会儿时,你就知道病人是饿了、渴了、累了、痛了、焦虑了、孤独了、要上厕所了等等。你的病人会认为你是最好的学生。

另一名老师提醒学生在实习时要让自己做好准备,要诚实,对学习有激情。她这样写道:

我相信如果学生充满了好奇与热情到临床去学习的话,那些带教他的老师一定会很乐意地把自己的知识和经验教给学生。我总是鼓励我的学生当他不知道怎样做事或者不确定自己是否能做某项操作时,要承认自己的不足,勇敢地请求老师的帮助,可以对老师说"如果这次你能示范做给我看,我将非常感谢,下次我来做"。做任何操作都有第一次的经历,学生必须确定自己能做才去做,避免盲目操作而造成对病人的伤害。我相信每一名带教老师都不会拒绝诚恳又诚实、对学习有兴趣的学生,因此学生必须保持自己对学习的渴望。

一位临床带教老师这样写道:

我从事护理工作已经20多年了并带过很多的学生,这里我要强调两点。第一,请记住学习过程中没有一个问题是愚蠢的,问问题比做错事要好;第二,寻求并利用好任何可能的机会去学习,例如当其他护士在做你可以做的或已学习到的操作,就跟着她去做。

一位毕业后工作一年的护士写给学生的一段话:

一切都仿佛发生在昨天一样,我是一名学生,上课、考试,担心自己能否完成学业。但经过一年的临床锻炼,我有了完全不同的认识。我对你的忠告是要寻求各种机会去学习,告诉你的带教老师和其他护士如果有任何的操作机会例如插导尿管、皮下注射、肌内注射和静脉注射等,请告诉你。如果你只是被动地学习,不主动寻求这样的机会,你就可能学不到这些重要的操作技能,因此不要怕说出来。做一名护士实际是很有意义的,每天都能学到新的知识,在你的同事、病人和家属身上都有丰富的知识等着你去学习。仔细倾听病人所说的,进一步了解你的病人,学会换位思考,想象一下如果躺在病床上的人是你或你的亲属,会期望获得怎样照护? 经常这样提醒自己,不久你将成为一名合格的护士。

下面是另一位刚毕业后工作不久的护士写的一段话:

回顾我的实习经历,我深深地感到充分利用好每一天、每个科室、每个与你并肩工作的临床护士的学习机会是多么的重要。当你从学校毕业被分配到某一专科领域工作后,你再也不会有机会看产妇的生产过程或到手术室当巡回护士。即使你没有兴趣到某个专科轮转,但那里总有你可以学习到的东西,因此实习前要准备好自己,准备要提的问题,观察、探寻你所看到的差异。寻找各种机会学习与操作,不要害怕犯错误,临床实习是你护理生涯中最好的学习时机,这时即使你犯了错,但有老师的监护,她能及时纠正你的错误,指导你该怎么做⋯⋯

老师们的感悟和建议还有很多很多,就不一一列举。概括起来有以下几点,它们是:①病人就是病人,没有人自愿想做病人;②在提供护理时,意识到你的病人不只是有"某某疾病的病人",他有自己的故事,你在他生命旅程的某个阶段遇到了他,如果你的病人冒犯你,不要介意,他不是针对你的,相反更要理解、同情病人,每个病人都是不同的,每个病人有权利得到照顾;③最好的护士会经常问"为什么",知道自己的局限性,当不清楚的时候会寻求帮助;④护理不只是操作或工作任务,如给病人发药和用药,插导尿管等,护理包括了倾听你的病人,与病人建立能影响病人健康的人际关系;⑤作为学生,临床实习是一件特殊礼物,在那里你将课程知识应用到鲜活的真实病人身上,如果你不能将课堂学到的知识应用到临床情景中,那么成绩只是一个数字,临床也使你第一次看到书本上所不能教你的知识,那就是如何成为一名真正的护士,作为一名受邀实习的临时客人,要有感恩、尊重之心,懂得相互理解,给自己设定目标,每天学一点新的东西;⑥要诚实,如果你不知道就说"我不知道,但我会去找到答案的",互相帮助并帮助护理单元里的其他人;⑦充分地利用每次学习机会并向所有你工作接触的人学习,包括你的同事、医生、工人、后勤工作人员、护士长、领班、年长的护士等,从每个人身上学一点,学习是永无止境的,没有所谓的"知识够了";⑧尽管教你是带教老师的责任,但你要愿意学习并积极主动地参与学习;⑨记住,经常做一名你期望你的亲人和自己被怎样照顾的护士。

护理是一份需要用智力、体力和心力去做的职业,相信自己在照顾病人的过程中不断地学习,不断地成长与进步。

第 七 章

临床实习大纲示例

第一节　教学医院临床实习大纲示例
（以浙江大学医学院附属邵逸夫医院为例）

一、实习目标或结果

经过近 10 个月的临床实习,院校本科护理专业学生在实习结束时能够:①适应从学生到临床实习生的角色转换;②认同和实践医院护理核心价值观;③真诚地与人相处,在不同的临床护理情景中融入"关怀"的理念;④在与病人、家属和其他医务人员的交往中进行有效的沟通;⑤应用病人教育程序为病人提供有效的病人教育和健康指导;⑥在老师监护下,按照医院的操作流程独立完成要求掌握的护理技能;⑦参与到带教老师经管病人的照护决策过程中,评判性地分析病人的资料、作出决策、解决病人问题、评价病人的结果;⑧达到各轮转科室所制订的专业知识与实践目标要求;⑨实习后期,在带教老师的监护下,独立管理 1~2 个内、外科护理病房住院病人,应用护理程序对分管病人进行系统护理评估、计划制订、干预措施实施、效果评价;⑩明确自己的就业选择和自我发展方向,具有自学能力。

二、实习方案

围绕实习结果制订实习总方案,见表 7-1。

表 7-1　本科实习生实习总方案

教学目标	教学方法与工具		教学评价方法与工具
	老师	学生	
适应从学生到临床实习生的角色转换	1. 参与导师制度的建立 2. 岗前培训授课与参与 3. 临床带教老师角色作用	1. 阅读实习生手册 2. 参与岗前课程 3. 与相应的老师建立一对一的导师关系 4. 书写周记	1. 临床观察 2. 学生周记交流

续表

教学目标	教学方法与工具		教学评价方法与工具
	老师	学生	
认同和实践医院护理核心价值观	1. 岗前培训授课与参与 2. 老师角色作用	1. 阅读实习生手册并完成作业 2. 参与岗前培训 3. 观察、反思、内化老师的行为	1. 临床观察 2. 学生周记交流 3. 书面作业
真诚地与人相处,在不同的临床护理情景中融入"关怀"的理念	1. 岗前培训授课与参与 2. 带教老师角色作用	1. 参与岗前培训 2. 阅读实习生手册并完成书面作业 3. 观察、反思、内化老师的行为	1. 临床观察 2. 书面作业 3. 学生周记 4. 出科考核与整体护理考核 5. 学生出科综合评价
在与病人、家属和其他医务人员的交往中进行有效的沟通	1. 实习生岗前培训授课与参与 2. 带教老师角色作用	1. 阅读实习生手册 2. 参与岗前培训 3. 观察、反思、内化带教老师的行为	1. 临床观察 2. 学生周记 3. 出科考核与整体护理考核 4. 学生出科综合评价
应用病人教育程序为病人提供有效的病人教育和健康指导	1. 岗前培训授课与参与 2. 带教老师角色作用 3. 建立并提供各种病人教育小册子、专科病人教育书面资料 4. 提供一对一的床边教育和课堂授课学习机会	1. 观察、反思、内化带教老师的行为 2. 识别并应用病人教育相关的教学资料 3. 主动参与到病人教育的活动中	1. 临床观察 2. 学生周记 3. 书面作业 4. 出科考核与整体护理考核 5. 学生出科综合评价
在老师监护下,按照医院的操作流程独立完成要求掌握的护理技能	1. 带教老师的角色作用 2. 提供要求掌握的护理操作技术书面资料和视频资料 3. 讲解、示范护理操作技术 4. 提供临床机会指导学生临床实践 5. 对学生的操作进行反馈	1. 阅读实习生手册和相关书面资料 2. 观看相关的视频 3. 按照操作流程在示教室演示练习操作 4. 在老师的监管下进行床边实践 5. 及时让老师记录项目的完成情况并签名	1. 各科制订的周目标 2. 临床观察 3. 学生周记 4. 学生出科考核与整体护理考核 5. 学生出科评价

续表

教学目标	教学方法与工具		教学评价方法与工具
	老师	学生	
参与到带教老师经管病人的照护决策过程中,评判性地分析病人的资料、作出决策、解决病人问题、评价病人的结果	1. 带教老师的角色作用 2. 针对不同的临床情景向学生提问 3. 组织病例讨论和案例分析 4. 组织实习前后的讨论 5. 临床日志作业布置与反馈 6. 指导、组织学生出科整体护理考核	1. 观察、反思、内化带教老师的工作思维方式 2. 思考老师的问题,将课堂知识结合临床情景进行临床护理实践 3. 阅读实习生手册并完成书面作业 4. 准备并完成出科整体护理考核	1. 各科制订的周目标 2. 临床观察 3. 学生周记 4. 学生出科考核与整体护理考核 5. 学生出科评价
达到各轮转科室所制订的专业知识目标与实践目标要求	1. 建立并实施个体化实习周目标 2. 带教老师的角色作用 3. 提供科室小讲课 4. 示范操作技术 5. 组织病例讨论和案例分析 6. 组织实习前后的讨论 7. 针对不同的临床情景向学生提问 8. 临床日志作业布置与反馈 9. 指导、组织学生出科整体护理考核	1. 参与周目标的制订以及评价 2. 观察、反思、内化带教老师的行为 3. 主动参与到老师安排的各种教育活动 4. 阅读实习生手册并完成相关作业 5. 准备并完成出科整体护理考核	1. 各科制订的周目标 2. 临床观察 3. 学生周记 4. 学生出科考核与整体护理考核 5. 学生出科评价
实习后期,在带教老师的监护下,独立管理1~2个内、外科护理病房住院病人,应用护理程序对分管病人进行系统护理评估、计划制订、干预措施实施、效果评价	1. 在评估学生临床能力的基础上进行病人的分配 2. 监管并指导学生负责的病人护理	1. 评估自己的能力并参与所管病人的安排 2. 在带教老师的监护下,执行所管病人的护理评估、计划制订、护理措施和病人结果的评价 3. 当遇到不明确的临床情景,主动寻求老师指导与帮助	1. 各科制订的周目标 2. 临床观察 3. 学生周记 4. 学生出科考核与整体护理考核 5. 学生出科评价

续表

教学目标	教学方法与工具		教学评价方法与工具
	老师	学生	
明确自己的就业选择和自我发展方向,具有自学能力	1. 建立实习生导师制度 2. 带教老师的角色作用 3. 为学生提供必要的咨询	1. 阅读实习生手册 2. 按时完成老师布置的各种自学资料和书面作业	1. 临床观察 2. 各种作业完成状况评价和考核成绩水平 3. 实习生出科评价

(一) 专业态度、行为规范

1. 国际护士伦理守则　护士的基本任务有 4 个方面:增进健康、预防疾病、恢复健康、减轻痛苦。全人类都需要护理,护理从本质上说就是尊重人的生命、尊严、权利。不论种族、国籍、信仰、肤色、年龄、性别、政治或社会地位,一律不受限制。护士在个人、家庭、社区提供卫生服务中与有关团体协作。

(1)护士和人:①护士主要对寻求护理的人负责;②在提供护理的过程中,护士应促进形成尊重个体价值观、习俗、信仰的环境;③护士要保守个体资料秘密,并共同对这些信息作出判断。

(2)护士与实践:①护士承担着履行护理实践以及通过继续教育保持其专业能力的个人职责,护士要在特殊情况下仍保持高标准护理;②护士在接受或代行一项任务时,必须对自己的资格作出判断;③护士作为一种职业力量发挥作用时,个人行动必须时刻保持能反映职业荣誉的标准。

(3)护士与社会:护士要和其他公民一起分担任务,在法律允许的范围内发起并支持满足公众的卫生和社会需要的行动。

(4)护士与合作者:①护士在护理及其他方面,与共事人员保持合作关系;②当护理工作受到共事人员或某些人的威胁时,护士要采取适当措施以保护个体。

(5)护士和职业:①在护理工作和护理教育中,护士对于决定或补充某些护理标准起主导作用;②在培养职业核心知识方面,护士起积极作用;③护士通过职业社团,参与建设和维护护理工作中的社会公平性和经济上的工作条件。

2. 医务人员的医德规范　每位医务人员都应当遵循的医德规范为:①救死扶伤,实行社会主义的人道主义,时刻为病人着想,千方百计为病人解除病痛;②尊重病人的人格与权益,对待病人应不分民族、性别、职业、地位、财产状况,一视同仁;③文明礼貌服务,举止端庄、语言文明、态度和蔼,同情、关心和体贴病人;④廉洁奉公,自觉遵守纪律,不以医谋私;⑤为病人保守医密,实行保护性医疗,不泄露病人隐私与秘密;⑥互学互尊,团结合作,正确处理同行同事之间的关系;⑦严谨求实,奋发进取,钻研医术,精益求精,不断更新知识,提高技术水平。

3. 实习生伦理行为准则　①是病人权利的维护者；②维护病人的隐私，尊重他人，促进尊重人权、不同价值、文化选择的自由氛围；③采取必要的措施确保病人、自己和其他人的安全，对病人的护理与他人进行诚实、有序、准确的沟通；④以有效率的、富有爱心的方式为病人提供专业化的服务；⑤积极地促进高水平的道德和伦理原则，对自身的行为负责；⑥鼓励终身学习和专业发展以促进最佳护理；⑦保持与临床带教老师和护理人员协作，确保最高质量的护理；⑧利用各种机会改进老师、护士对学生学习需要的认识，鼓励老师、护士和同事指导学生；⑨禁止执行学生没有经过恰当培训的任何护理操作或工作流程；⑩临床或学术环境中，禁止任何故意伤害病人的行为或取消对病人的护理。

4. 专业形象要求与纪律

(1)学生服饰要求：①要求着装干净、平整、大方、合身。上班时穿学生就读的护理学院统一的护士服，白色软底鞋、浅色袜子，如穿裤子以白色裤子或淡色裤子为佳，禁忌穿牛仔裤和拖鞋上班。按要求佩戴好实习生身份牌、带秒针的手表。②发式干净、整洁，不影响视线。不要有夸张、不自然的发型或颜色。头发长度不能过肩，长发应扎起，用头发网套在后脑部盘好固定。发夹不宜色彩艳丽或太夸张。③化妆以自然妆面、淡妆为宜。指甲剪短，保持清洁、圆钝，不涂抹有色指甲油。允许佩戴点状耳环，以不超过耳垂为准。禁止佩戴夸张首饰。

(2)工作学习态度与日常行为规范，要求学生在日常工作中保持：①举止端庄、对老师和他人有礼貌；②微笑服务、上班要精神饱满、服装整洁、不戴首饰；③工作积极主动、踏实肯干，主动协助老师完成各项工作任务；④重视病人的基础护理服务工作，不怕苦、不怕累、不怕脏；⑤遵守上下班时间，不迟到早退，服从老师的排班和工作任务的安排不早于老师下班；⑥经常巡视病房，主动了解病人的病情，保持分管病人的个人清洁和床单位的整洁，不要在护理站闲聊；⑦虚心好学、尊敬老师，按时上交周记(统一用硬皮笔记本写)、临床工作日志；⑧主动参加各科安排的大讲课和小讲课，完成项目单上的所有内容；⑨主动与老师沟通每日、每周的目标完成情况，保管好自己的教学目标单子；⑩工作认真仔细负责，严格执行三查七对标准化核对制度，不清楚的地方一定要问老师，与老师核对后再执行。

(二) 护理部层面必修项目活动方案

1. 专业理论课程项目方案　随着医疗技术和各亚专科的发展，医疗疾病的分科越来越细，让每位学生有机会轮转到学校实习大纲所要求的所有疾病各专科科室进行实习是不可能做到的，一般学生实习安排都以 4 周为一轮，内、外病房总共实习时间为 16~20 周不等,大部分同学一般安排内科或外科 2~3 个专科病房实习。为尽可能地达到学校实习大纲中各系统病种学习的要求,护理部设计了以下各系统典型的病种案例作为学生的通科专业理论必修项目,共分为四大板块:大课教学、自学板块、小课教学、普外科板块。

(1)大课教学板块:大课教学板块课程包括了病人系统评估、护理电子病历、护患沟通原则、护理人文关怀、肠内外营养、常见检验标本的留取和化验结果的解读、静脉通路与维护、常见心律失常的识别和处理、胰岛素治疗、脑卒中病人护理、上消化道出血护理、病人教育 Teach-back、急性冠脉综合征、慢性阻塞性肺部疾病(COPD)/肺栓塞病人护理。

大课程安排由护理部提前 1 个月制订在全院教学活动表中,学生可以根据自己的排班情况去上课,要求每位学生必须完成 1 次现场听课,课堂内容也会以有声 PPT 的形式事先上传到医院线上教学平台,课前和课后学生都可以观看学习。实习中期护理部的理论考试一部分题目源于大课板块的内容。

(2)自学板块:自学板块学习内容包括病毒性肝炎病人护理与病人消毒隔离分类及措施、甲状腺围手术期病人的护理、胸外科围手术期病人护理、前列腺围手术期病人的护理、神经系统评估和颅脑外伤病人护理、乳腺癌病人围手术期护理。

自学板块由负责某一课程的临床老师提供学生需要自学的资料,所有自学课件做成有声 PPT 放于医院线上教学平台,同时提供自学后的作业要求;学生可进入教学平台对自学材料充分学习后,在规定的日期前完成相应自学内容的作业,大组长负责在规定日期前将学生上交的作业打包后交到负责老师邮箱,迟交者由学生本人直接交给负责老师;负责老师对学生的作业进行批改并打分,将成绩填入 Excel 模板表格(以百分制计算),并在规定完成日期后两周将成绩发至护理教育部,每月完成 1 个主题。自学板块的学习不仅使学生能学习到更多的专科知识,同时能培养学生作为终身学习者的学习习惯。实习中期护理部的理论考试一部分题目源于自学板块的内容。

(3)小课教学板块:小课教学板块是针对一些需要观看实物并需要动手的教学活动,开展的项目有血透通路维护、人工肛门造瘘护理、骨折病人护理。参加这类课程每次只能安排 15~16 名学生参加,因此每一轮都会有安排,护理部根据学生的便利情况事先安排好,确保每位学生参加 1 次。

(4)普外科板块:普外科是一个腹部手术集中、护理工作相对忙碌的科室,是一个能让学生临床实践能力提升较快的实习科室,在进行实习科室轮转安排时,尽可能地让每一位学生都有机会被安排到某一个普外科病房。在实习生轮转到普外科时,每位学生都必须完成普外科的 4 个通科学习项目,包括了胆道系统疾病护理、胃肠系统疾病护理、肝脏系统疾病护理、胰腺系统疾病护理。每星期 1 个主题内容,一轮 4 周内完成。普外科出科理论考试的部分题目源于这 4 个主题内容。

2. 必修护理操作技能培训与考核方案

(1)基础护理操作过关培训:作为实习生岗前培训的一部分,所有的学生在完成集中授课的岗前培训后,每人会被安排一天去技能培训中心完成八项基础护理操作演示与回演示,包括测量生命体征、会阴部护理、皮下注射、皮内注射、静脉采血、肌内注射、口腔护理、指测血糖测定。八项操作全部由临床经验丰富的教育护士负责医院统一的操作流程的制定和视频的制作,学生在参加培训前先自学上传在医院线上教学平台的操作视频和实习生手册中的操作流程,负责的老师在当天对学生进行示教,然后让学生在示教室进行操作的回演示。通过这样的培训,规范实习生的操作流程,使他们能更快地适应临床工作。

(2)通用护理操作技能考核:护理实践操作是临床实习非常重要的学习内容,无论是学校教育还是临床教学,在临床实践中,不断地熟练各项护理操作对初期进入临床的护理人员都非常重要。根据实习大纲要求,每个学生都会安排到各临床专科进行实习,包括内外科病房 16~20 周、急诊室 4 周、ICU 4 周、手术室 4 周、儿科 4 周、妇产科 4 周、精神科 2 周和社区护理 2 周,每一个轮转科室都有需要学习的相关专科知识和护理操作技能,但同时要不断地强化一些通用的基础护理操作。因此,在不同专科护理单元轮转期间,根据该护理单元具有的病人资源特点,指定该专科领域护理单元完成某项通用护理操作技能的考核。安排见表 7-2。

表 7-2　通用护理操作技能考核安排表

护理操作技能项目	组织考核的轮转科室
口腔护理、指测血糖仪测血糖、会阴部护理	内 / 外科护理单元第一个实习科室(包括普外科护理单元)
床边系统评估、壁式吸氧、雾化吸入	内 / 外科护理单元第二个实习科室(包括普外科护理单元)
静脉输液、微量注射泵使用	内 / 外科护理单元第三个实习科室(包括普外科护理单元)
更换引流袋、大量不保留灌肠、CPT	普外科护理单元
气管切开病人吸痰	ICU
导尿	手术室(OR)
CPR	急症室(ER)
专科操作 1~2 项	考完上述所有操作后的内 / 外科实习科室(选修)

3. 书面作业法项目方案

(1) 书写实习周记: 所有学生统一用厚的硬皮笔记本书写实习周记, 周记围绕周目标的完成情况, 反思所学的知识, 要求每 2 周 1 次, 上交带教老师批阅反馈。

(2) 书写价值观反思日志: 就"阐述所在实习医院的护理人文工作环境和优势, 比较自身价值观与医院护理价值观的异同, 如何成为一名合格的实习生"进行反思, 在进入医院实习后第一个科室结束时完成 1 篇价值观反思日志。完成的作业以电子版或纸质的方式上交护理部, 护理部老师批阅反馈。

(3) 书写"护理人文关怀"反思日志: 听完"护理人文关怀"大课后, 结合文献查询与临床经历, 在规定时间内上交护理部 1 篇"护理人文关怀"反思日志, 要求字数 1 500 字, 护理部老师批阅反馈。

(4) 书写完成临床工作日志案例 2 份: 在内、外科护理单元实习期内, 分别在带教老师的指导下轮转的第一个内科护理单元和第一个外科护理单元各完成 1 份 (内、外科各 1 份) 临床工作日志案例书写, 并画出生理病理图。选择的案例由带教老师指定, 对案例进行跟踪观察 3 天, 这 3 天的报告外科护理单元一般选择手术治疗前一天、手术当天、术后第一天的病人或病情有突变时; 内科护理单元选择特级或一级护理或病情发生变化时。临床工作日志书写格式和书写范例详见知识拓展。

完成的作业可以是书面版或电子版, 完成后作业交所在科室的教育护士进行批阅反馈, 评价打分 (见临床工作日志案例书写评分标准)。护理部视情况将组织优秀的临床工作日志案例进行交流。

(5) 小组形式完成小讲课 PPT: 鼓励学生在内、外科非大出科考试的实习科室进行小讲课 1 次, 内容根据临床感兴趣的问题或某个病人教育主题, 在带教老师的指导下完成 PPT 制作并在护理单元会上进行 15 分钟左右的汇报。

4. 实习科室轮转结束前的出科考核安排与出科评价

(1) 小出科: 除了轮转到第二轮内科和外科成人护理单元要进行整体护理综合能力考试外, 其他轮转科室结束前所在科室要对学生进行出科书面理论考核和床边操作技能。书面理论考核试卷是由所在科室的教育护士根据科室制定的教学目标要求进行出题。操作技能考试项目参考前面规定的必修考核项目。

(2) 大出科: 实习生轮转到第二轮内科或外科成人护理单元, 在轮转结束前要进行 1 次床边整体综合能力考核 (具体方法和过程见第五章第二节"三、整体综合能力考核评价")。每位学生在实习的第二个内、外科各完成 1 次, 考核前准备 1 份案例, 由科室教育护士/带教老师帮助选定。在发放给学生的实习安排表中应有底色标注要进行大出科考核的轮转科室。

(3)在每个科室轮转结束后,科室教育护士口头或书面反馈给学生在相关科室的学习、工作等方面的表现状况,学生具有的优点及需要改进的问题。

(4)科室老师将学生的实习表现反馈填写到各院校下发的毕业实习手册相应的栏目里,如相关操作和理论考试成绩、实习表现评价和出科评语。

(5)各科教育护士负责将每位学生在科室平常的实习表现、理论及操作考核的成绩、临床工作日志成绩或床边整体综合能力考核成绩,填写"实习生实习表现评价单",护理部会收集每位学生在每个轮转科室的实习情况。这些反馈资料将作为医院招聘新毕业护士时进行综合评定、择优录取的有力依据和凭证。

格式示例

临床工作日志书写格式

学生姓名:＿＿＿＿＿＿　　学校:＿＿＿＿＿＿　　所在科室:＿＿＿＿＿＿

完成日期:＿＿＿＿＿＿

病人:＿＿＿＿＿＿　　住院号:＿＿＿＿＿＿＿

入院日期:＿＿＿＿＿＿　　手术日期:＿＿＿＿＿＿＿　　过敏史:＿＿＿＿＿＿＿

病人诊断或术前诊断:

术后诊断:

病史(主诉、现病史、既往史、手术治疗经过):

入院后至第一天交班报告时的治疗经过:

＿＿＿＿＿＿＿＿＿＿＿＿＿＿＿＿＿＿＿＿＿＿＿＿＿＿＿＿＿＿＿＿＿＿＿＿＿

＿＿＿＿＿＿＿＿＿＿＿＿＿＿＿＿＿＿＿＿＿＿＿＿＿＿＿＿＿＿＿＿＿＿＿＿＿

＿＿＿＿＿＿＿＿＿＿＿＿＿＿＿＿＿＿＿＿＿＿＿＿＿＿＿＿＿＿＿＿＿＿＿＿＿

入院时基础生命体征:

T＿＿＿＿＿＿＿　P＿＿＿＿＿＿＿　R＿＿＿＿＿＿＿　BP＿＿＿＿＿＿＿　疼痛＿＿＿＿＿＿。

入院后医嘱:

监测生命体征频率:＿＿＿＿＿＿＿＿　饮食:＿＿＿＿＿＿＿＿

活动:＿＿＿＿＿＿＿＿＿＿＿＿＿

入院后的治疗/护嘱:

＿＿＿＿＿＿＿＿＿＿＿＿＿＿＿＿＿＿＿＿＿＿＿＿＿＿＿＿＿＿＿＿＿＿＿＿＿

＿＿＿＿＿＿＿＿＿＿＿＿＿＿＿＿＿＿＿＿＿＿＿＿＿＿＿＿＿＿＿＿＿＿＿＿＿

＿＿＿＿＿＿＿＿＿＿＿＿＿＿＿＿＿＿＿＿＿＿＿＿＿＿＿＿＿＿＿＿＿＿＿＿＿

辅助检查结果(写明具体日期,书写与疾病相关的实验室和影像学检查、异常检查结果):

辅助检查	内容	检查时间	结果
实验室检查			
影像学检查			

药物一览表（写出住院过程中的主要药物）

药名/类别	用到该病人身上的作用机制与用途（不要直接从说明书上抄写）	规格	给药途径	药物关注点（包括药物配制、储存、使用等环节需要关注的要点）	给药频率

备注：主要药物与床边带教老师一起讨论后选择。

护理计划（针对主要的一天）

日期：

系统名称	资料收集/体格检查	护理诊断/关键点	预期目标	措施（包括护理和用药）	评价
心理社会	症状及体征： 睡眠指数： 实验室检查： 用药：			请按照 ATE 模式进行描述 A：评估 T：措施 E：宣教	

续表

系统名称	资料收集 / 体格检查	护理诊断 / 关键点	预期 目标	措施 (包括护 理和用药)	评价
神经系统	症状及体征： 实验室检查： 用药：				
呼吸系统	症状及体征： 实验室检查： 用药：				
心血管 系统	症状及体征： 实验室 / 检查： 用药：				
骨骼肌肉系 统	症状及体征： 实验室检查： 用药：				
布雷登压疮 危险因素预 测量表评分	各单项分数： 压力性损伤预防教 育：				
胃肠道系统	症状及体征： 实验室检查： 用药：				

续表

系统名称	资料收集／体格检查	护理诊断／关键点	预期目标	措施(包括护理和用药)	评价
生殖泌尿系统	症状及体征： 实验室检查： 用药：				
疼痛	症状及体征： 用药：				
巴塞尔指数（Barthel index）	得分： 用药：				
跌倒风险	得分： 用药：				
安全	安全： 用药：				
其他					

交班报告示例

日期：＿＿＿＿＿＿＿＿

病人生命体征

1. 监测频率＿＿＿＿＿＿

2. 结果范围　T＿＿＿＿；P＿＿＿＿；R＿＿＿＿；BP＿＿＿＿；疼痛评分＿＿＿＿。

24 小时入量：输液量＿＿＿＿；进食水量＿＿＿＿。

24 小时出量：尿量＿＿＿；大便次数＿＿＿；引流量＿＿＿；其他＿＿＿。

备注：不记录出入量的病人关注出入量平衡。

交班当时病人的一般情况,存在的任何问题和异常发现(发生的病情变化包括异常的检查及化验等):

_____

_____

_____

在本班内病人存在的任何问题和异常发现(发生的病情变化包括异常的检查及化验等):

_____

_____

_____

本班内为病人做了什么(包括治疗和护理):

_____

_____

_____

治疗护理后的效果如何:

_____

_____

_____

下一班护士需要继续关注的治疗和/或护理(相关并发症):

_____

_____

临床工作日志评分标准

病区:_____ 学生姓名:_____ 学号:_____ 得分:_____

项目	总分	细则	分值	备注
基础资料评估	20分	病人一般资料(性别、年龄、入院日期、过敏史)	1	医疗诊断名称
		诊断(入院主要诊断/次要诊断或术前和术后诊断以及手术名称)	1	
		病史(包括主诉、现病史、既往史)	5	
		入院后至第一天交班报告时的治疗经过	3	
		入院后的医嘱(监测生命体征频率、饮食、活动、当前的治疗/护理)	4	

项目	总分	细则		分值	备注
基础资料评估	20分	第一天交班报告前的辅助检查结果（实验室和影像学的异常结果）		6	
当前各系统评估/主要护理诊断/护理计划（针对主要的一天，包括用药注意事项）	26分	正常与异常（主诉/体检/实验室检查报告）		10	
		列出护理诊断	名称	2	
			依据	2	
			轻重缓急	2	
		制订护理计划	预期目标	2	
			A评估	3	
			T措施	3	
			E教育	2	
病人用药护理	15分	药名/类别		2	
		作用机制与用药原因		5	
		剂量与用药途径		2	
		药物关注点		6	
班内病情记录与交班（3天的情况）	24分	交班时病人病情（每天1分）		3	
		本班内病人的病情、异常发现（检查与化验）、存在的主要问题（每天2分）		6	
		本班内采取的治疗护理措施以及治疗后的效果（每天3分）		9	
		下一班要关注的治疗、护理（每天2分）		6	
生理病理分析（生理病理概念图）	15分	该病人的疾病病理生理变化以及临床表现分析图		15	

案例示例

临床工作日志书写范例

学生姓名：*** 学校：*** 所在科室：普外科

完成日期：2023-07-25

病人：*** 住院号：****** 性别：男 年龄：54岁

入院日期：2023-07-10 手术日期：2023-07-19 过敏史：无

术前诊断：肝内胆管结石，高血压病

术后诊断：肝内胆管结石

病史（主诉、现病史、既往史）：

(1)主诉：反复发热、寒战10天。

(2)现病史：病人10天前无明显诱因下出现反复发热寒战，最高体温达40.8℃，无恶心呕吐，无腹胀、腹痛、腹泻，无皮肤、巩膜黄染，无尿色加深，就诊于当地医院。CT示：左肝叶肝内胆管多发结石，不排除胆总管结石可能，给予抗炎、补液等对症治疗（具体治疗不详）4天后，病人体温正常。今病人为求进一步治疗来我院，门诊拟诊为"肝内胆管结石"收住入院。

病人自发病以来，神清，精神可，胃纳一般，睡眠可，二便无特殊，体重无明显减轻。

(3)既往史：病人既往有高血压史1年，血压控制可，否认家族史、遗传史、传染病史。

入院后至第一天交班报告时的治疗经过：

入院后完善各项相关检查，予抗炎、护肝治疗。于2023-07-19在全麻下腹腔镜下行左肝半叶切除＋胆囊切除术＋术中造影，手术过程顺利。（老师点评：缺乏术中所见情况）术中出血100ml，补液2 600ml，术后予抗炎、抑酸、止血、化痰、补液治疗。

入院时基础生命体征：

体温：36.9℃ 脉搏：93次/min 呼吸：20次/min 血压：107/77mmHg

0~10分疼痛评分：0分。

入院后医嘱：

监测生命体征频率：常规 饮食：低脂半流质

活动：病区内活动

入院后的治疗/护嘱：抗炎、护肝治疗、二级护理辅助检查结果：

	内容	检查时间	结果
实验室检查	CX7	2023-07-11	K$^+$: 3.24 mmol/L　　γ-谷氨酸转肽酶: 71 U/L
	免疫学检查	2023-07-11	乙型肝炎表面抗体（HBsAb）: 102.43mIU/ml；乙型肝炎核心抗体（HbeAb）: 0.02 PEIU/ml；HbcIgG: 10.620 S/CO
影像学检查	B超检查	2023-07-10	1. 不均质脂肪肝；2. 左肝胆管多发结石伴扩张；3. 胆囊张力欠佳
	胸部X线检查	2023-07-12	两下肺纹理稍增多，右侧心膈角区片状高密度模糊影，左肺下叶中带结石影
	MRI	2023-07-12	MRI示左肝萎缩，左肝内胆管多发结石伴扩张，肝总管可疑结石
	心脏超声检查	2023-07-13	1. 左室舒张功能减退；2. 轻度三尖瓣、肺动脉瓣反流
	CT	2023-07-13	1. 左肝内胆管结石伴左肝内胆管扩张；2. 脂肪肝考虑，胃壁增厚；3. 提示两个小结节灶
	CT	2023-07-15	见左肝内胆管结石伴左肝内胆管扩张

药物一栏表

药名/类别	用到该病人身上的作用机制与用途（不要直接从说明书上抄写）	规格	给药途径	药物关注点（包括药物配制、储存、使用等环节需要关注的要点）	给药频率
血凝酶注射针剂/止血药	具有类凝血酶样作用，在钙离子的存在下，能活化凝血因子Ⅴ、Ⅶ、Ⅷ，并刺激血小板聚集；其类凝血激酶作用在血小板因子的存在下，可使凝血酶原变成凝血酶，也可使凝血因子Ⅴ活化，并影响凝血因子Ⅹ，具有凝血和止血双重作用，能缩短出血时间，减少出血量	2个克氏单位	静脉滴注	注意观察病人出、凝血时间，严密监测生命体征	b.i.d.

续表

药名/类别	用到该病人身上的作用机制与用途（不要直接从说明书上抄写）	规格	给药途径	药物关注点（包括药物配制、储存、使用等环节需要关注的要点）	给药频率
氨溴索氯化钠/化痰药	增加呼吸道黏膜浆液腺的分泌，减少黏液腺的分泌，使痰黏度降低，易于咳出	100ml	静脉滴注	观察病人呼吸音的变化，痰液的色、质、量，观察病人有无胸闷气急	b.i.d.
奥美拉唑/抑酸药	选择性 H_2 受体拮抗药，能竞争性阻断组胺与胃黏膜壁细胞上的 H_2 受体结合，有效地抑制基础胃酸分泌及由组胺、五肽胃泌素和食物刺激引起的胃酸分泌，降低胃酶的活性，还能抑制胃蛋白酶的分泌	40mg	静脉滴注	1. 当场配制当场用 2. 观察穿刺部位及静脉走向有无红肿热痛及静脉硬化	b.i.d.
头孢嗪地针剂/抗感染药	第三代头孢霉素广谱抗感染药，对革兰氏阳性菌、革兰氏阴性菌均有抗菌活性，对 β- 内酰胺酶稳定，对头孢菌素酶、青霉素酶极稳定	2g	静脉滴注	1. 详细询问过敏史 2. 注意观察病人有无过敏反应、恶心呕吐、肝功能受损症状 3. 观察穿刺部位及静脉走向有无红肿热痛及静脉硬化	b.i.d.
奥硝唑/抗感染药	本品对多种细菌具有致突变作用，对乙醛脱氢酶无抑制作用，在抗厌氧菌和抗滴虫方面有所加强	100ml	静脉滴注	观察穿刺部位及静脉走向有无红肿热痛及静脉硬化	q.d.
高渗氯化钠羟乙基淀粉针剂/胶体	静脉滴注后，较长时间停留于血液中，提高血浆渗透压，使组织液回流增多，迅速增加血容量，稀释血液，并增加细胞膜负电荷，使已聚集的细胞解散，降低全身血液黏滞度，改善微循环	500ml	静脉滴注	注意观察病人有无恶心呕吐、头晕头痛等各系统症状	q.d.

续表

药名 / 类别	用到该病人身上的作用机制与 用途(不要直接从说明书上抄写)	规格	给药 途径	药物关注点 (包括药物配制、储 存、使用等环节需 要关注的要点)	给药 频率
硫普罗宁 / 护肝药	本品对 TAA(硫代乙酰胺)、CCL$_4$ (四氯化碳)所造成急性肝损伤 中,血清 AST、ALT 升高有降低 作用,对慢性肝损伤引起的甘油 三酯的蓄积有抑制作用;可以 促进肝糖原合成,抑制胆固醇增 高,有利于血清白 / 球蛋白比值 回升	0.2g	静脉 滴注	注意观察病人有 无出现恶心呕吐 等消化道症状,以 及瘙痒、皮疹等过 敏现象	q.d.

护理计划

日期:××××年××月××日(术后第一天)

系统 名称	资料收集 /体格 检查	护理诊断	预期目标	措施(包括护理和用药)	评价
心理社会	症状及体征:轻 度焦虑害怕,夜 间由于焦虑、背 部酸胀等导致 睡眠时间小于 3h,家属较紧张 实验室检查:无 用药:无	睡眠形态 紊乱与手 术介入、知 识缺乏、焦 虑有关	病人睡眠 时间达到 6h	1. 评估病人睡眠情况, 病人焦虑的来源,病人躯 体不适的程度及伴随症 状 2. 协助病人取舒适体 位,适当背部按摩 3. 宣教良好睡眠对于疾 病恢复的重要性;宣教 术后相关注意事项	病人午 间入睡 2h
神经系统	症状及体征:神 志清,精神萎 靡,对答切题 实验室检查:无 用药:无				

续表

系统名称	资料收集/体格检查	护理诊断	预期目标	措施(包括护理和用药)	评价
呼吸系统	症状及体征:呼吸 20 次/min,鼻导管吸氧 3L/min,予胸部叩击,无明显咳痰,听诊双下肺部呼吸音未及(老师点评:指氧饱和度?)实验室检查:无用药:氨溴索、头孢地嗪、奥硝唑、布地奈德等雾化药	PC:肺不张与手术介入、全麻插管有关	1. 病人配合深呼吸和有效咳嗽 2. 听诊双肺部呼吸音清	1. 评估病人咳痰情况及痰液的性状,听诊呼吸音 BID 2. 遵医嘱用药,胸部叩击,雾化 3. 宣教正确呼吸功能锻炼方法	班内病人无明显胸闷、气急
心血管系统	症状及体征:血压(110/70)~(135/90)mmHg,心率:71~105 次/min,全身无明显水肿。右颈内双腔深静脉置管 13cm 固定,穿刺点周围无红肿和渗液实验室检查:无(老师点评:未检测 HB?)用药:氨甲环酸针剂、血凝酶针剂、羟乙基淀粉针剂等	PC:出血与手术介入有关(老师点评:病人今日存在血钾、血钙的异常,应提出该护理诊断——水电解质紊乱:低钾、低钙血症)	1. 生命体征平稳 2. 每小时尿量大于 30ml	1. 评估生命体征、尿量、引流管、腹部体征;评估血常规、凝血功能 2. 遵医嘱用药 3. 宣教记录 24h 尿量的重要性;宣教药物的作用	班内病人生命体征无明显改变,尿量 1 100ml

续表

系统名称	资料收集/体格检查	护理诊断	预期目标	措施(包括护理和用药)	评价
骨骼肌、皮肤系统	症状及体征:病人卧床休息,四肢肌力正常,感乏力。骶尾部皮肤完整无发红,腹部伤口敷料干洁,切口无红肿渗出 实验室检查:无 用药:无				
布雷登压疮危险因素预测量表评分	各单项分数:2+4+3+2+3+3=17分 压力性损伤预防教育:有				
胃肠道系统	症状及体征:病人已肛门排气,肠鸣音减弱,1~2次/min,每餐进食约100ml,进食后稍感腹胀不适,食欲减退 实验室检查:ALB 28.9g/L 用药:奥美拉唑等	营养失调:低于机体需要量与手术介入、引流液丢失、营养摄入不足有关	1. 病人血浆白蛋白达到正常范围 2. 能说出营养低下的原因及如何应对	1. 评估病人肠鸣音、肠蠕动及排便情况;监测血浆蛋白、血红蛋白等 2. 遵医嘱用药 3. 鼓励病人术后早期活动,促进肠蠕动,增加食欲 4. 宣教营养失调的原因及营养与疾病康复的关系	班内病人主诉进食后感腹部胀痛
生殖泌尿系统	症状及体征:留置导尿管,尿色黄 实验室检查:无 用药:头孢地嗪、奥硝唑				

续表

系统名称	资料收集/体格检查	护理诊断	预期目标	措施(包括护理和用药)	评价
安全	措施:使用床护栏,家属陪伴 用药:无				
疼痛	症状及体征:病人主诉切口持续隐痛2分 用药:无				
巴塞尔指数	得分:55分 用药:无				
跌倒风险	得 分:0+15+0+20+10+0=45分 按照中危跌倒预防措施				
引流管	引流管:病人有一根腹腔引流管 用药:头孢地嗪、奥硝唑、依替米星				

交班报告1

日期:××××年××月××日

病人生命体征:

1. 监测频率 每隔1~6小时测量一次。

2. 结果范围 体温36.1~36.6℃;脉搏71~84次/min;呼吸17~19次/min;血压(118~131)/(81~86)mmHg;0~10疼痛评分2~4分。

24小时入量:静脉输入液体量3 950ml;经口进水量0ml。

24小时出量:尿量1 200ml;大便次数0;引流量腹腔引流液100ml,胃肠减压引流量0ml;其他无。

备注:不记录出入量的病人请关注出入量平衡。

交班当时病人的一般情况,存在的任何问题和异常发现(病情变化描述包括异常的检查及化验等):

病人今日计划手术,现生命体征平稳,无不适主诉,禁食中,等待手术室呼叫送去手术。

在本班内病人存在的任何问题和异常发现(病情变化描述包括异常的检查及化验等):

病人于班内 10:00 进手术室,在全麻腹腔镜下行左肝半叶切除 + 胆囊切除 + 术中造影,术中出血 100ml,补液 2 600ml,术后安返病房。班内病人神志清,精神萎靡,生命体征平稳。协助下 q.2h. 翻身。予鼻导管 3L/min 吸氧,无明显咳嗽、咳痰。腹部伤口敷料干洁,腹部触诊软,尾骶部皮肤完整无发红。腹腔引流管一根,固定妥当,引出血性液体。禁食,胃肠减压管置管 65cm 固定好,予以低压冲洗管道,管道通畅,无液体引出。留置导尿管固定好,引出淡黄色尿液。右颈内双腔深静脉置 13cm 固定好,穿刺周围无明显渗液和红肿。镇痛泵(PCIA)固定好,界面有上锁,本班内已输入 12ml,LOS 评分均为 0 分,班内病人主诉腹部伤口持续隐痛 2~4 分。

本班内为病人做了什么(包括治疗和护理):

病人术后安返病房,予胃管低压冲洗管道 q.2h.,更换颈内置管贴膜 1 次,并予口腔护理 1 次,指测血糖 127mg/dl。协助病人安放合适体位,并给予翻身垫使用 q.2h. 翻身,向病人及其家属宣教各引流管作用和注意事项,宣教禁食,病人及家属表示理解并愿意配合。遵医嘱监测生命体征 q.h. 连续 4 次,遵医嘱用药及观察病人疼痛、切口、引流管及主诉等状况。

治疗护理后的效果如何:

病人生命体征平稳,腹部切口敷料干燥清洁,疼痛评分 2~4 分,各管道固定妥当,引流管引出淡血性液体,尾骶部皮肤无压红。

下一班护士需要继续关注的治疗和 / 或护理(相关并发症):

希望下一接班人员关注病人伤口疼痛,切口敷料及引流管内液体情况,关注生命体征、输液情况。同时关注病人夜间睡眠情况,重点关注有无出血情况发生。

交班报告 2

日期:×××× 年 ×× 月 ×× 日

病人生命体征:

1. 监测频率 每 6 小时 1 次(q.6h.)。

2. 结果范围 体温 36.9~38.0℃;脉搏 86~102 次 /min;呼吸 19~20 次 /min;血压(118~130)/(80~87)mmHg;0~10 疼痛评分 2~4 分。

24 小时入量:静脉输入液体量 2 950ml;经口进水量 500ml。

24 小时出量：尿量 1,100ml；大便次数 0；引流量腹腔引流液 100ml；其他_____。

备注：不记录出入量的病人关注出入量平衡。

交班当时病人的一般情况，存在的任何问题和异常发现（病情变化描述包括异常的检查及化验等）：

目前病人神志清，半卧位，能床上翻身活动，持续鼻导管 3L/min 吸氧，呼吸平稳，病人能配合深呼吸、咳嗽，听诊双下肺部呼吸音清，体温 37.3℃，骶尾部皮肤完整无发红，腹部触诊软，腹部伤口敷料干燥清洁，腹部腹带包裹。腹腔引流管固定好，周边皮肤无红肿，无渗出；留置导尿管固定好，尿色清，胃管固定好，无液体引流出，肛门未排气，肠鸣音减弱，1~2 次 /min。镇痛泵（PCIA）继续使用，切口持续性隐痛 2 分。

在本班内病人存在的任何问题和异常发现（病情变化描述包括异常的检查及化验等）：

本班内病人神志清，取半卧位并指导其床上翻身活动，一直持续鼻导管 3L/min 吸氧，呼吸平稳，病人配合做深呼吸和有效咳嗽多次，未见明显的痰液咳出，双下肺部听诊呼吸音清。体温最高达 38.0℃。骶尾部皮肤完整无发红，腹部触诊软，腹部伤口敷料干燥清洁，腹部腹带包裹。腹腔引流管固定好，周围皮肤无红肿，无渗出液，本班内腹腔引流管引流出淡血性液体 100ml。留置导尿管固定好，尿液清，引出淡黄色尿液 1 100ml。早晨 8 点左右，医生予以拔除胃管，后无明显腹胀、恶心呕吐，肛门已排气，肠鸣音减弱，1~2 次 /min，改进流质饮食，中餐进食约 100ml，晚餐约 150ml，进食后稍感腹胀不适。镇痛泵（PCIA）输注管路通畅，至目前已输入 140ml，镇静度评分（LOS）0 分，本班内病人主诉切口持续性隐痛 2~4 分。

生化全套检查结果：血钾 2.95mmol/L，血钙 1.73mmol/L，谷丙转氨酶 186U/L，谷草转氨酶 250U/L。

血常规检查结果：白细胞 17.7×10^9/L，中性粒细胞 94.2%。

本班内为病人做了什么（包括治疗和护理）：

本班内给予抗炎、补液、止血、化痰、护肝治疗。协助病人取床上坐位，腹部腹带包裹，帮助其更换衣裤、口腔护理、胸部叩击 2 次，同时鼓励其深呼吸及有效咳嗽，间歇性夹住留置导尿管，会阴部护理 2 次。向病人及家属宣教下床活动的意义，鼓励病人翻身，并宣教各引流管注意事项，同时监测生命体征。

治疗护理后的效果如何：

病人生命体征平稳，腹部切口敷料干燥清洁，疼痛评分 2~4 分，各管道固定妥当,引流管引出淡血性液体,骶尾部皮肤无压红,能配合床边活动,能进行深呼吸和有效咳嗽,能在床上主动翻身活动,家属协助温水擦身。

下一班护士需要继续关注的治疗和/或护理(相关并发症):

希望下一班人员继续关注腹部伤口疼痛、切口敷料及引流管情况,密切关注病人生命体征(特别是体温)。病人现使用液体有氨溴索、奥美拉唑、奥硝唑、硫普罗宁、氯化钾等,关注输液情况,及时发现药物反应。关注病人下床活动情况。继续关注有无出血、肺不张等并发症发生,并且密切关注病人血钾浓度变化。

(三) 通用基础护理实习目标和各轮转科室实习目标

各轮转科室实习方案根据各科实习目标开展教学活动,目前制订的各临床科室实习目标是在结合布鲁姆目标教学理论和米勒(Miller)能力发展金字塔理论基础上统一实习目标分类和书写框架,按照情感目标、知识目标和实践目标进行分类制订。

实习目标说明:①情感目标,部分情感目标体现在实习生守则、职责要求和纪律要求中,这些要求可不重复写在轮转科室实习目标清单中。科室可根据学生实习状况和科室专业特点表述部分情感目标。②知识目标,是关于"知"什么与"知"怎样"行",这些知识涉及情感领域、认知领域和动作技能领域中对知识的记忆、理解、概括。不要求临床带教老师对每个知识目标条目进行评价记录,主要由学生自己自学自评,希望学生到临床做相关护理操作或工作前能预备好这些知识,临床带教老师可在临床实践中结合临床情景或案例向学生提问来评估学生这一领域的目标达到程度。③实践目标,是展示或演示"行"和实践"行"的目标。这些实践目标的制订和完成因人而异,需要带教老师在评估学生前期实践操作能力基础上重新做必要的调整。实践目标层次从低到高为学生能:在示教室演示"行";临床观察老师"行";在老师的指导下"行";在老师监护下独立"行";在老师监护下熟练"行"。这里的"行"是指执行或做某种护理实践活动,以下目标清单中那些目标陈述中没有表述条件的是学生能在老师监护下"独立执行"实践目标的条目。目标清单中的每一条实践目标条目可以先由学生自评,然后由临床带教老师对学生作出评价,在达到的目标条目相应的栏目上用"√"记录。

1. 通用基础护理实习目标　见通用基础护理实习目标清单(checklist)(表 7-3)。下列目标条目要求在本院(不包括外院)第一、第二轮转实习的内科和外科护理单元以及急诊室护理单元时期内完成,本清单中的这些目标条目可单列,也可与专科实习目标结合成一份整体科室临床实习目标清单(见表

2-18 和表 3-4),学生和临床带教老师在某轮转科室结束前应对清单中完成的条目在相应的栏目上"√"表示完成。

表 7-3　通用基础护理实习目标清单

情感目标,学生能:
1. 适应从在校学生到临床实习生的角色转换
2. 展现对临床实习的兴趣
3. 建立标准化核对工作习惯
4. 建立医院感染和自我安全防范意识
5. 有效地与病人家属沟通,建立良好的护患关系
6. 有效地与医生、护理人员和其他工作人员沟通,寻求他们的支持和帮助
7. 尝试理论与实际工作的结合
8. 开始有自信地从事临床基础护理工作
9. 开始养成良好的护理职业工作习惯
......
实习后期
继续前期的情感领域目标的提升,注重下列目标的达成:
1. 主动与老师探寻、分析临床问题和解决问题的最佳方案
2. 展现对新知识和新操作的学习兴趣
3. 尝试在老师的监护下独立管理少量的病人
4. 主动与老师讨论对护理职业的认识和今后的职业发展方向
......

知识目标条目 ("知"什么与"知"怎样"行") 学生能:(如有可能,结合临床情景或案例)	实践目标条目 (展现或演示"行"与实际"行") 在老师监护下学生独立能: 注:下面那些目标陈述中没有表述条件的是"独立执行"的条目	第一轮		第二轮	
		自评	老师	自评	老师
阐述垃圾分类处理原则	正确进行垃圾分类				
1. 解释标准化核对流程与要点 2. 讨论用药相关制度和给药错误类别	100% 准确执行标准化核对流程				
结合实习医院制度阐述实习生针刺伤预防及处理流程	展现正确的针刺伤防范方法				

知识目标条目 （"知"什么与"知"怎样"行"） 学生能:(如有可能,结合临床情景或案例)	实践目标条目 （展现或演示"行"与实际"行"） 在老师监护下学生独立能: 注:下面那些目标陈述中没有表述条件的是"独立执行"的条目	第一轮		第二轮	
		自评	老师	自评	老师
1. 阐述无菌概念原则 2. 结合科室专科特点阐述医院感染的防范措施	正确地佩戴口罩、帽子、手套,正确洗手				
	正确地执行护理单元物品消毒、灭菌、有效期核对原则				
阐述 T、P、R、BP 正常值范围,测量流程和注意事项	测量和记录 T、P、R、BP(手动、电子血压计)				
1. 阐述入院评估内容、方法、操作要点 2. 阐述 NRS 2000 量表的内容、方法和临床意义	正确执行入院评估至少 5 次				
1. 阐述每日系统评估中各系统评估内容、方法、操作要点 2. 阐述布雷登压疮危险因素预测量表评估内容、压力性损伤风险等级判断和防范措施 3. 阐述 Barthel 量表评估内容、功能等级判断标准和临床意义 4. 阐述 ADL 量表评估内容、功能等级判断标准和临床意义 5. 阐述疼痛评估内容、评估工具使用要点 6. 阐述跌倒风险评估内容、风险等级判断标准和相关预防措施	正确执行每日系统评估至少 5 次				
解释静脉血标本 CBC、CX3、CX4、凝血功能采集的操作流程和注意事项,实验检查报告结果判读	采集 CBC 检查血标本				
	采集 CX3、CX4 检查血标本				
	采集凝血功能检查血标本				

续表

知识目标条目 （"知"什么与"知"怎样"行"） 学生能：（如有可能，结合临床情景或案例）	实践目标条目 （展现或演示"行"与实际"行"） 在老师监护下学生独立能： 注：下面那些目标陈述中没有表述条件的是"独立执行"的条目	第一轮		第二轮	
		自评	老师	自评	老师
解释痰培养标本、大便常规和尿常规标本采集流程和注意事项、实验检查报告结果判读	采集痰培养标本				
	采集大便常规标本				
	采集尿常规标本				
解释下列诊断性检查流程和注意事项：包括胸部 X 线检查、CT 检查、B 超检查、心电图检查、磁共振检查等	执行胸部 X 线检查医嘱和检查前后病人教育				
	执行 B 超检查医嘱和检查前后病人教育				
	执行 CT 检查医嘱和检查前后病人教育				
	执行心电图检查医嘱和检查前后病人教育				
	执行磁共振检查医嘱和检查前后病人教育				
阐述氧饱和度监测仪的工作原理、注意事项和保养方法	执行氧饱和度监测医嘱并判读结果				
阐述心电监护仪的工作原理、注意事项和保养方法	执行心电监护医嘱并判读结果				
阐述血糖正常值、指测血糖操作流程和注意事项	执行指测血糖操作				
解释低血糖发生原因、临床表现特点和处理原则	在老师指导下观察和处理可能发生的低血糖反应				
解释病人体液平衡临床意义	正确测量与记录病人 24h 尿量和进出量				
阐述晨间护理的内容	执行晨间病人床单位整理、卧床病人更换床单、晨间病人一般清洁				
解释病人不同卧位目的和注意事项	根据病情为病人放置正确舒适的卧位				
阐述所在护理单元医嘱处理流程	展现在各种医嘱的执行中				
解释口腔护理目的、流程和注意事项	执行口腔护理操作至少 2 次				

续表

知识目标条目（"知"什么与"知"怎样"行"）学生能:(如有可能,结合临床情景或案例)	实践目标条目（展现或演示"行"与实际"行"）在老师监护下学生独立能:注:下面那些目标陈述中没有表述条件的是"独立执行"的条目	第一轮		第二轮	
		自评	老师	自评	老师
解释会阴护理目的、流程和注意事项	执行会阴护理操作				
阐述肌内注射操作流程、注意事项	执行肌内注射操作至少2次				
阐述皮下注射操作流程、注意事项	执行皮下注射操作至少2次				
解释口服药物的发放流程	协助老师发放口服药				
1. 阐述皮内注射（皮试）的操作流程、注意事项 2. 解释过敏性休克的发生机制、临床表现和处理要点	执行皮试操作至少2次				
1. 解释静脉通路选择原则 2. 阐述建立和维护周围静脉通路操作流程和注意事项 3. 解释 PICC 和深静脉通路维护要点和注意事项 4. 阐述微量注射泵使用流程和注意事项	正确连接静脉滴注液体				
	微量注射泵给药至少2次				
	执行周围静脉留置操作				
	准备生理盐水与肝素封管液				
	执行周围静脉留置针封管与留置管道冲洗				
	执行周围静脉留置针敷料更换				
	执行深静脉留置管封管与留置管道冲洗				
	在老师指导下执行 PICC 或深静脉留置处敷料更换至少2次				
	在老师指导下执行 PICC 维护病人教育至少2次				
	在老师指导下观察和处理静脉留置(周围静脉、PICC 或深静脉)输液不畅和输液不良反应的发生至少2次				
阐述雾化吸入操作流程和注意事项项	执行雾化吸入操作				
解释胸部叩击操作目的、流程和注意事项	执行胸部叩击操作至少2次				

续表

知识目标条目 （"知"什么与"知"怎样 "行"） 学生能：(如有可能,结合临床情景或案例)	实践目标条目 （展现或演示"行"与实际"行"） 在老师监护下学生独立能： 注：下面那些目标陈述中没有表述条件的是"独立执行"的条目	第一轮		第二轮	
		自评	老师	自评	老师
1. 阐述吸氧操作流程和注意事项 2. 解释吸氧的临床意义、吸氧浓度和观察要点	更换鼻导管				
	更换湿化瓶				
	执行鼻导管吸氧医嘱				
阐述引流袋更换操作流程与注意事项	执行引流管更换操作				
解释门诊病人入院流程	在老师指导下完成新病人入院至少2次				
	在老师指导下完成新病人宣教至少2次				
解释病人出院流程	在老师指导下完成病人出院医嘱至少2次				
	在老师指导下完成病人出院宣教至少2次				
解释非危重病人转科流程	在老师指导下完成其他科室转入病人				
	在老师指导下完成病人转出到其他科室至少2次				
解释急危重病人入院和转出流程	在老师指导下完成急诊病人入院至少1次				
	在老师指导下完成ICU病人转入病房至少1次				
	在老师指导下完成病房病人转到ICU至少1次				
	在老师指导下完成ICU转入病房交班至少1次				
	在老师指导下完成从病房转入ICU交班至少1次				
	观察老师进行病人交接汇报至少2次				
解释病人交接班要点	在老师指导下进行科内交接班至少1次				
讨论护理程序在临床护理实践中的应用	在老师的指导下用A.T.E模式指导护理计划制订至少2次				

知识目标条目 ("知"什么与"知"怎样 "行") 学生能:(如有可能,结合临床情景或案例)	实践目标条目 (展现或演示"行"与实际"行") 在老师监护下学生独立能: 注:下面那些目标陈述中没有表述条件的是"独立执行"的条目	第一轮		第二轮	
		自评	老师	自评	老师
从护理程序角度解释护理电子病历组成系统	录入入院评估单至少 5 次				
	录入每日系统评估单至少 5 次				
	录入体温单				
	录入血糖记录单				
	在老师指导下录入病人护理计划单至少 5 次				
	在老师指导下录入病人教育记录单至少 5 次				
	在老师指导入病情记录单至少 5 次				

2. 各专科护理单元轮转实习目标   对下面列出的各专科护理单位轮转实习周目标(表 7-4 至表 7-15)作如下说明:①在此所列的目标条目是根据所在案例医院的教学资源包括收治的疾病种类和治疗方法而制订的,每家医院可以根据所在医院的教学资源进行修订。②为便于每周有重点地学习,按周次分别列出,但实际应用中,周次只是相对而言,前后时间上可以灵活地调整。例如第一周所列出的目标条目可能在第一周的实习中没有遇到这类病人的治疗,那么可以跳到第二周、第三周、第四周遇到时去完成;第一周实习时也可能遇到第二周、第三周、第四周所列出的目标条目的病人治疗,学生可利用第一周的机会提前完成。③对每位学生的专科实习目标需要在评估学生能力基础上做个体化目标的调整,这是教学医院大纲要求,并不代表所有学生都能达到。④所列出内外科病房实习目标条目要求是针对已基本完成通用基础护理实习目标的实习生,目标要求相对聚焦于专科护理能力。⑤本大纲列出内科病房中的心血管系统、呼吸系统、消化系统、神经系统护理病房和外科病房中的普外科、骨科、胸外科、脑外科护理病房的实习目标清单,其他系统疾病的内、外科病房按此格式书写即可;⑥对综合性教学医院,一般儿科护理、社区护理和精神科护理由学校事先安排去学校指定的专科医院或社区进行实习,这部分参照指定医院的实习方案执行,不在此大纲中列出。

表 7-4 内科病房 1：心血管系统疾病 4 周实习目标清单

时间	知识目标条目（"知"什么与"知"怎样"行"）学生能（如有可能，结合临床情景或案例）	实践目标条目（演示"行"与实际"行"）在老师监护下，学生独立能：注：下面那些目标陈述中没有表述条件的是"独立执行"的条目	评价	
			学生自评	老师评价
第一周	列出 CCU 收治的常见疾病诊断和心血管介入治疗的中、英文全称和规范缩写			
	阐述 CCU 各班次护士工作流程和角色作用	跟随老师并协助完成各班的工作内容		
	结合案例解释心血管疾病的常见症状和体征	评估心血管疾病的常见症状体征：胸痛、心源性呼吸困难、水肿、心悸、晕厥各 2 例		
	借助模型解释心脏各结构及电传导系统			
	解释 12 导联心电图仪的操作流程和保养	执行床边 12 导联心电图操作 2 次		
	解释床边监护仪使用要点和注意事项	在老师指导下连接床边监护仪 2 次		
	解释正常心电图特点	判读正常窦性心电图至少 5 次		
	解释降血压药物常见分类及副作用	执行口服降血压药物医嘱 5 次		
	解释抗凝口服药物华法林、利伐沙班、达比加群的药物作用和注意事项	在老师指导下执行抗凝口服药物华法林、利伐沙班、达比加群病人教育各 2 次		
	结合案例解释循环系统病人的饮食管理要点	执行循环系统病人饮食指导 2 次		
第二周	结合心电图图谱解释心房期前收缩、心室期前收缩、室上性心动过速，心房颤动，一度、二度、三度房室传导阻滞临床表现特征	结合案例判读典型常见心律失常各 2 例		
	结合提供的心电图图谱，阐述四种致命性心律失常（室性心动过速、心室颤动、二度 / 三度房室传导阻滞）心电图表现及处理	观察老师对致命性心律失常病人处理和药物治疗如胺碘酮静脉注射		

续表

时间	知识目标条目 ("知"什么与"知"怎样"行") 学生能(如有可能,结合临床情景或案例)	实践目标条目 (演示"行"与实际"行") 在老师监护下,学生独立能: 注:下面那些目标陈述中没有表述条件的是"独立执行"的条目	评价	
			学生自评	老师评价
第二周	结合案例从生理病理学角度解释急性冠脉综合征临床表现、实验室检查指标异常情况、治疗原则和护理要点	执行急性冠脉综合征病人系统评估至少2例		
		分析急性冠脉综合征病人化验报告结果5次		
		分析解读急性冠脉综合征病人的心电图图谱		
		根据系统评估资料,制订和修改冠脉综合征病人护理计划至少2例		
		在老师指导下执行下列医嘱至少1次: 口服抗血小板聚集药物/他汀类医嘱;皮下注射低分子肝素钠注射液;注射依洛尤单抗注射液、硝酸酯类注射剂		
	解释冠状动脉造影术前准备和术后护理要点	在老师指导下执行冠状动脉造影术前准备和术后护理至少1例		
	能阐述中央监护仪不同报警处理的原则	完成中央监护仪报警回顾5次		
第三周	结合案例解释下列检查的意义及注意事项:24h动态心电图,核素心肌灌注显像,冠状动脉CT检查、经食管心脏超声检查(TEE)	执行病人辅助检查医嘱和检查前后教育(24h动态心电图,核素心肌灌注成像,冠状动脉CT检查、经食管心脏超声检查)各1次		
	解释心血管病人维持水、电解质平衡的重要性	指导病人/家属24h进出量测量与记录2次		
	比较高血钾和低血钾定义、临床表现及处理要点	根据临床案例判读病人血钾报告结果至少5例		
		分析低血钾或高血钾心电图表现		
		在老师指导下进行低血钾或高血钾病人的处置		

续表

时间	知识目标条目 （"知"什么与"知"怎样"行"） 学生能（如有可能，结合临床情景 或案例）	实践目标条目 （演示"行"与实际"行"） 在老师监护下，学生独立能： 注：下面那些目标陈述中没有表 述条件的是"独立执行"的条目	评价	
			学生 自评	老师 评价
第三周	概述冠脉造影术前和术后护理	在老师指导下护理冠脉造影术病人 1 例		
	解释心房颤动病人临床表现及体征、处理原则	在老师指导下执行心房颤动病人系统评估 2 次		
		在老师指导下做好心房颤动 RFCA 术前准备和术后护理		
		在老师指导下做好心房颤动病人永久起搏器术前准备		
		在老师指导下执行心房颤动病人出院宣教		
	解释胸腔穿刺、心包穿刺的目的及注意事项	观察老师协助医生进行胸腔穿刺、心包穿刺操作		
第四周	结合案例解释慢性心力衰竭的发病机制、临床表现特征、治疗原则和护理要点	在老师指导下对慢性心力衰竭病人进行系统评估 2 次		
		根据评估资料，制订或修订慢性心力衰竭病人护理计划 2 例		
		在老师指导下执行利尿剂、多巴胺、左西孟旦、诺欣妥药物治疗医嘱		
		观察老师对慢性心力衰竭病人进行健康指导 2 次		
	说出洋地黄类代表药物及常见副作用	在老师指导下执行口服地高辛和静脉注射毛花苷丙注射剂		
	解释急性左心衰的临床表现及护理要点	观察老师处理急性左心衰病人		
		在老师指导下进行湿啰音评估 1 次		
	解释除颤仪作用原理及使用指征	病人抢救时，观察老师进行心脏复苏和除颤		
	讨论同步电复律和非同步除颤之间的区别	观察老师执行同步电复律医嘱		

续表

时间	知识目标条目 ("知"什么与"知"怎样"行") 学生能(如有可能,结合临床情景或案例)	实践目标条目 (演示"行"与实际"行") 在老师监护下,学生独立能: 注:下面那些目标陈述中没有表述条件的是"独立执行"的条目	评价	
			学生自评	老师评价
第四周	解释心脏介入手术治疗后常见的并发症包括迷走反射、心脏压塞、血管相关性并发症临床表现特征	观察老师对介入治疗术后病人病情观察与分析至少2例		
实习后期如学生有能力,可在老师监护下独立分管1~2位病情稳定的病人,并完成交接班				

表 7-5   内科病房 2:呼吸系统疾病 4 周实习目标清单

时间	知识目标条目 ("知"什么与"知"怎样"行") 学生能:(如有可能,结合临床情景或案例)	实践目标条目 (演示"行"与实际"行") 在老师监护下,学生独立能: 注:下面那些目标陈述中没有表述条件的是"独立执行"的条目	评价	
			学生自评	老师评价
第一周	借助图形解释呼吸系统的组成和生理功能			
	列出呼吸内科病房常见收治的疾病诊断的中文名称和英文缩写、常用诊断检查方法名称			
	解释呼吸系统疾病常见症状、体征以及常用的护理诊断名称	在老师指导下评估呼吸系统疾病的常见症状体征:咳嗽与咳痰、肺源性呼吸困难、咯血、胸痛各2例		
		基于评估资料列出病人护理诊断名称至少2例		
	阐述呼吸音听诊的正确位置,异常呼吸音特征和临床意义如呼吸音降低、湿性啰音、哮鸣音	在老师指导下进行正常呼吸音正确听诊至少10例		
		在老师的指导下听诊并能识别异常呼吸音至少各1例		
	举例解释氧疗常用方法、适应证、注意事项并计算出病人氧浓度	执行鼻导管吸氧3次并计算出病人的氧浓度		
		执行面罩吸氧1次并计算出氧浓度		
	解释痰液培养标本采集的方法和注意事项	指导病人痰液培养标本采集至少5次		

续表

时间	知识目标条目 ("知"什么与"知"怎样"行") 学生能:(如有可能,结合临床情景或案例)	实践目标条目 (演示"行"与实际"行") 在老师监护下,学生独立能: 注:下面那些目标陈述中没有表述条件的是"独立执行"的条目	评价	
			学生自评	老师评价
第二周	举例解释呼吸系统感染性疾病常用的抗生素分类和使用注意事项	在老师指导下进行抗生素静脉治疗至少 3 种药物并完成病人教育		
	举例解释呼吸内科常用雾化吸入药物的种类、作用和副作用	执行雾化吸入治疗至少 5 次		
	举例解释支气管舒张药物的分类、作用和副作用(沙丁胺醇、乙丙托溴铵、布地奈德)	执行支气管舒张药物吸入器的宣教至少 2 次		
	1. 解释 COPD 的生理病理变化、临床表现特征、并发症观察、治疗原则和护理要点 2. 解释 COPD 呼吸功能锻炼方法要点(缩唇呼吸、腹式呼吸、有效咳嗽) 3. 解释 COPD 的氧疗原则	执行 COPD 病人入院评估和入院病人教育以及每日系统评估至少各 3 例		
		根据评估资料制订或修订 COPD 病人护理计划至少各 3 例		
		执行 COPD 病人氧疗并解读血气报告 3 例		
		指导 COPD 病人练习缩唇呼吸、腹式呼吸、有效咳嗽至少各 3 例		
		执行 COPD 病人出院指导至少 3 例		
第三周	解释激素治疗作用和不良反应。	对使用激素的病人进行教育指导至少 3 次。		
	解释肺组织穿刺活检术的术前术后护理	在老师指导下进行肺组织穿刺活检术病人术前后护理至少 1 例		
	解释纤维支气管镜检查术的术前术后护理	在老师指导下进行纤维支气管镜检查病人术前后护理至少 1 例		
	解释胸腔闭式引流装置的工作原理和护理要点	在老师指导下进行胸腔闭式引流置管病人护理至少 1 例		
	解释 PPD 试验检查的方法、判断及其临床意义	在老师指导下执行 PPD 医嘱至少 1 次		
	解释呼吸衰竭的分类以及诊断依据	在老师指导下采集血气标本 3 次		
		解读血气报告结果至少 5 次		
	解释发生急性肺栓塞病人的高危因素、临床表现特征、确诊方法	如果有,观察老师对急性肺栓塞病人评估和紧急处理		

时间	知识目标条目 （"知"什么与"知"怎样"行"） 学生能:(如有可能,结合临床情景或案例)	实践目标条目 （演示"行"与实际"行"） 在老师监护下,学生独立能: 注:下面那些目标陈述中没有表述条件的是"独立执行"的条目	评价	
			学生自评	老师评价
第四周	解释茶碱类药物的药理作用和使用注意事项	执行茶碱类药物静脉用药至少1次		
		执行口服茶碱类药病人教育和出院带药指导至少各1次		
	解释抗凝药物作用和使用注意事项	执行口服华法林抗凝药病人教育和出院病人教育各1次		
		在老师指导下执行皮下注射低分子肝素钠注射液2次		
	1. 列出咯血的疾病名称 2. 阐述大咯血的定义、抢救流程	如果有,参与床边演练大咯血的抢救流程		
	解释胸部叩击操作的禁忌证	识别胸部叩击操作禁忌病人至少2例		
	概括呼吸内科病人护理书写的特点	在老师指导下完成必要的护理书写工作		
后期实习有能力的学生在老师的监管下,独立管理1~2位病人1周				

表7-6 内科病房3:消化系统疾病4周实习目标清单

时间	知识目标条目 （"知"什么与"知"怎样"行"） 学生能:(如有可能,结合临床情景或案例)	实践目标条目 （演示"行"与实际"行"） 在老师监护下,学生独立能: 注:下面那些目标陈述中没有表述条件的是"独立执行"的条目	评价	
			学生自评	老师评价
第一周	列出消化内科病房常见收治的疾病种类中英文名称和内镜缩写名			
	说出消化内科病房环境分布和物品摆放	正确定位病房环境和获取物品		
		正确操作呼叫铃、病床、护理移动车、EDA		
	阐述消化内科各班次护士工作流程和角色作用	跟随不同班次的老师上班		

续表

时间	知识目标条目 （"知"什么与"知"怎样"行"） 学生能：(如有可能，结合临床情景或案例)	实践目标条目 （演示"行"与实际"行"） 在老师监护下，学生独立能： 注：下面那些目标陈述中没有表述条件的是"独立执行"的条目	评价 学生自评	评价 老师评价
第一周	阐述消化系统疾病入院系统评估和每日系统评估内容及评估要点	执行入院病人的宣教		
		执行新病人系统的入院评估至少各2例		
		执行腹部触诊5例		
		听诊肠鸣音5例		
		评估、记录病人腹痛状况至少5次		
		评估病人的大便颜色、性状至少5次		
		对所经管病人进行系统评估至少5例		
	1. 概述消化性溃疡病人的临床表现和并发症、治疗原则及护理要点。 2. 解释根除幽门螺杆菌三联治疗方案的机制、服药方法、注意事项 3. 解释消化性溃疡病人的饮食管理要点	评估消化性溃疡病人的大便颜色、性状5次		
		在评估的基础上制订或修改消化性溃疡住院病人护理计划至少各1例		
		向使用根除幽门螺杆菌三联治疗方案的病人和家属执行用药指导2例		
		执行消化性溃疡病人宣教1次		
		执行消化性溃疡病人饮食指导1次		
	解释胃镜检查的目的和注意事项	在老师指导下解读胃镜检查报告2次		
		在老师指导下执行胃镜检查病人术前准备和术后护理1例		
第二周	解释经内镜逆行胰胆管造影术（ERCP）术前术后护理要点和鼻胆管作用	在老师指导下执行ERCP病人术前和术后评估与护理1例		
	解释内镜下十二指肠乳头括约肌切开术（EST）术前术后护理要点	在老师指导下执行EST病人术前和术后评估与护理1例		
	解释留置鼻胆管作用	在老师指导下执行鼻胆管留置病人护理1例		

续表

时间	知识目标条目 （"知"什么与"知"怎样"行"） 学生能:(如有可能,结合临床情景或案例)	实践目标条目 （演示"行"与实际"行"） 在老师监护下,学生独立能: 注:下面那些目标陈述中没有表述条件的是"独立执行"的条目	评价	
			学生自评	老师评价
第二周	解释内镜黏膜下剥离术（ESD）、内镜下黏膜切除术（EMR）、贲门失弛缓症治疗术（POME）术前术后护理要点	在老师指导下进行 ESD、EMR、POME 病人术前和术后评估与护理 1 例		
	解释结肠镜检查前肠道准备要点	执行肠镜前泻药的宣教 5 次		
	解释肠镜息肉摘除术术前、后护理要点及注意事项	在指导下护理肠镜息肉摘除术术后病人 1 例		
		在老师指导下解读肠镜及其他内镜报告 5 次		
第三周	解释上、下消化道出血的定义、常见病因、临床表现特点、治疗原则和护理要点	在老师指导下执行上消化道出血病人系统的入院评估和每日系统评估 1 例		
		根据评估资料,制订或修订病人护理计划		
		根据病人资料正确评估病人出血量		
	画出并解释消化道大出血急救流程	如有,观察老师进行上消化道大出血病人抢救		
	解释三腔二囊管病人的护理要点	如有,观察老师执行三腔二囊管置管病人护理		
	解释肝硬化的常见病因、发病机制、失代偿期临床表现特征,并发症	在老师指导下执行失代偿期肝硬化病人系统入院评估、每日系统评估及护理 1 例		
	解释肝硬化腹水病人的治疗原则	在老师指导下制订和实施肝硬化腹水病人的护理计划 1 例		
	解释肝性脑病诱因、发病机制、临床表现分期、治疗原则	如果有,在老师指导下执行肝性脑病病人入院系统评估和每日系统评估以及护理 1 例		
	解释急性胆管炎的临床表现特征	评估急性胆管炎五联征临床表现特征 1 例		

续表

时间	知识目标条目 ("知"什么与"知"怎样"行") 学生能:(如有可能,结合临床情景或案例)	实践目标条目 (演示"行"与实际"行") 在老师监护下,学生独立能: 注:下面那些目标陈述中没有表述条件的是"独立执行"的条目	评价	
			学生 自评	老师 评价
第四周	解释急性胰腺炎的病因与发病机制、临床表现特征、分类,血、尿淀粉酶检查的临床意义	在老师指导下执行急性胰腺炎病人入院系统评估和每日系统评估至少1例		
	阐述重症急性胰腺炎治疗原则和护理要点	根据评估资料,制订或修订急性胰腺炎病人的护理计划至少1例		
		执行急性胰腺炎病人出院前指导至少2次		
	比较克罗恩病和溃疡性结肠炎临床表现特征和治疗原则的异同点	在老师指导下制订和实施克罗恩病人的护理计划1例		
	解释胶囊内镜检查的并发症	在老师指导下对胶囊内镜检查后病人进行评估和宣教1次		
	解释小肠镜检查前肠道准备要点	执行小肠镜检查前泻药的宣教1次		
		在老师指导下执行小肠镜术前、术后评估与护理1例		
	解释注射用英夫利昔单抗药物等生物制剂用药流程和注意事项	观察老师执行注射用英夫利昔单抗药物给药医嘱		
		在老师指导下对使用注射用英夫利昔单抗药物等生物制剂病人进行护理1例		
	阐述过敏性休克的临床表现及处理要点	如果有,观察过敏性休克病人的临床抢救		
后期有能力的实习生在老师的指导下独立管理1~2位病人1周				

表 7-7　内科病房 4：神经系统疾病 4 周实习目标清单

时间	知识目标条目 （"知"什么与"知"怎样"行"） 学生能:（如有可能,结合临床情景或案例）	实践目标条目 （演示"行"与实际"行"） 在老师监护下,学生独立能: 注:下面那些目标陈述中没有表述条件的是"独立执行"的条目	评价 学生自评	评价 老师评价
第一周	列出神经内科病房常收治的疾病种类中英文名称和常用诊断学方法			
	说出入院宣教的内容	执行新病人入院宣教至少 5 例		
	阐述 GCS 评分标准、正常瞳孔大小和肌力的分级内容	评估和记录病人的 GCS 评分至少 10 次		
		评估和记录病人的瞳孔至少 10 次		
		评估和记录病人的肌力至少 10 次		
	1. 解释脑的血液供应的主要动脉系统及基底动脉环（Willis' artery circle）组成 2. 解释脑卒中的病理分类 3. 解释脑梗死的 TOAST 分型 4. 列出脑梗死的危险因素 5. 说出脑梗死的早期临床表现 6. 解释脑梗死急性期血糖、血压异常的处理原则 7. 说出脑梗死常用药物的作用机制、用药目的和使用注意事项 8. 解释脑梗死的处理原则和护理要点	识别自己管辖的脑卒中病人的病理分类		
		识别自己管辖的脑梗死病人的 TOAST 分型		
		向病人宣教脑梗死高危因素至少 3 次		
		在老师指导下识别脑梗死急性期血糖、血压的异常值 2 例		
		向病人及家属宣教 BEFAST 至少 3 次		
		对病人及家属做下列药物的宣教:阿司匹林肠溶片;阿托伐他汀;华法林;丁苯酞注射液;尤瑞克林;阿加曲班;低分子肝素钠注射液皮下注射		
		执行脑梗死病人入院评估和系统评估各 2 例		
		在老师指导下,根据评估资料制订病人护理计划 1 例		
		在老师指导下记录神经科病情记录单 5 次		
		执行被动功能锻炼至少 2 次		
		指导病人及家属进行被动功能锻炼至少 2 次		

续表

时间	知识目标条目 ("知"什么与"知"怎样"行") 学生能:(如有可能,结合临床情景或案例)	实践目标条目 (演示"行"与实际"行") 在老师监护下,学生独立能: 注:下面那些目标陈述中没有表述条件的是"独立执行"的条目	评价	
			学生 自评	老师 评价
第一周		在老师指导下执行脑梗死病人的出院宣教 2 次		
		在老师指导下独立管理 1~2 位脑梗死病人 1 天		
		在老师指导下独立进行 1~2 位脑梗死病人交班		
	解释脑梗死新发卒中的急救流程	在老师指导下,指导病人及家属识别新发脑梗死		
		在老师指导下,指导病人及家属新发卒中院外急救流程		
		观察老师处理院内新发卒中病人抢救		
	说出饮水试验方法及其意义	配合医生行饮水试验至少 2 次		
	说出预防吸入性肺炎的措施	执行防误吸宣教至少 3 次		
第二周	解释鼻饲的目的和注意事项	在老师指导下更换鼻胃管粘贴敷料至少 1 次		
		修剪鼻胃管粘贴敷料至少 3 次		
		老师协助下执行鼻饲营养液至少 1 次		
		老师协助下执行鼻饲药物至少 1 次		
		执行鼻饲病人防误吸宣教至少 1 次		
		执行营养泵操作至少 1 次		
		执行鼻胃管管饲病人宣教至少 1 次		
	解释间歇充气加压泵(IPC)泵使用的注意事项及禁忌证	执行 IPC 泵操作至少 2 次		
		执行 IPC 泵宣教至少 2 次		

续表

时间	知识目标条目 （"知"什么与"知"怎样"行"） 学生能:(如有可能,结合临床情景或案例)	实践目标条目 （演示"行"与实际"行"） 在老师监护下,学生独立能: 注:下面那些目标陈述中没有表述条件的是"独立执行"的条目	评价	
			学生 自评	老师 评价
第二周	解释偏瘫病人保持舒适的护理要点	执行偏瘫病人翻身至少5次		
		执行偏瘫病人功能位摆放至少5次		
		执行偏瘫病人更衣至少1次		
		执行卧床病人洗头至少1次		
		执行口腔护理至少10次		
		执行会阴护理至少5次		
	解释约束器具使用的适应证、注意事项	执行约束器具操作至少1次		
		执行约束器具规范病例记录至少1次		
	解释防抓手套使用的注意事项	执行防抓手套操作至少1次		
		执行防抓手套宣教至少1次		
	解释脑卒中常见检查的注意事项	结合病例向病人及家属宣教颈部非创伤性血管成像技术（CTA）、磁共振、多导睡眠图（PSG）、经食管心脏超声检查、右心造影检查的注意事项		
	阐述脑血管介入治疗的适应证,术前、术后护理要点	用通俗易懂的语言向病人解释数字减影血管造影检查术（DSA）的定义		
		执行DSA术前宣教至少3次		
		执行DSA术后宣教至少3次		
		正确监测DSA术后生命体征至少3位病人		
		在老师指导下识别和执行脑血管介入治疗术后常见并发症		
	阐述脑血管介入治疗后常见降血压药物的使用注意事项	在老师指导下执行乌拉地尔/尼卡地平给药至少1次		
		执行乌拉地尔/尼卡地平药物宣教至少1次		
		采取措施预防药物相关静脉炎的发生		
		识别并处理药物相关静脉炎		

续表

时间	知识目标条目 （"知"什么与"知"怎样"行"） 学生能:(如有可能,结合临床情景或案例)	实践目标条目 （演示"行"与实际"行"） 在老师监护下,学生独立能: 注:下面那些目标陈述中没有表述条件的是"独立执行"的条目	评价	
			学生自评	老师评价
第三周	1. 说出颅内压的正常值 2. 解释颅内压增高病人的护理要点 3. 解释脑疝的临床表现及急救流程	识别颅内压异常值病人		
		执行预防颅内压增高的相关知识宣教至少1例		
		在老师指导下执行低压灌肠1例		
		在老师指导下评估和护理颅内压增高病人1例		
		识别可能发生脑疝的病人 在老师指导下完成脑疝病人的急救		
		执行甘露醇、甘油果糖给药至少1次		
		执行甘露醇、甘油果糖药物宣教至少1次		
	解释腰椎穿刺的适应证、禁忌证、部位、护理要点	执行腰椎穿刺病人宣教至少1例		
		协助医生行腰椎穿刺至少1例		
		正确执行腰椎穿刺后病历书写		
		正确执行脑脊液标本送检		
	解释低颅压性头痛的发病机制、临床表现、治疗原则和护理要点	每日系统评估低颅压性头痛病人并制订护理计划至少1次		
		执行低颅压性头痛病人入院宣教至少1次		
		执行脑脊液漏修补术病人术前、术后宣教1次		
		在指导下评估和护理低颅压性头痛病人1例		
	解释帕金森病的概述、临床表现特点、治疗原则、护理要点	协助医生行美多芭试验		
		执行防跌倒宣教至少5例		
		在老师指导下护理帕金森病病人至少1例		
		执行帕金森病病人系统评估并制订护理计划1次		

续表

时间	知识目标条目 （"知"什么与"知"怎样"行"） 学生能:(如有可能,结合临床情景或案例)	实践目标条目 （演示"行"与实际"行"） 在老师监护下,学生独立能: 注:下面那些目标陈述中没有表述条件的是"独立执行"的条目	评价	
			学生自评	老师评价
第三周		结合案例,执行帕金森病相关药物宣教:美多芭片、息宁(卡左双多巴控释片)、恩他卡朋片		
		在老师指导下指导帕金森病病人办理出入院		
		在老师指导下指导帕金森病人转科到神经外科行脑起搏器植入术(DBS)手术流程		
	1. 解释癫痫的概念、影响发病的因素、发病机制、分类、治疗及护理要点 2. 用流程图解释癫痫大发作的急救流程	执行癫痫大发作病人床边用物准备		
		在老师指导下护理癫痫病人至少1例		
		执行癫痫病人健康宣教至少1次		
		结合案例,执行癫痫相关药物宣教:丙戊酸钠片、丙戊酸钠缓释片、丙戊酸钠针剂、左乙拉西坦片、地西泮针剂等		
		如果有,观察老师执行癫痫大发作的抢救工作		
		如果有,观察老师执行持续癫痫大发作病人转ICU流程		
第四周	1. 阐述重症肌无力的概述,临床表现特点、常用治疗方法、治疗及护理要点 2. 比较重症肌无力三种危象的特点和表现 3. 解释重症肌无力危象的处理原则	在老师指导下执行重症肌无力病人每日系统评估并制订护理计划1例		
		在老师指导下护理重症肌无力病人1例		
		在老师指导下协助医生执行新斯的明试验		
		执行重症肌无力常见药物健康教育:溴吡斯的明、丙种球蛋白、糖皮质激素		

续表

时间	知识目标条目 （"知"什么与"知"怎样"行"） 学生能:(如有可能,结合临床情景或案例)	实践目标条目 （演示"行"与实际"行"） 在老师监护下,学生独立能: 注:下面那些目标陈述中没有表述 条件的是"独立执行"的条目	评价	
			学生 自评	老师 评价
第四周	解释气管切开病人的护理要点	观摩老师更换气管切开套管固定系带		
		在老师指导下更换气管切开内套管		
		在老师指导下更换气管切开局部纱布		
		在老师指导下每日系统评估气管切开病人并制订护理计划1次		
		在老师指导下护理气管切开病人1例		
		执行气管切开病人床边用物准备		
		观摩老师进行气管切开病人吸痰护理		
		执行气管切开病人健康宣教		
		执行胸部叩击操作至少3次		
后期有能力的实习生在老师的指导下独立管理1~2位病人1周				

表7-8　普外科4周实习目标清单

时间	知识目标条目 （"知"什么与"知"怎样"行"） 学生能:(如有可能,结合临床情景或案例)	实践目标条目 （演示"行"与实际"行"） 在老师监护下,学生独立能: 注:下面那些目标陈述中没有表述 条件的是"独立执行"的条目	评价	
			学生 自评	老师 评价
第一周	说出病房环境分布和物品摆放	正确快速获取物品		
	阐述普外科各班护士工作流程和角色作用	跟随老师上班并协助完成各班工作		
	概括普外科术前及术后护理常规	在老师指导下完成普外科病人术前术后护理常规1例		
		运用病人教育技巧完成普外科病人术前教育3次		
		在老师指导下执行术后切口疼痛评估与处理1例		

续表

时间	知识目标条目 （"知"什么与"知"怎样"行"） 学生能:(如有可能,结合临床情景或案例)	实践目标条目 （演示"行"与实际"行"） 在老师监护下,学生独立能: 注:下面那些目标陈述中没有表述条件的是"独立执行"的条目	评价	
			学生自评	老师评价
第一周	解释普外科病房病人隔离类型及隔离措施	在老师指导下识别普外科病人隔离类型		
		在老师指导下实施接触隔离病人措施		
	讨论给药错误的定义、普外科常见给药错误类型以及预防措施	执行标准化给药,且标准化给药符合率达 100%		
	解释胆道系统疾病包括胆囊结石、胆总管结石和肝内胆管结石临床表现、治疗方案及护理常规	在老师指导下完成胆石症病人系统入院评估和每日系统评估 1 例,包括主观和客观资料		
		根据评估资料,在老师指导下制订腹腔镜下胆囊切除术(LC)术后第一天病人护理计划 1 次		
		在老师指导下执行 LC 术后病人护理 1 例		
		执行 LC 术后切口换药 1 次		
	解释普外科常见检查流程和注意事项:肝脏和胆囊 B 超、腹部和盆腔 CT、经内镜逆行胰胆管造影术(ERCP)、胰胆管成像技术(MRCP)、内镜检查	执行下列检查项目病人教育至少各 1 例:肝脏和胆囊 B 超、腹部和盆腔 CT、经内镜逆行胰胆管造影术(ERCP)、胰胆管成像技术(MRCP)、内镜检查		
	解释普外科常见引流管种类、放置目的和护理要点	在老师指导下,识别病人身上放置的引流管的名称并向病人和家属解释放置目的和护理注意事项		
		在老师指导下操作引流管固定 5 次		
		执行引流袋更换操作 5 次		
		执行引流管的评估和病人教育 5 次		
		观察老师对引流管异常情况的识别与处理		

时间	知识目标条目 ("知"什么与"知"怎样"行") 学生能:(如有可能,结合临床情景或案例)	实践目标条目 (演示"行"与实际"行") 在老师监护下,学生独立能: 注:下面那些目标陈述中没有表述条件的是"独立执行"的条目	评价	
			学生自评	老师评价
第二周	解释放置T形引流管目的、护理要点、拔管指征、意外拔管的处理流程	在老师指导下,正确地评估和护理T形引流管放置病人2例		
		在老师指导下完成T形引流管留置出院病人教育2例		
	解释胆道术后胆瘘并发症的临床表现	观察老师对胆道术后胆瘘并发症评估与处理		
	1. 解释普外科手术后低血容量性休克的概念、原因、临床表现特征 2. 解释普外科手术后病人的补液原则 3. 列出出血性休克的应急处理流程	监测手术后病人的生命体征和出入量5例		
		在老师指导下,按医嘱执行静脉补液		
		在老师指导下完成交叉配血操作1次		
		如果有,观察老师对外科术后出血的识别与处理过程,并针对性地书写反思1次		
	1. 解释急性化脓性胆管炎临床表现、治疗原则和护理 2. 用示意图解释感染性休克的应急处理流程	观察老师执行系统的评估、计划,实施急性化脓性胆管炎病人的护理		
		如有,观察老师对感染性休克病人实施抢救过程1例		
	解释ERCP并发症发生原因和临床表现特征	在老师指导下执行ERCP术前准备1例		
		在老师指导下执行ERCP术后回病房当天病人状况护理1例		
		执行鼻胆管护理1次		
		如有,观察老师评估和应急处理ERCP并发胰腺炎病人		
	说出生长抑素及奥曲肽药物作用、副作用和使用注意事项	执行微泵静脉输注速度控制药物注射1次		
		执行微泵静脉输注控速药物注射巡视5次		
		执行微泵静脉输注控速药物注射病人教育2次		

续表

时间	知识目标条目 （"知"什么与"知"怎样"行"） 学生能:(如有可能,结合临床情景或案例)	实践目标条目 （演示"行"与实际"行"） 在老师监护下,学生独立能: 注:下面那些目标陈述中没有表述条件的是"独立执行"的条目	评价	
			学生自评	老师评价
第二周	1. 解释胃癌的病因、临床表现、术前诊断性检查注意事项,包括胃肠镜、上腹部/盆腔增强CT、上消化道造影 2. 用示意图解释胃癌手术方案的选择以及不同手术方案优缺点 3. 解释胃癌手术治疗后一般护理常规 4. 解释胃癌术后并发症的临床表现及处理原则	在老师指导下执行胃癌病人系统评估3次,并分析病人胃癌可能的病因		
		在老师指导下,执行胃癌病人相关诊断性检查注意事项病人教育3次		
		在老师指导下,按照护理常规执行胃癌术后病人护理3例		
		在老师指导下执行镇痛泵参数核对、LOS评分及记录各3次		
		向病人和家属进行镇痛泵作用、使用方法、副作用教育至少3次		
		对胃癌术后病人进行饮食教育至少3次		
		向病人和家属进行胃管及空肠营养管意外拔管预防教育3次		
		执行胸部叩击操作3次		
	解释肠梗阻生病理变化、临床表现特点及治疗原则	在老师指导下对肠梗阻病人进行入院评估和每日系统护理评估至少各1例		
		在评估资料的基础上,制订或修订护理计划1例		
	1. 阐述肠内营养和肠外营养适应证与禁忌证 2. 描述病人使用肠内营养和肠外营养可能发生的并发症及护理要点	在老师指导下执行肠内营养使用病人教育3次		
		在老师指导下操作肠内营养泵3次		
		在老师指导下执行肠外营养医嘱3次		
	1. 比较左半结肠癌和右半结肠癌临床表现和手术方案的差别 2. 观看造口袋更换视频1次	如有,观察老师执行造口袋更换和对造口病人进行教育各1次		
		如有,在指导下识别肠瘘并给予相应护理1次		

时间	知识目标条目（"知"什么与"知"怎样"行"）学生能:(如有可能,结合临床情景或案例)	实践目标条目（演示"行"与实际"行"）在老师监护下,学生独立能:注:下面那些目标陈述中没有表述条件的是"独立执行"的条目	评价	
			学生自评	老师评价
第三周	1. 解释肝癌临床表现及护理要点 2. 用图解释肝脏的解剖和生理功能	在老师指导下对肝癌病人进行入院评估和每日系统护理评估至少各1例		
	解释腹水形成的机制及护理要点	执行腹围测量操作2次		
		如有,完成双下肢水肿评估		
	解释普外科肝硬化病人的病因及临床表现	在老师指导下,执行肝硬化病人入院和每日系统护理评估至少各1次		
	解释脾功能亢进病人术前、术后护理常规	在老师指导下执行脾切除术后病人护理1次		
	用流程图解释上消化道出血的急救流程	如果有,观察老师执行上消化道出血病人抢救		
	解释经肝动脉化疗栓塞术（TACE）的适应证、禁忌证,术后并发症及术后护理常规	在老师指导下执行TACE术前准备1次		
		在老师指导下执行TACE术后病人护理1次		
	阐述肝脏储备检查目的及注意事项	观察老师执行病人肝脏储备检查1次		
	解释肝癌术前、术后并发症及护理要点	在指导下护理肝叶切除手术后第一天病人1例		
	解释静脉血栓栓塞症（VTE）预防原则及评估要点	在老师指导下对中危、高危VTE/下肢深静脉血栓形成（DVT）/或肺栓塞病人进行教育指导1次		
		如果有,测量DVT病人双下肢周径1次		
		在老师指导下,操作间歇充气加压泵1次		
		在每日评估单中,准确记录VTE评估要点5次		
	解释弹力袜选用标准及使用注意事项	为病人测量腿围并选择合适大小弹力袜1次		
		向病人演示弹力袜穿脱1次		
	举例解释不同种类抗凝药物、抗凝药物使用并发症的观察和护理要点	执行低分子肝素钠皮下注射操作1次		
		执行抗凝药物病人教育1次		

续表

时间	知识目标条目 （"知"什么与"知"怎样"行"） 学生能:(如有可能,结合临床情景或案例)	实践目标条目 （演示"行"与实际"行"） 在老师监护下,学生独立能: 注:下面那些目标陈述中没有表述 条件的是"独立执行"的条目	评价	
			学生 自评	老师 评价
第三周	用流程图解释肺栓塞抢救	如果有,观察老师参与肺栓塞病人的抢救过程		
第四周	解释急性胰腺炎可能病因、临床表现、辅助检查、治疗原则及护理措施	在老师指导下执行胰腺炎系统护理评估1次		
		如果有,在老师指导下,制订和执行重症急性胰腺炎病人护理计划1例		
	解释胰腺癌的临床表现及辅助诊断性检查、不同手术方案及其适应证	在老师指导下执行胰腺癌病人入院评估和每日系统评估1例		
	画图解释胰腺、十二指肠切除术（Whipple手术）解剖改变,术后可能发生的并发症以及术后护理要点	观察老师执行Whipple手术病人术后护理1例		
		观察老师对Whipple手术后常见并发症的评估与分析1例		
		如有,观察老师执行Whipple手术后并发症的处理		
		在指导下执行Whipple手术后出院教育指导1例		
	1. 解释腹腔冲洗双套管留置目的及注意事项 2. 说出腹腔冲洗常见并发症	观察老师操作腹腔冲洗双套管护理1次		
		观察老师腹腔冲洗双套管管周皮肤护理1次		
后期有能力的实习生在老师的指导下独立管理1~2位病人1周				

注:基于案例医院有足够丰富的普外科护理病房资源,要求所有实习生都要去普外科。

表 7-9　骨科 4 周实习目标清单

时间	知识目标条目 （"知"什么与"知"怎样"行"） 学生能:(如有可能,结合临床 情景或案例)	实践目标条目 （演示"行"与实际"行"） 在老师监护下,学生独立能: 注:下面那些目标陈述中没有表述 条件的是"独立执行"的条目	评价	
			学生 自评	老师 评价
第一周	列出骨科常见收治病种及手术名称 5 种			
	说出骨科病房环境分布和物品摆放	正确定位病房环境和物品获取		
		展示呼叫铃、牵引床、护理移动车、EDA 的正确使用		
	阐述骨科各班次护士工作流程和角色作用	跟随老师上班协助完成各班工作		
	1. 解释骨折类别、临床表现特征 2. 解释骨折常见并发症及临床表现特点 3. 解释骨 - 筋膜室综合征病人临床表现、评估要点和处理原则	对骨折病人的疼痛、肿胀、功能障碍、畸形、肢端活动、感觉、血供情况进行评估和记录至少各 2 例		
		如有,观察老师对骨折相关并发症（脂肪栓塞、出血、骨 - 筋膜室综合征）的评估与处理		
		如有,在老师指导下对骨 - 筋膜室综合征病人进行护理		
	1. 解释骨折病人总的治疗原则 2. 解释骨折固定法,包括骨牵引固定、皮牵引固定、石膏固定、支具固定的适应证和护理要点	在老师指导下进行骨折病人体位和肢体功能位放置 2 例		
		完成搬运骨折病人 2 例		
		完成骨折病人卧床更换床单 2 次		
		指导病人助步器的使用 2 次		
		指导病人丁字鞋的使用 2 次		
		执行骨牵引固定针护理 2 次		
		操作牵引床 2 次		
		调整皮牵引带 2 次		
		调整支具 2 次		
	解释电子镇痛（PCA）泵的工作原理、操作流程、报警原因、病人状况评估和记录	在老师指导下护理使用电子镇痛泵的骨折病人 2 例		
	解释骨折病人手术治疗前和治疗后护理要点	在老师指导下执行骨折病人术前护理 1 例		
		在老师指导下床边交接从手术室回病房的骨折术后病人 2 例		

续表

时间	知识目标条目 （"知"什么与"知"怎样"行"） 学生能:(如有可能,结合临床 情景或案例)	实践目标条目 （演示"行"与实际"行"） 在老师监护下,学生独立能: 注:下面那些目标陈述中没有表述 条件的是"独立执行"的条目	评价	
			学生 自评	老师 评价
第二周	用图解释骨关节炎发病机制和临床表现			
	解释关节镜术后冰敷的目的和注意事项	执行关节镜术后冰敷 2 次		
		向病人和家属教育冰敷目的及注意事项 2 次		
	解释膝关节置换术后病人镇痛方法和护理要点	在老师指导下进行电子镇痛泵的参数回顾、报警处理及记录		
		对镇痛泵使用病人进行 LOS 评分和记录 2 次		
		如果有,观察老师对 PCA 泵镇痛导致镇静过度的病人处理		
		在老师指导下评估、记录、护理膝关节置换术后应用 PCA 泵镇痛的病人 1 例		
	阐述髋关节置换术后脱位的临床表现及预防要点	在老师指导下正确摆放髋关节置换后体位		
		向病人教育髋关节置换术后禁忌做的动作		
		执行梯形海绵垫体位放置至少 2 次		
	1. 阐述深静脉血栓形成的原因、临床表现、预防措施 2. 解释持续关节被动活动训练器(CPM 机)使用目的和操作注意事项 3. 解释皮下抗凝剂的使用目的、注意事项	在老师指导下,识别所管理病人中有中度和高度风险发生深静脉血栓形成(DVT)的病人		
		在老师指导下对病人进行 DVT 预防教育		
		在老师指导下正确操作 CPM 机		
		在老师指导下正确执行皮下抗凝剂注射		
	解释关节置换术后功能锻炼要点	观察康复治疗师指导关节术后病人的康复锻炼		
		观察老师对关节置换术后病人的出院指导		

续表

时间	知识目标条目 ("知"什么与"知"怎样"行") 学生能:(如有可能,结合临床 情景或案例)	实践目标条目 (演示"行"与实际"行") 在老师监护下,学生独立能: 注:下面那些目标陈述中没有表述 条件的是"独立执行"的条目	评价	
			学生 自评	老师 评价
第三周	解释腰椎间盘突出症的发病机制、分类及临床表现、治疗方法	在老师指导下执行腰椎间盘突出症病人的入院评估和每日系统评估各2例		
		根据评估资料,制订或修订腰椎间盘突出症护理计划2例		
		观察老师床边交接从手术室回病房的腰椎术后病人2例		
		指导病人正确使用腰围护腰带2次		
		执行腰椎术后病人的轴线翻身2次		
		协助老师腰椎术后病人正确下床2次		
		指导腰椎术后病人进行康复锻炼2次		
	解释腰椎术后病人神经功能评估和护理	在老师指导下正确进行下肢肌力、感觉、活动评估2次		
	阐述脑脊液漏观察要点及相应护理措施	如果有,观察老师对脑脊液漏状况评估和处理		
	解释骨科常用药物的药理作用及不良反应(注射用甲泼尼龙琥珀酸钠、甘露醇、氟比洛芬、丁丙诺啡、头孢呋辛)	在指导下,按标准化核对正确执行下列药物医嘱:注射用甲泼尼龙琥珀酸钠、甘露醇液体、氟比洛芬、丁丙诺啡、头孢呋辛各2次		
第四周	用生理病理图解释颈椎病的发病机制、分类、临床表现、治疗方法	在指导下完成颈椎术后病人每日系统评估2例		
		根据评估资料,制订或修订颈椎术后病人护理计划2例		
		观察老师床边交接从手术室回病房的颈椎术后病人2例		
		在老师指导下正确佩戴颈托2次		
		在老师指导下执行颈椎术后病人轴线翻身2次		
		在老师指导下执行颈椎术后病人正确下床2次		
	阐述颈椎术后病人神经功能的观察要点	在老师指导下正确进行握力、四肢肌力、感觉、活动评估2次		
	解释颈椎术后呼吸困难的原因及处理要点	如有,观察老师对颈椎术后呼吸困难状况的评估、原因分析及处理		
	阐述骨科压力性损伤引起的原因及预防措施	在老师指导下执行骨科压力性损伤高危病人的防范措施		
后期有能力的实习生在老师的指导下独立管理1~2位病人1周				

表 7-10　胸外科 4 周实习目标清单

时间	知识目标条目 ("知"什么与"知"怎样"行") 学生能:(如有可能,结合临床情景或案例)	实践目标条目 (演示"行"与实际"行") 在老师监护下,学生独立能: 注:下面那些目标陈述中没有表述条件的是"独立执行"的条目	评价	
			学生自评	老师评价
第一周	列出胸外科常见收治病种的名称			
	说出病房环境分布和物品摆放	正确定位病房环境和获取物品		
		呼叫铃、病床、护理移动车、EDA的正确使用		
	阐述胸外科各班次护士工作流程和角色	跟随不同班次的老师协助其完成工作		
	解释胸外科疾病的常见症状和体征	在老师指导下评估呼吸系统的症状与体征:胸闷、呼吸困难、咳嗽、咳痰、咯血至少各 1 例		
	解释呼吸音听诊的正确位置和不同异常呼吸音性质及临床意义	结合网络教学音频,听并判读不同病人的呼吸音至少 10 例		
	阐述胸外科常规检查项目	在老师指导下完成术前核查清单(checklist)填写 3 份		
		在老师指导下执行胸外科检查排序和检查前病人教育		
	阐述胸外科手术前和手术后的护理问题和护理要点	在老师指导下执行普胸外科病人术前准备和病人教育 3 例		
		在老师指导下执行肺叶切除手术治疗后病人护理 3 例		
第二周	用解剖图谱阐述胸腔内各器官的解剖位置关系(肺、食管、纵隔等)			
	解释血气分析检查各项指标的意义	在老师的指导下执行血气分析检查医嘱(从确认医嘱到完成操作)2 例		
		结合案例,判读血气报告 2 例		
	阐述胸腔穿刺术的目的和注意事项	观察老师协助医生进行胸腔穿刺和穿刺后的病人护理		

续表

时间	知识目标条目 （"知"什么与"知"怎样"行"） 学生能:(如有可能,结合临床情景或案例)	实践目标条目 （演示"行"与实际"行"） 在老师监护下,学生独立能: 注:下面那些目标陈述中没有表述条件的是"独立执行"的条目	评价	
			学生自评	老师评价
第二周	解释胸腔闭式引流的工作原理、目的和护理要点	向病人和家属宣教引流管放置的目的和注意事项		
		在老师指导下评估胸腔置管病人闭式引流系统的功能状况		
		完成组装胸腔引流瓶 2 次		
		在老师指导下执行胸腔引流瓶更换 1~2 次		
		模拟演示胸腔引流管意外脱出处理 1 次		
	解释胸外科手术后加速康复要点	指导肺叶切除术后深呼吸、有效咳嗽 3~4 次		
		执行胸部叩击 3~4 次		
		指导肺切除手术后病人呼吸助力器使用 3~4 次		
	解释低分子肝素钠使用目的、药理作用机制、注射操作流程和使用时注意事项	执行低分子肝素钠皮下注射 3 次		
	1. 阐述胸外科病人剧烈疼痛原因和缓解疼痛措施 2. 解释电子镇痛泵的操作流程、报警原因分析、使用期间注意事项	在老师指导下,评估和记录胸外科病人的疼痛		
		在老师指导下,执行止痛药物医嘱（口服、静脉、贴剂）		
		在老师指导下执行胸外科术后 PCA 泵镇痛病人护理 2 例		

续表

时间	知识目标条目 ("知"什么与"知"怎样"行") 学生能:(如有可能,结合临床情景或案例)	实践目标条目 (演示"行"与实际"行") 在老师监护下,学生独立能: 注:下面那些目标陈述中没有表述条件的是"独立执行"的条目	评价	
			学生自评	老师评价
第三周	解释肺癌临床表现以及治疗原则	在老师指导下执行肺癌病人入院评估和每日系统评估至少1例		
	用简易图画解释肺癌常见手术方案名称(楔形、肺段、肺叶、全肺切除)	向病人和家属解释所进行的手术方案		
	解释支气管镜检查术前、术后护理	在老师指导下进行支气管镜检查术前、术后护理		
	解释肺组织穿刺活检术/肺结节定位的目的和注意事项	在老师指导下进行肺组织穿刺活检术术后并发症观察和护理至少1例		
	解释气胸的发病机制和临床表现特征	在老师指导下实施气胸病人护理1例		
	解释肺手术治疗后可能发生的心律失常以及处理原则	对心房颤动病人进行体征评估1例		
		在老师监护下执行口服补钾药物医嘱1例		
		观察老师执行毛花苷丙注射液静脉给药过程1例		
	解释肺叶切除手术治疗后出血定义	观察老师执行备全血医嘱1次		
		观察老师为病人实施输血治疗过程1次		
		采集血标本(DD-I,凝血功能)各1次		
	解释肺栓塞的临床表现特征和诊断方法	在老师指导下完成肺动脉造影(CTPA)检查前的准备工作1次		
	解释乳糜胸的原因和治疗原则	执行肺叶切除术病人饮食教育2次		
	列举病房雾化药物(至少4种)	执行雾化操作治疗10次		

续表

时间	知识目标条目 （"知"什么与"知"怎样"行"） 学生能:(如有可能,结合临床情景或案例)	实践目标条目 （演示"行"与实际"行"） 在老师监护下,学生独立能: 注:下面那些目标陈述中没有表述条件的是"独立执行"的条目	评价	
			学生 自评	老师 评价
第四周	解释胃肠镜检查的并发症	执行胃肠镜检查后病人教育 2 次		
	1. 解释食管癌的病因、发病机制、临床表现特征 2. 阐述食管癌手术前肠道准备方法 3. 阐述食管癌围手术期护理要点 4. 解释食管癌手术术后饮食原则 5. 解释食管癌手术后胃肠减压注意事项 6. 解释食管癌手术后留置胃管的重要性	在老师指导下对食管癌病人进行入院评估和每日系统评估 1 例		
		在老师指导下制订食管癌病人护理计划 1 例		
		执行口服离子泻药 1 次		
		在老师指导下,执行食管癌病人围手术期护理 1 例		
		执行食管癌术后饮食教育 1 次		
		在老师指导下执行胃管冲洗 2 次		
		如果有,观察老师紧急处置食管癌手术治疗后胃管向外移或脱出		
		模拟演示双套结的固定方法		
	解释食管吻合口瘘临床表现特征和处理原则	在老师指导下完成三腔营养管护理 1 次		
		完成深静脉置管维护护理 1 次		
		在老师监护下执行 TPN 医嘱 2 次		
后期有能力的实习生在老师的指导下独立管理 1~2 位病人 1 周				

表 7-11　脑外科 4 周实习目标清单

周次	知识目标条目 （"知"什么与"知"怎样"行"） 学生能:(如有可能,结合临床情景或案例)	实践目标条目 （演示"行"与实际"行"） 在老师监护下,学生独立能: 注:下面那些目标陈述中没有表述条件的是"独立执行"的条目	评价	
			学生 自评	老师 评价
第一周	说出神经外科病房环境分布和物品摆放	正确定位病房环境和获取物品		
		呼叫铃、病床、护理移动车、EDA 的正确使用		
	阐述脑外科各班次护士工作流程和角色	跟随不同班次的老师协助其完成工作		

续表

周次	知识目标条目 （"知"什么与"知"怎样"行"） 学生能:(如有可能,结合临床情景或案例)	实践目标条目 （演示"行"与实际"行"） 在老师监护下,学生独立能: 注:下面那些目标陈述中没有表述条件的是"独立执行"的条目	评价	
			学生自评	老师评价
第一周	1. 用图解释大脑结构(大脑、脑干、小脑、垂体)及功能 2. 用图解释头皮、脑膜分层及特点	结合案例正确为病人进行 GCS 评估、瞳孔评估(大小、对光反射)和肌力评估		
	解释颅内压增高的原因及临床表现	在老师指导下,结合案例分析颅内压增高的原因,评估颅内压增高的症状体征(库欣综合征)		
	列举神经外科常用降低颅内压药物(甘露醇、甘油果糖等)	在指导下执行降低颅内压药物使用医嘱 2 次		
	列举神经外科常用激素类药物(甲泼尼龙、泼尼松龙注射液等)	在老师指导下执行激素类药物使用医嘱 2 次		
	列举神经外科常用抗癫痫药物(地西泮针剂、丙戊酸钠注射液)	在老师指导下执行抗癫痫类药物使用医嘱 2 次		
	解释行为疼痛评估方法要点及注意事项	结合案例演示行为疼痛评估方法		
	解释神经外科伤口 / 切口特点及护理要点	执行头部切口护理至少 5 次		
	解释胸部叩打的目的、流程和注意事项	执行胸部叩打操作 3 次		
	解释物理降温的目的、流程和注意事项	执行物理降温 2 次		
	解释口腔护理的目的、流程和注意事项	执行清醒病人口腔护理至少 5 次		
	解释雾化吸入的目的、流程和注意事项	执行雾化吸入至少 5 次		
	解释排痰仪使用流程和注意事项	在老师指导下操作排痰器具 1 次		
	阐述营养泵使用流程和注意事项	在老师指导下操作营养泵的使用		

续表

周次	知识目标条目 ("知"什么与"知"怎样"行") 学生能:(如有可能,结合临床情景或案例)	实践目标条目 (演示"行"与实际"行") 在老师监护下,学生独立能: 注:下面那些目标陈述中没有表述条件的是"独立执行"的条目	评价	
			学生 自评	老师 评价
第二周	画图解释脑底动脉环			
	列举 12 对脑神经的名称及功能	在老师指导下结合案例评估病人 12 对脑神经功能		
	解释脑血管造影检查(DSA)目的、注意事项、并发症	在老师指导下完成 DSA 检查术前准备		
		在老师指导下交接 DSA 检查术后回病房病人		
		在指导下进行 DSA 检查病人出院教育指导		
	解释替罗非班的作用和注意事	在老师指导下执行替罗非班医嘱		
	解释尼莫地平的作用及注意事项	在老师指导下执行尼莫地平医嘱		
	解释神经外科专科护理操作方法要点	在老师指导下执行中心静脉导管留置的维护,包括中心静脉导管(CVC)和经外周静脉置入中心静脉导管(PICC)留置		
		在老师指导下执行胃管留置及鼻饲操作		
		执行低压灌肠操作 2 次		
		观察老师执行气管切开术后病人护理,包括气管切开切口皮肤消毒、更换气管切开敷料、更换气管切开金属内套管、更换气管切开固定系带		
第三周	用图解释脑脊液生成、成分以及循环通路			
	阐述脑脊液实验室检查项目指标及临床意义	结合案例判读脑脊液常规检查结果 / 生化指标		
	阐述腰椎穿刺术的目的、注意事项以及穿刺后的护理要点	观察老师协助医生进行腰椎穿刺操作		
		执行腰椎穿刺术病人教育至少 1 次		

续表

周次	知识目标条目 （"知"什么与"知"怎样"行"） 学生能:(如有可能,结合临床情景或案例)	实践目标条目 （演示"行"与实际"行"） 在老师监护下,学生独立能: 注:下面那些目标陈述中没有表述条件的是"独立执行"的条目	评价	
			学生自评	老师评价
第三周	解释脑脊液漏病人的护理要点	对脑脊液漏病人进行教育指导至少1次		
	解释硬膜外(皮下)引流管护理要点	执行硬膜外(皮下)引流管护理1次		
	解释硬膜下引流管护理要点	执行硬膜下引流管护理1次		
	解释腰大池引流管护理要点	执行腰大池引流管护理1次		
	解释侧脑室外引流管护理要点	执行侧脑室外引流管护理1次		
第四周	1. 解释高血压脑出血的发病机制 2 画图解释高血压脑出血病人的临床表现	在老师指导下行高血压脑出血病人的专科评估(脑膜刺激征、巴宾斯基征等)		
		每日系统评估高血压脑出血病人并制订护理计划至少1次		
		在病人身上识别中枢性面瘫和周围性面瘫		
	解释高血压脑出血病人的护理要点	执行降低颅内压、降血压药物医嘱		
		在老师指导下对昏迷和偏瘫病人放置正确体位各2例		
		在老师指导下执行高血压脑出血病人围手术期护理2例		
		在老师指导下执行高血压脑出血病人出院指导2例		
	解释高血压脑出血的常见并发症及处理原则	在老师指导下进行防误吸病人教育1次		
		在老师指导下操作间歇充气加压(IPC)泵		
		在老师指导下为病人做脑卒中的早期识别(FAST)教育1次		
	解释脑疝的原因和类型、临床表现及急救处理	如有,观察老师处理脑疝病人		
	解释癫痫原因和类型、临床表现及应急处理流程	在老师指导下护理非急诊癫痫病人1例		
在实习后期有能力的学生可分管1~2例病情稳定病人1~2周,并完成交接班				

表 7-12　妇产科 4 周实习目标清单（护理专业学生）

周次	知识目标条目 （"知"什么与"知"怎样"行"） 学生能:(如有可能,结合临床情景或案例)	实践目标条目 （演示"行"与实际"行"） 在老师监护下,学生独立能: 注:下面那些目标陈述中没有表述条件的是"独立执行"的条目	评价	
			学生自评	老师评价
第一周	说出妇产科病房环境分布和物品摆放	准备符合产妇护理要求的床单元,包括为正常待产妇、高危产妇、产后休养产妇、剖宫产术后产妇		
	解释妊娠期母体生殖系统、血液、心血管和泌尿系统的变化特点			
	解释孕产妇及新生儿生命体征测量的关键点、注意事项及正常值范围	测量、判断、记录孕产妇及新生儿生命体征至少 20 次		
	阐述胎方位的表达方式和预产期的测算	结合产妇的末次月经进行预产期推算 5 例		
		用四步触诊法判断胎心位置并正确听胎心至少 5 次		
	解释孕妇左侧卧位的意义	指导孕妇取正确的左侧卧位		
	1. 解释胎儿监测方法及相关理论知识 2. 画出胎心监护图形(正常 NST、减速图形)	在老师指导下进行胎心监护并准确读取报告至少 2 次		
		指导孕妇自己数胎动		
		在老师指导下根据胎心监护图形判断孕妇胎心状况		
	阐述产科入院评估内容、方法及操作要点	在老师指导下完成产科入院评估及入院宣教至少 5 例		
	解释产前催产素使用目的和注意事项	在老师指导下执行产前催产素滴注医嘱		
	解释母乳喂养的益处及姿势选择	执行产妇母乳喂养姿势摆放 2 次		
		执行产妇母乳喂养教育 2 次		

续表

周次	知识目标条目（"知"什么与"知"怎样"行"）学生能:(如有可能,结合临床情景或案例)	实践目标条目（演示"行"与实际"行"）在老师监护下,学生独立能:注:下面那些目标陈述中没有表述条件的是"独立执行"的条目	评价	
			学生自评	老师评价
第二周	解释孕妇产前护理要点	在老师指导下完成产前评估(胎心、胎动、宫缩评估)		
		在老师指导下进行产前孕妇系统评估 5 次		
		如果有,观察老师执行 OCT 试验 1 例		
		如果有,观察老师执行催产素引产医嘱 1 例		
	解释临产先兆征象,第一产程分期的表现特征、观察要点和护理	操作宫颈内口探查,进行宫颈评分至少 1 例		
		在老师指导下完成转产房或转待产室流程 2 次		
	概述第二、三产程的表现特点、护理要点	在老师指导下床边评估产程进展并记录至少 3 例		
		观察助产士正常接产过程 2 次		
	阐述产后护理要点	接待正常返回休养室产妇 2 人		
		对产妇进行每日系统评估至少 5 次		
		评估并记录产妇子宫恢复状况至少 5 次		
		评估并记录产妇恶露状况至少 5 次		
	阐述产后会阴护理操作流程及注意事项	执行会阴护理至少 10 次		
第三周	1. 阐述新生儿 Apgar 评分系统的内容 2. 阐述新生儿护理常规	观察老师对新生儿 Apgar 评分 2 例		
		在老师指导下进行新生儿沐浴至少 2 次		
		指导产妇 / 家属正确的哺乳姿势及挤奶手法		
		指导产妇 / 家属学会婴儿含接乳头的姿势		

续表

周次	知识目标条目 （"知"什么与"知"怎样"行"） 学生能:(如有可能,结合临床情景 或案例)	实践目标条目 （演示"行"与实际"行"） 在老师监护下,学生独立能: 注:下面那些目标陈述中没有表述 条件的是"独立执行"的条目	评价	
			学生 自评	老师 评价
第三周	阐述剖宫产术的适应证和术后护理要点	在老师指导下做剖宫产术术前准备2例		
		交接剖宫产术后回病房产妇2例		
		在老师指导下护理剖宫产术后产妇2例		
	解释妊娠高血压的病因、病理机制、临床分度、临床表现及治疗护理要点	如果有,观察老师评估和护理妊娠高血压病人1例		
	解释硫酸镁使用过程中的注意事项	如果有,观察老师执行硫酸镁药物治疗医嘱		
	解释前置胎盘和胎盘早剥的定义和临床表现差异	如果有,观察老师评估和护理前置胎盘孕妇		
		如果有,观察老师对胎盘早剥孕妇准备急诊剖宫产术		
第四周	描述女性内、外生殖器官解剖与邻近器官的关系			
	1. 阐述妇科常见的症状、体征、诊断性辅助检查和实验室检查项目 2. 阐述妇科病人系统护理评估的内容	在老师指导下对妇科入院病人进行入院评估和入院宣教至少1例		
		在老师指导下使用窥阴器检查至少1次		
		在老师指导下对妇科手术治疗后病人进行每日系统评估至少1例		
	解释子宫肌瘤的分类、临床表现、治疗原则	在老师指导下执行子宫肌瘤病人入院评估和入院教育1例		
	解释妇科经腹部和经阴道手术病人的术前准备的差异性	对妇科腹部手术病人进行术前教育至少2次		
		完成阴道擦洗至少1次		
	解释妇科术后病人护理常规	基于评估资料,在老师指导下制订和实施妇科腹部手术术后病人护理计划至少1例		
		执行妇科腹部手术病人出院指导1次		

表 7-13　急诊室 4 周实习目标清单

时间	知识目标条目 （"知"什么与"知"怎样"行"） 学生能:(如有可能,结合临床情景或案例)	实践目标条目 （展现或演示"行"与实际"行"） 在老师的监护下,学生独立地能: 注:下面那些目标陈述中没有表述条件的是"独立执行"的条目	评价	
			学生自评	老师评价
第一周	说出或画出急诊室环境布局和抢救设备、物品的放置位置	迅速定位获取急诊抢救所需要的设备与物品		
	讨论急诊室护理工作的特点	跟随、观察临床护士的工作状况		
	讨论急诊室不同护理工作站护士工作流程和内容	跟随、观察不同工作站临床护士日常工作状况		
	陈述急诊病人初步预检分诊流程与要点	在老师指导下执行急诊病人初步预检分诊至少 10 次		
	阐述常用急诊室物品使用后的消毒方法	执行对使用过的血压计、体温计等消毒		
	列出需要青霉素皮试的临床药物名称、皮试浓度、皮试操作流程和注意事项	执行青霉素皮试医嘱至少 10 次		
	解释破伤风皮试的操作要点、判断标准、注射方法	执行破伤风注射医嘱至少 10 次		
	阐述生命体征测量操作要点和正常值范围	测量并判读病人生命体征至少 20 例		
第二周	1. 列举急诊室病人输液常用药物名称与目的 2. 阐述静脉输液的操作流程和注意事项 3. 解释输液反应及各种输液反应的处理	执行静脉输液药物配制准备至少 15 次		
		执行静脉输液治疗至少 15 次		
		操作周围静脉留置 10 次		
		在老师指导下评估和处理病人输液过程中出现的问题和输液反应		
	阐述急诊病人转入病房交接的程序	在老师指导下护送急诊病人转入病房至少 2 例		
	说出急诊室各种标本的收集流程、化验报告的正常值范围和临床意义	执行静脉血标本采集至少 15 例		
		执行血气分析标本采集至少 1 例		
		……		
	阐述输血操作流程和注意事项	观察老师执行输血医嘱至少 1 次		

续表

时间	知识目标条目 （"知"什么与"知"怎样"行"） 学生能:(如有可能,结合临床情景 或案例)	实践目标条目 （展现或演示"行"与实际"行"） 在老师的监护下,学生独立地能: 注:下面那些目标陈述中没有表述 条件的是"独立执行"的条目	评价	
			学生自评	老师评价
第二周	解释急诊预检常见的临床问题和就诊流程	预检分诊病人至少 10 次		
	1. 阐述心脏传导系统、正常心电图表现和临床意义 2. 阐述 12 导联心电图操作流程和注意事项 3. 阐述心电监护操作要点和注意事项	执行 12 导联心电图医嘱至少 5 例		
		为病人正确连接心电监护仪至少 20 次		
		正确判读心电监护结果至少 10 次		
		处理心电监护报警至少 5 次		
第三周	阐述多发伤病人初始评估、体格检查要点和处理原则	执行多发伤病人初始评估 5 次		
		执行多发伤病人体格检查 5 次		
		观察临床护士执行多发伤病人的护理 1 例		
	阐述急性中毒病人的种类和处理原则	在老师指导下观察和处理急性中毒病人至少 1 例		
		在老师指导下洗胃至少 1 次		
	阐述急腹症病人常见临床病因、鉴别诊断、处理原则	在老师指导下观察和处理急腹症病人至少 1 例		
	1. 阐述恶性心律失常的种类、心电图表现特征、急救原则 2. 阐述除颤的适应证和除颤流程	判读恶性心律失常心电图图谱病人至少 5 例		
		检测除颤仪器 1 次		
		观察老师对心室颤动病人进行除颤 1 例		
第四周	解释急诊室常用抢救药物:肾上腺素、胺碘酮、利多卡因、多巴胺的药物作用机制、用法和临床观察要点	协助或观察老师执行肾上腺素、胺碘酮、利多卡因、多巴胺药物临床应用各 1 例		
	解释胸痛病人的评估要点和急救处理要点	在老师指导下执行胸痛病人急救处理至少 1 例		
	解释脑卒中的评估要点和急救处理要点	在老师指导下执行脑卒中病人急救处理至少 1 例		

续表

时间	知识目标条目 （"知"什么与"知"怎样"行"） 学生能:(如有可能,结合临床情景 或案例）	实践目标条目 （展现或演示"行"与实际"行"） 在老师的监护下,学生独立地能: 注:下面那些目标陈述中没有表述 条件的是"独立执行"的条目	评价	
			学生自评	老师评价
第四周	解释上消化道出血评估要点和急救处理要点	在老师指导下执行上消化道出血病人急救处理至少1例		
	解释昏迷病人的评估要点和急救处理要点	在老师指导下执行昏迷病人的急救处理至少1例		
		在老师的指导下操作口咽吸痰至少1次		
		在老师的指导下操作面罩吸氧至少1次		
	解释急诊室成人与儿童心肺复苏的抢救流程和操作要点	观察老师执行成人病人心肺复苏抢救至少1例		
		观察老师执行儿童心肺复苏抢救1例		
		观察老师进行气管插管操作配合1例		
		在老师的指导下操作成人胸外心脏按压1次		
		在老师的指导下操作气囊加压吸氧1次		
	阐述急诊护理书写记录单的种类、书写规则	在老师指导下书写各种护理记录单		
	阐述急诊交班主要内容	在老师指导下书写以上病种的护理交班报告		
		独立进行一次交接班		
	100%准确完成科室书面考核	100%准确完成科室操作考核		

表 7-14　手术室 4 周实习目标清单

时间	知识目标条目 ("知"什么与"知"怎样"行") 学生能:(如有可能,结合临床情景或案例)	实践目标条目 (展现或演示"行"与实际"行") 在老师的监护下,学生独立地能: 注:下面那些目标陈述中没有表述条件的是"独立执行"的条目	评价	
			学生自评	老师评价
第一周	阐述手术室与病区护理工作的不同	正确调节各手术区域的室内温度及层流净化		
	阐述手术室区域布局、手术室环境控制的重要性	按相关制度,正确地穿戴进出手术室不同区域		
	阐述麻醉复苏室(post anesthesia care unit,PACU)护理区域功能和护理工作内容	在老师指导下在 PACU 功能区进行术前准备工作 1 天		
		在老师指导下在 PACU 功能区进行术后麻醉复苏工作 1 天		
	阐述手术室洗手护士和巡回护士角色作用	观察并跟班洗手护士和巡回护士的工作至少 2 次		
	阐述手术室基础设备的名称和用途	规范操作基本仪器:无影灯、电刀、吸引器		
		操作手术床及配件		
		安置麻醉架及搁手板		
	阐述不同敷料的名称和用途	观察老师对至少 2 种敷料的临床使用		
	阐述各类缝针、刀片的规格和用途	观察老师对至少 2 种不同规格的缝针、刀片的临床使用		
第二周	命名手术室常用器械名称并阐述其清洗、消毒、灭菌及保养原则	100% 准确地区分常用器械的用途		
		在老师指导下至少完成 2 种器械清洗、消毒、灭菌及保养工作		
		操作使用至少 2 种基本器械		
	阐述手术室无菌操作原则和技术	无菌台铺设至少 2 次		
		器械台准备至少 2 次		
		无菌物品打入法(一次性和非一次性的)至少 2 次		
		完成外科洗手至少 2 次		
		完成穿戴手术衣、无菌手套至少 2 次		
		帮助医生完成穿戴手术衣、无菌手套至少 2 次		
		操作使用无菌溶液至少 2 次		

续表

时间	知识目标条目 ("知"什么与"知"怎样"行") 学生能:(如有可能,结合临床情景或案例)	实践目标条目 (展现或演示"行"与实际"行") 在老师的监护下,学生独立地能: 注:下面那些目标陈述中没有表述条件的是"独立执行"的条目	评价	
			学生自评	老师评价
第二周	说出核对制度重要性及手术病人核对内容	按标准化流程核对病人并在术前评估单上记录		
	说出隔离病人的种类和手术垃圾分类原则	进行隔离病人正确的手术垃圾分类		
	说出消毒器械和物品的有效日期	操作前检查器械及物品有效期		
		识别各种物品的消毒方法及指示带、指示剂的变化		
		正确清点并在清点单上记录		
	阐述手术室病人跌倒防范措施	在老师指导下安全转运 / 移动病人到手术台至少 2 次		
		在老师指导下完成约束带的正确使用		
	说出不同手术体位放置的适应证	正确放置手术病人于仰卧位至少 5 次		
	阐述术前留置导尿操作流程和物品的准备	执行术前病人留置导尿至少 2 次		
	解释手术常规标本送检流程和注意事项	在老师指导下进行手术常规标本送检 2 次		
	解释常见腹部手术的解剖结构和皮肤准备范围	完成铺无菌台和器械台的准备		
		完成腹部手术(腹腔镜下胆囊切除术、阑尾炎切除术、胃大部切除术)病人皮肤准备至少 5 例		
第三周	识别不同种类的缝线、敷料和引流管	根据手术案例的需要准备缝线、敷料和引流管		
	列举手术室常用的药物名称和作用	当需要时能快速拿到常用的药物		
	讨论不同设备和器械消毒流程	手术完成后清理手术间		
		正确地浸泡、消毒器械		
	根据手术部位分类手术案例	在老师指导下执行 5 种不同手术巡回护士工作		
		在老师的指导下,执行下列不同手术的洗手护士工作:腹腔镜下胆囊切除术、阑尾切除术、胃大部切除术等 5 种不同手术类型		

续表

时间	知识目标条目 ("知"什么与"知"怎样"行") 学生能:(如有可能,结合临床情景或案例)	实践目标条目 (展现或演示"行"与实际"行") 在老师的监护下,学生独立地能: 注:下面那些目标陈述中没有表述条件的是"独立执行"的条目	评价	
			学生自评	老师评价
第四周	解释洗手护士/巡回护士的角色作用	执行胆囊切除术、阑尾切除术洗手护士工作		
		100%准确进行手术室的巡回工作		
	解释手术标本送检操作的重要性	100%准确将标本送至病理实验室		
	描述手术室紧急情况下的应急预案	与带教老师共同参与急诊案例手术		
	100%准确通过书面考试	100%准确通过操作考试		

表 7-15　重症监护室 4 周实习目标

时间	知识目标条目 ("知"什么与"知"怎样"行") 学生能:(如有可能,结合临床情景或案例)	实践目标条目 (展现或演示"行"与实际"行") 在老师的监护下,学生独立地能: 注:下面那些目标陈述中没有表述条件的是"独立执行"的条目	评价	
			学生自评	老师评价
第一周	阐述 ICU 各班护士工作流程和角色作用	跟随不同班次的老师上班		
	阐述 ICU 病房环境分布和物品摆放	正确定位病房环境和物品获取		
	解释移动及床边监护仪使用注意事项和报警处理要点	正确连接监护仪		
		正确进行监护仪报警设置及回顾		
	解释微泵使用注意事项和报警处理要点	正确操作微泵安装和报警处理		
	解释 ICU 不同类型负压的使用注意事项	正确操作一次性负压的安装 3 次		
		正确操作墙式负压的安装 2 次		
		正确调节负压大小 (吸痰、胃肠减压、外科引流等)		
	解释心理精神方面的评估内容及 Barthel 指数评估要点	执行 ICU 每日评估单填写至少 2 次		

续表

时间	知识目标条目 ("知"什么与"知"怎样"行") 学生能:(如有可能,结合临床情景 或案例)	实践目标条目 (展现或演示"行"与实际"行") 在老师的监护下,学生独立地能: 注:下面那些目标陈述中没有表 述条件的是"独立执行"的条目	评价	
			学生 自评	老师 评价
第一周	解释 ICU 常用中心静脉药物及使用注意事项	在老师指导下执行药物医嘱		
	1. 列举隔离分类 2. 列举 ICU 常见多重耐药菌类型	在老师的指导下判断病人隔离类型		
	解释接触隔离病人的护理要点	在老师的指导下执行接触隔离医嘱		
	解释静脉用药和非静脉用药的区别	正确粘贴非静脉用药标签		
	解释 ICU 接班后的 6 个好习惯	在老师指导下正确进行环境评估至少 2 次		
	解释 ICU 交班前的 5 个好习惯	在老师指导下完成交班前的准备工作		
	解释接收不同来源新病人流程	在老师指导下收治新病人(急诊/病房/术后)		
	用流程图解释转科流程	在老师指导下执行病人转科		
	解释皮肤护理的要点	在老师的指导下执行失禁相关性皮炎(incontinence-associated dermatitis,IAD)护理		
		在老师的指导下识别 IAD 高风险病人		
		在老师的指导下执行皮肤管理		
第二周	1. 画出呼吸音听诊部位 2. 解释异常呼吸音的特点(哮鸣音、干啰音、湿啰音)	正确听诊异常呼吸音至少各 2 例		
	解释胸部叩击操作禁忌证和手法	执行胸部叩击医嘱		
		指导病人进行深呼吸和有效咳嗽至少 2 次		
	解释不同氧疗方式的适应证和使用原则	在老师指导下执行吸氧的医嘱		

时间	知识目标条目 （"知"什么与"知"怎样"行"） 学生能:(如有可能,结合临床情景 或案例)	实践目标条目 （展现或演示"行"与实际"行"） 在老师的监护下,学生独立地能: 注:下面那些目标陈述中没有表 述条件的是"独立执行"的条目	评价	
			学生 自评	老师 评价
第二周	1. 解释呼吸气囊的类型 2. 解释呼吸气囊各部件的作用 3. 解释呼吸气囊使用的手法、通气频率及注意事项	正确进行呼吸气囊的检测		
		在老师的指导下正确对病人进行呼吸气囊辅助通气		
	1. 解释无创呼吸机的类型 2. 解释无创通气护理要点	在老师的指导下正确执行使用无创呼吸机病人的护理		
	1. 解释人工气道的类型 2. 解释呼吸机不同模式及报警处理	床边观察老师处理呼吸机报警		
	列举常用气管插管使用药物及其副作用(镇静、镇痛、肌松药物)	在老师指导下正确执行气管插管病人的用药		
	1. 解释镇痛、镇静的临床意义和管理原则 2. 解释 Richmond 躁动镇静量表(RASS)评估内容、功能等级判断标准	执行 RASS 评估至少 2 例		
	说出重症监护室疼痛观察量表(CPOT)评估内容 解释疼痛的处理原则及护理要点	执行正确的 CPOT 评估至少 2 例		
		执行对疼痛病人的疼痛护理及记录		
	解释谵妄评估流程	进行正确的谵妄评估至少 2 例		
	解释约束器具使用原则	在老师指导下对病人进行有效约束器具的使用		
	1. 解释气管插管病人护理要点 2. 解释呼吸机相关性肺炎(VAP)预防措施	在老师指导下执行气管插管病人的口腔护理至少 3 次		
		在老师指导下正确固定病人的气管插管		
		观察老师对气囊漏气的处理		
	解释气管插管意外脱出的处理流程	结合实际案例观察老师对气管插管意外滑出的处理		

续表

时间	知识目标条目 （"知"什么与"知"怎样"行"） 学生能:(如有可能,结合临床情景 或案例)	实践目标条目 （展现或演示"行"与实际"行"） 在老师的监护下,学生独立地能: 注:下面那些目标陈述中没有表 述条件的是"独立执行"的条目	评价	
			学生 自评	老师 评价
第二周	解释气管切开病人的护理要点	识别气管切开套管型号		
		执行气管切开病人口腔护理至少 3次		
		更换气管切开纱布至少2次		
		床边观察老师进行气管切开吸痰 操作		
	解释气管切开套管意外脱出的处 理流程	如果有,观察老师对气管切开套 管意外滑出的处理		
	解释血气分析检查报告判断要点	在老师的指导下判读血气分析至 少2例		
	解释放置胸腔闭式引流装置病人 护理要点	在老师指导下进行病人胸腔闭式 引流置管的护理		
第三周	1. 阐述正常心电图特点 2. 解释常见心律失常心电图表现 特征(窦性心动过缓、窦性心动过 速、室性期前收缩、室上性心动过 速、心房颤动、一度／二度／三度 房室传导阻滞等)	1. 分析并记录病人心律 2. 在老师的指导下分析所管病 人异常心电节律		
	解释4种致命心律失常心电图表 现及处理	在老师指导下分析病人心电节律		
	解释除颤仪作用原理及使用指征	在抢救病人时,观察老师进行心 脏复苏和除颤		
	讨论同步电复律和非同步电复律 之间的区别	观察老师执行同步电复律医嘱		
	列举常见抗心律失常药物及使用 注意事项	在老师指导下执行胺碘酮注射液 静脉注射医嘱		
		在老师指导下执行毛花苷丙注射 液静脉注射医嘱		
	列举常见高浓度电解质药物及使 用注意事项	在老师指导下执行氯化钾静脉泵 注医嘱		

时间	知识目标条目 （"知"什么与"知"怎样"行"） 学生能:(如有可能,结合临床情景或案例)	实践目标条目 （展现或演示"行"与实际"行"） 在老师的监护下,学生独立地能: 注:下面那些目标陈述中没有表述条件的是"独立执行"的条目	评价	
			学生 自评	老师 评价
第三周	列举常见血管活性药物及使用注意事项	在老师指导下执行血管活性药物静脉泵注医嘱		
	解释无创血压监测的禁忌证	执行无创血压测量医嘱		
	解释有创血压监测的护理要点	在老师的指导下进行有创血压装置的连接		
		进行 A-line 调零至少 3 次		
		进行方波试验至少 3 次		
		在老师的指导下进行 A-line 采血至少 3 次		
	解释中心静脉压（CVP）测量的意义及影响因素	在老师的指导下进行 CVP 测量		
	解释心脏瓣膜疾病的分类、发病机制、临床表现	在老师指导下对心脏瓣膜疾病病人进行床边系统评估 1 次		
	解释心脏瓣膜疾病术后的护理要点和并发症	在老师指导下护理心脏瓣膜疾病术后病人 1 例		
		在老师指导下正确进行心包、纵隔置管引流管护理		
		记录每小时尿量、引流量		
		观察老师进行处理心脏压塞病人		
	解释主动脉夹层的分型、发病机制	在老师指导下分析主动脉夹层的分型		
		在老师指导下对主动脉夹层术前、术后病人进行系统评估 1 次		
	解释主动脉夹层术前治疗原则	执行控制心率药物医嘱		
		执行控制血压药物医嘱		
		执行镇痛药物医嘱		
		执行主动脉夹层术前宣教		

续表

时间	知识目标条目（"知"什么与"知"怎样"行"）学生能:(如有可能,结合临床情景或案例)	实践目标条目（展现或演示"行"与实际"行"）在老师的监护下,学生独立地能:注:下面那些目标陈述中没有表述条件的是"独立执行"的条目	评价	
			学生自评	老师评价
第三周	解释主动脉夹层术后护理要点	床边观察老师正确抽取 CVC、PAP 血气		
		床边观察老师测量 CO、PICCO 的校准		
		床边观察老师评估临时起搏器参数并记录		
		执行床边 12 导联心电图监护评估		
		执行升温仪复温		
第四周	解释脑卒中病人评估内容及意义	进行病人意识评估至少 3 次		
		进行 GCS 评估		
		进行肌力评估		
		进行瞳孔评估		
	列举降低颅内压力药物常见分类、副作用	执行脱水剂医嘱		
		执行降血压药医嘱		
	列举改善脑循环药物及使用注意事项	在老师的指导下执行尼莫地平静脉泵注医嘱		
		在老师的指导下执行丙戊酸静脉泵注医嘱		
	解释脑卒中护理要点	在老师指导下执行病人外出头颅 CT 检查		
		在老师的指导下执行皮下抗凝剂注射医嘱		
		床边观察老师进行目标体温管理		
		在老师的指导下执行气压泵治疗		

续表

时间	知识目标条目 ("知"什么与"知"怎样"行") 学生能:(如有可能,结合临床情景或案例)	实践目标条目 (展现或演示"行"与实际"行") 在老师的监护下,学生独立地能: 注:下面那些目标陈述中没有表述条件的是"独立执行"的条目	评价	
			学生 自评	老师 评价
第四周	解释侧脑室引流管护理要点	在老师指导下进行"调零"		
		在老师的指导下判断侧脑室的通畅性		
		在老师的指导下,在病人改变体位时,正确操作侧脑室引流管		
	解释急性胰腺炎病人的临床表现和体征	在老师的指导下执行床边系统评估		
	解释胰腺炎腹内高压的病理生理机制	在老师指导下执行腹内压监测医嘱		
		听诊病人肠鸣音至少3次		
	解释胰腺炎护理要点	在老师指导下进行双套管冲洗		
		在老师指导下执行生长抑素静脉泵注射医嘱		
		观察老师执行硬膜外镇痛泵医嘱		
		在老师指导下进行介入治疗前和治疗后准备		
		执行血糖监测医嘱		
		床边观察老师进行连续性肾脏替代治疗(CRRT)		
	解释消化道出血病人临床表现	在老师的指导下对病人进行床边系统评估		
	解释消化道出血治疗原则	执行备血医嘱		
		执行输血医嘱		
		在老师指导下进行床边胃镜检查的配合		
		在老师指导下执行质子泵抑制剂(奥美拉唑/泮托拉唑)医嘱		
		在老师指导下遵医嘱执行缩血管药物(生长抑素、奥曲肽、特利加压素、垂体后叶素注射液)		

续表

时间	知识目标条目 ("知"什么与"知"怎样"行") 学生能:(如有可能,结合临床情景或案例)	实践目标条目 (展现或演示"行"与实际"行") 在老师的监护下,学生独立地能: 注:下面那些目标陈述中没有表述条件的是"独立执行"的条目	评价	
			学生自评	老师评价
第四周	解释三腔二囊管留置护理要点	床边观察老师协助医生留置三腔二囊管		
		在老师指导下进行三腔二囊管的牵引及充放气		
		在老师指导下执行鼻部皮肤保护		

第二节　护理院校临床实习大纲示例
（以杭州师范大学护理学院本科生实习大纲为例）

一、教学目的

专业实习是护理教育理论联系实际的重要环节,学生通过专业实习能较好地掌握本专业实际工作所需的基础理论、基本知识和基本技能,运用所学的专业知识和技能对常见病、多发病和危重病人进行护理,培养适合我国社会主义医疗卫生事业需要的德、智、体、美、劳全面发展的应用型高级护理人才。

二、教学方式与要求

1. 实践教学组织形式　赴医院分散实习。

2. 教师基本要求

(1)学院由院领导参与组成的专业实习工作领导小组,专门对专业实习进行领导与监控,由院领导、教务科、办公室组成,下设实习工作组由教务科、辅导员、班主任、临床护理教研室主任等组成,全面实施对护理专业学生的实习管理。

(2)专业实习工作小组的成员到实习医院了解学生的实习情况,了解医院的指导情况,巡视医院后及时填写有关记录单,发现问题及时解决。

(3)学院临床课老师将经常到实习医院与医院指导老师共同商讨指导问题(讲座、护理教学查房、临床护理进展、护理科研课题的设计、临床带教等),

并对学生进行实习周目标抽查考核和整体护理综合能力的抽查考核。

3. 学生基本要求

(1)坚持四项基本原则,坚持社会主义道路、坚持人民民主专政、坚持中国共产党的领导、坚持马克思列宁主义毛泽东思想。积极参加医院、科室的政治学习和有关活动,不断提高政治思想觉悟。

(2)树立全心全意为病人服务的思想,经常深入病房了解病情,不断提高与病人的沟通能力。对病人要关心、细心、耐心和热心。对工作要认真负责,严格遵循操作规程,遇有问题应及时请示汇报,防止差错,杜绝医疗事故发生。实习期内如有违反医院规定或发生严重差错事故后,应作书面检查,由医院签署意见后交学校处理。

(3)要尊重指导老师和医院的工作人员,做到谦虚谨慎、勤学好问、刻苦钻研,通过理论联系实际,达到培养目标所要求掌握的知识、技能,并能运用于实际。

(4)关心集体,团结其他院校进修、实习生。爱护公物,节约水、电、物品及器材等,损坏器材应按医院规定赔偿。

(5)遵守医院各项规章制度和劳动纪律,不得随意离开工作岗位或调换实习科室。如因病因事不能坚持实习,需办理请假手续。实习期内一般不得请事假。

(6)实习期内要从医院实际出发,积极开展文娱体育活动。主动维护宿舍和工作场所的清洁卫生,养成良好卫生习惯,增强体质。

(7)按时参加党、团组织生活及实习小组活动,进行实习小结,开展批评与自我批评,克服缺点,团结友爱,定期向医院和学校汇报。

(8)每科实习结束时,按时写好实习小结,并请指导老师写出评语。

三、教学内容和安排

1. 内科护理 8 周

(1)下列内科护理学中常见病种的病因,熟悉评估发现,主要护理诊断,护理措施:①呼吸系统中的慢性支气管炎、肺炎、肺气肿、慢性肺源性心脏病、呼吸衰竭、肺结核、支气管哮喘;②循环系统中的心力衰竭、冠心病、原发性高血压、瓣膜性心脏病、心律失常;③消化系统中的慢性胃炎、消化性溃疡、肝硬化;④泌尿系统中的慢性肾炎、尿路感染、肾功能不全;⑤血液系统中的各类贫血、白血病、出血性疾病;⑥神经系统中的急性脑血管疾病;⑦内分泌系统中的糖尿病、甲状腺功能亢进症。

(2)下列内科护理学中的操作过程:①正确接待、安置新病人,进行入院护理;②规范护理体检,正确收集护理评估资料,并进行规范书写记录;③护理程序方法,对内科各系统常见病人进行整体护理;④运用沟通技巧,对病人进行心理护理、保健指导和卫生宣教;⑤内科常用护理基础操作,包括测量 T、P、R、BP 及绘制体温单,各种体位的应用,超声雾化吸入法,各种氧疗法,各种物品的消毒与保管,各种药物应用途径的选择及操作,各种过敏试验,冷、热疗法,口腔护理,皮肤护理,各种铺床法,叩击法,医嘱处理,尸体料理等;⑥采集下列标本的方法和要求,包括肝功能、血气分析、红细胞沉降率、抗链球菌溶血素"O"测定、血电解质、血脂、血糖、血肌酐、尿素氮、血淀粉酶、心肌酶、清洁中段尿培养标本、大便隐血试验、口服葡萄糖耐量试验、内生肌酐清除率;⑦糖尿病病人血糖测定,准确注射胰岛素。

(3)下列内科诊治操作配合工作:①胸腔穿刺;②腹腔穿刺;③骨髓穿刺;④腰椎穿刺;⑤三腔二囊管压迫止血。以上操作的术前、术中、术后操作配合。

2. 外科护理 8 周

(1)下列外科护理中常见的手术治疗前、后护理:甲状腺疾病;乳腺癌;阑尾炎;腹外疝;腹膜炎;腹部损伤;胃与十二指肠疾病;肠梗阻;直肠肛管疾病;胆道疾病;大隐静脉曲张;肝胰疾病。

(2)下列外科基本护理操作:更换引流管(腹腔引流管、胸腔引流管、胃肠减压管、T 形管),备皮,换药,拆线,导尿,灌肠,插胃管,抽血,输液,输血,各种铺床法,测量 T、P、R、BP 及绘制法,各种体位的应用,超声雾化吸入法,各种物品的消毒与保管,口腔护理,皮肤护理,无菌操作,医嘱处理。

(3)外科病房护士各班职责,能正确书写交接班报告和口头交接班。

(4)各种常见护理仪器、设备的使用。

(5)各种造影检查或特殊检查的护理配合。

(6)泌尿外科病人的特殊检查配合及病情观察护理,脑外科病人的观察及护理,胸外科病人术前、术后护理,骨科常见病护理。

(7)在带教老师指导下,每人分管 3~4 张床位,运用护理程序的方法,对病人进行整体护理。

3. 手术室护理 4 周

(1)器械护士、巡回护士的工作职责:学会常见手术(如阑尾切除术、疝修补术、大隐静脉结扎术、胆囊切除术、甲状腺大部切除术、胃大部切除术等)以及泌尿外科、脑外科、心胸外科、骨科、妇产科(剖宫产)手术的配合。

(2)手术室常用灭菌术,手术人员无菌准备和手术病人的消毒,手术室常用物品准备,常用手术器械的名称、用途和用法。

4. 急诊科护理 4 周

(1)急诊室的布局特点、工作制度、各班护士的职责和急诊室的规章制度,能独立进行急诊室的一般常规工作。

（2）对急诊病人的护理评估，能进行预检工作，能识别主要传染病。

（3）下列急症的处理原则：高热，创伤，急性中毒，昏迷，心跳呼吸骤停，急腹症，休克，大咯血，上消化道出血，脑血管意外，急性心力衰竭（急性肺水肿），急性呼吸衰竭。

（4）下列各项基本操作及有关注意事项，包括：人工呼吸、胸外心脏按压，止血包扎，洗胃术，三腔二囊管应用，动静脉穿刺术，呼吸机应用，床边心电监护，气管内插管术。

5. 危重症护理 6 周

（1）ICU 的设置、环境布置、各项规章制度和护士的工作职责。

（2）心电监护、急救技术和常用急救药物的应用。

（3）心、肺、脑、肾、肝等功能监测，在紧急情况下能配合医生进行心搏骤停，急性心肌梗死，严重心律失常，心、脑、胸外科及普外科等危重病人的急救。

（4）心电监护仪、人工呼吸机等常用设备的使用，配合医生进行漂浮导管检查及中心静脉压的测定。

6. 妇产科护理 4 周

（1）产科：①正确记录产科门诊病历、产科护理病史记录，掌握入院处置。②产前护理评估的主要内容，为孕妇制订有关孕期健康指导计划；产前检查；观察产程进展，熟悉各期产程的护理要点，在带教老师的指导下，平产接生2～3 次；正规填写待产、分娩记录；产前肛门检查，会阴冲洗，大量不保留灌肠，导尿，输血法等操作；侧切及剖宫产术的术前准备及术后护理。③新生儿体检的注意点，新生儿窒息抢救，新生儿脐部护理、臀部护理，新生儿沐浴及预防接种。④区别正常和异常妊娠；常见异常妊娠及并发症的预防、处理原则及护理措施。⑤产后护理要点，产后会阴护理、乳房护理等操作。⑥产科常用药物的作用机制、剂量、副作用、给药途径。

（2）妇科：①书写妇科护理病史、订出护理计划；②妇科常见病的护理评估、处理原则及护理要点；③妇科各种手术指征，做好术前准备、观察病情、术后护理，子宫全切术和附件切除术的全过程；④妇科特殊检查的护理要点，阴道灌洗、子宫颈上药、会阴热敷、坐浴等操作。

（3）计划生育与妇女保健：①计划生育的各种措施，学会计划生育宣教，计划生育适应证、禁忌证及术中注意事项；②计划生育如放环、取环、人工流产、中期引产的产妇护理措施。

7. 儿科护理 4 周

（1）儿科基础知识：儿科医疗机构组织特点；小儿生长发育的正常指标及生理变化；各种液体（4:1 液、3:2:1 液、4:3:2 液等）配制，补液的先后顺序，输液滴速。

（2）掌握或熟悉儿科常见病、多发病的下列内容：①小儿常见病、多发病的临床特点、病情观察和护理，运用护理程序，制订出护理计划，包括小儿支气管炎、肺炎、婴幼儿腹泻、佝偻病、肾炎、肾病、营养性贫血、脑膜炎；②小儿惊厥、急性心力衰竭、急性呼吸衰竭的临床表现，在急救处理中的护理诊断及护理措施。

（3）儿科常用护理技术操作方法：①掌握护理操作步骤，并独立完成以下项目，包括儿科铺床法；体温、脉搏、呼吸、血压测量法；身高、体重测量法；各种标本收集法；口腔、皮肤、臀部的护理；氧吸入法；喂奶法、喂药法；超声雾化吸入法；皮内、皮下、肌内注射法。②熟悉护理操作步骤，并在老师指导下完成头皮静脉注射，股静脉穿刺，鼻饲法，灌肠法，各种穿刺的术前准备、术中配合和术后护理。

8. 社区护理或精神科护理 2 周

（1）社区护理 2 周

1）社区妇女保健：①按照社区孕产妇保健手册内容对孕产妇进行评估，并以此为依据提供相应的孕期保健指导；②对产褥期产妇进行家庭访视，提供日常生活、乳房护理、母乳喂养等保健指导；③社区孕产妇健康档案的建立及管理；④依据产妇复查结果提供产后保健及计划生育等保健指导。

2）社区儿童保健：①对新生儿进行家庭访视，检查新生儿状况，提供喂养、日常生活保健、早期教育等保健指导；对新生儿异常状况给予指导和处理。②监测社区儿童生长发育情况，提供儿童喂养、常见病预防等保健指导。③社区儿童健康档案的建立及管理。④掌握社区儿童免疫日程安排情况，进行儿童预防接种，对异常反应给予及时处理。

3）社区慢性病保健：①社区慢性病及高危人群健康档案的建立及管理；②对社区慢性病病人进行随访，并提供有针对性的健康教育；③对社区慢性病病人提供个性化干预；④对社区老年人进行健康指导。

（2）精神科护理 2 周

1）精神科病房设置、环境布置特点、各项规章制度和护士的工作职责。

2）精神科的常规护理，包括建立治疗性护患关系，与特殊精神病人的接触，对病人实施安全护理、日常生活护理、饮食护理、给药护理、睡眠障碍病人的护理等。

3）精神疾病病人急危状态的防范及护理。

4）精神科的常见药物疗效及副作用的观察，特殊治疗（如改良电休克治疗）以及康复训练护理（工娱治疗等）。

5）运用系统化整体护理程序对各种常见精神障碍病人（包括精神分裂症、心境障碍、神经症等）实施整体化护理，包括交接班及护理记录的书写。

9. 护理学基础(持续贯穿在实习 40 周)

(1)知识领域

1)医院的规章制度、病区护理管理的内容、核对和交接班制度的内容、分级护理的目的及实施要求。

2)传统护理和现代护理的本质区别。

3)不同岗位护士的职责。

4)护理操作原则,如无菌操作原则、隔离消毒原则、给药原则、注射原则、检验样品采集原则等。

5)医院常用物品的消毒、灭菌方法。

6)医院膳食的种类、适应证及饮食原则。

7)影响冷、热疗法的因素及禁忌证。

8)药物的保管要求。

9)需做药物敏感试验的药物,解释其皮试液的浓度、稀释方法及皮试结果的判断,过敏性休克的表现、处理及破伤风抗毒素脱敏注射法。

10)输液故障的原因,并对不同输液故障进行妥善处理;对不同药液、不同病人静脉滴速调节。

11)各种输液、输血反应的原因及防治。

12)常用洗胃液及其适应证和禁忌证。

(2)技能领域

1)运用沟通技巧与病人有效沟通,针对病人具体情况给予必要的健康教育及其他支持;与病人建立良好的护患关系。

2)铺备用床、暂空床、麻醉床,为卧床病人更换床单。

3)运用紫外线灯管进行空气消毒。

4)口腔护理、预防皮肤压力性损伤护理。

5)测量生命体征及记录。

6)病人出入院护理。

7)正确使用热水袋、冰袋,能进行温水、酒精擦浴并指导病人坐浴。

8)正确分发口服药并根据其性质指导病人服药。

9)超声雾化吸入。

10)皮内、皮下、肌内注射,正确判断皮试结果。

11)静脉注射,静脉输液、静脉输血。

12)根据病情给病人正确安置卧位,辅助病人翻身。

13)常用检验标本的采集:大小便标本、痰液标本、静脉血标本、动脉血标本等。

14)吸氧、吸痰、鼻饲。

15) 安全搬运病人、熟悉保护具的使用。

16) 大量、小量不保留灌肠,肛管排气。

17) 女病人导尿术、留置导尿术。

18) 医嘱处理及临床护理表格书写。

19) 尸体料理。

20) 见习:洗胃法、头皮静脉注射法、颈外静脉穿刺置管输液法、锁骨下静脉穿刺置管输液法、人工呼吸机的使用。

四、考核方式和评分标准

1. 考核方式　操作考试。

2. 评价标准　根据各医院的操作统一标准进行考核。

3. 成绩构成　出科考核的内容主要有考勤、平时成绩、出科考试、综合评语四大方面。

(1) 考勤:考勤是对实习生在专业实习期内出勤情况的考核。为准确反映实习生的出勤情况,医院应建立实习生各病区(室)轮转登记制度和考勤制度。考勤由实习科室登记,出科时由护理部(科教科)核准并填入"出科考核成绩登记表"中的考勤栏目中。

(2) 出科考试:出科考试是按照各科专业实习大纲规定要求,以书面和实际操作的形式对实习生进行的考核。主要按"学习态度""理论知识""技能操作"三方面进行评价。出科考试时间均在每科轮转的最后 3 天内进行。具体要求规定为:①实习态度(占该科实习总分的 20%)包括对带教老师的态度、对病人的态度以及对学习的态度。②理论知识考试(占该科实习总分的40%)范围以实习大纲为主,内容含护理技术操作理论知识和临床护理知识。考试方式为闭卷考试,时间 90 分钟,由科室组织进行考试。③技能操作(占该科实习总分的 40%)。内、外科出科时,由科带教老师在学生分管床位的病人中,选定一位一级护理的非危重病人进行学生的床边整体护理综合能力考核。其他科出科时,由科带教老师选定一项专科护理操作项目和 / 或一项基础护理操作项目(根据大纲要求掌握的操作项目)。实际操作考试安排在科室实习结束前 1~2 周内进行。

(3) 综合评语:综合评语是对实习生进行平时成绩和出科考试计分之后,结合实习生平时表现作出综合性简要评语。综合评语在出科时所在病区(室)听取各位带教老师意见后填写,由各科带教老师和科护士长签字。

参 考 文 献

［1］段志光, 孙宏玉, 刘霖. 护理教育学 [M]. 5 版. 北京: 人民卫生出版社, 2022.

［2］叶志弘, 冯金娥. 临床护士在职培训指导 [M]. 北京: 人民卫生出版社, 2014.

［3］FLYNN J P, STACK M C. The Role of the Preceptor: a Guide for Nurse Educators and Clinicians and Managers [M]. 2nd ed. Berlin: Springer Publishing Company, 2006.

［4］KEATING S B, DEBOOR S S. Curriculum Development and Evaluation in Nursing [M]. 4th ed. Berlin: Springer Publishing Company, 2017.

［5］刘明, 陈伟菊, 蓝宇涛, 等. 临床护理教师有效教学行为特征的质性研究 [J]. 中华护理教育, 2011, 8 (09): 387-389.

［6］芦鸿雁, 马荣. 护理本科实习生对临床带教老师教学行为体验的质性研究 [J]. 护理研究, 2013, 27 (35): 4001-4003.

［7］郝遒劲, 谷晓玲. 布鲁姆目标教学法在护理教学中的应用现状 [J]. 天津护理, 2019, 27 (02): 241-244.

［8］石音, 李娅. 基于布鲁姆教学目标分类理论的互动沟通模式在心血管外科护理教学中的应用效果 [J]. 中国当代医药, 2022, 29 (33): 181-184,188.

［9］金美娟, 季诚, 龚丽俐. 护理领域元认知的研究进展 [J]. 卫生职业教育, 2021, 39 (09): 75-79.

［10］梁红霞, 喻晓芬, 蔡学联, 等. Miller 金字塔教学法在肝胆胰外科专科团队急救演练培训中的应用研究 [J]. 护理与康复, 2020, 19 (06): 5-9.

［11］王丽敏, 喻晓芬. Miller 金字塔教学法在手术室低年资护理应急能力培训中的应用研究 [J]. 护理管理杂志, 2019, 19 (09): 678-682.

［12］谢芬, 刘红菊. 五分钟教学法在临床护理实习教学中的应用 [J]. 护理学杂志, 2020, 35 (17): 62-64.

［13］周慧飞, 李桂琴. 案例教学法结合情景模拟教学法在急诊科临床带教中的效果研究 [J]. 中国高等医学教育, 2017,(05): 108-109.

［14］钱芸, 杨卉, 黄焕, 等. TBL+CBL 的混合教学模式在神经病学临床带教中的应用效果 [J]. 中国现代医生, 2023, 61 (04): 97-100.

［15］刘义兰, 王桂兰, 赵光红, 等. 书面作业在临床护理教学中的运用及效果评价 [J]. 护理研究, 2003,(01): 47-49.

［16］张文静, 刘刚琼, 吴卓葳, 等. 思维导图辅助 CBL 联合 PBL 在心内科见习教学中的应用探索 [J]. 中国医学教育技术, 2023, 37 (01): 84-87.

［17］王莲萍, 丁万红, 董文平, 等. 基于概念图的案例教学对专科护生评判性思维能力的

影响 [J]. 中国高等医学教育, 2023,(05): 62-63.

［18］陆悦, 李明子, 孙玉梅, 等. 反思日志在护理临床教学中的应用进展 [J]. 中华护理教育杂志, 2015, 12 (09): 704-707.

［19］林毅, 姜安丽. 自我导向学习及其在护理教育中的应用 [J]. 解放军护理杂志, 2003,(02): 44-46.

［20］蔡伟勤. 目标教学联合自我导向学习理论对产科实习护生实践技能及理论知识的影响 [J]. 中文科技期刊数据库 (引文版) 医药卫生, 2022,(09): 196-199.

［21］童丹, 童蕾, 莫婧, 等. 情景模拟教学法在普外科护士带教中应用及对学习兴趣的影响 [J]. 吉林医学, 2023, 44 (08): 2377-2381.

［22］乔俊英, 李凡, 赵建闯, 等. 情景模拟教学法在儿童重症医学教学中的应用 [J]. 继续医学教育, 2023, 37 (04): 53-56.

［23］杨艳艳, 李媛媛, 滕雅芹, 等. 情景模拟教学法在康复医学科护理带教中的应用 [J]. 中国继续医学教育, 2023, 15 (03): 94-97.

［24］范家莉, 孔悦, 殷婷婷, 等, Leininger 跨文化护理的研究进展 [J]. 护理研究, 2015, 29 (12): 1409-1411.

［25］雷霞, 王莲香. SBAR 模式在规范 ICU 护理交接班中的应用 [J]. 中文科技期刊数据库 (全文版) 医药卫生, 2022,(09): 82-86.

［26］RAYMOND M R, GRANDE J P. A practical guide to test blueprinting [J]. Med Teach, 2019, 41 (08): 854-861.

12检